Neurolinguistik, Klinische Linguistik, Sprachpathologie

cognitio
Kognitions- und neurowissenschaftliche Beiträge zur natürlichen Sprachverarbeitung

Herausgegeben von Michael Schecker, Günter Kochendörfer †, Georges Lüdi, Martin Riegel, Martine Dalmas

Band 19

Zu Qualitätssicherung und Peer Review der vorliegenden Publikation

Notes on the quality assurance and peer review of this publication

Die Qualität der in dieser Reihe erscheinenden Arbeiten wird vor der Publikation durch externe, von den Reihenherausgebern benannte Gutachter im Double Blind Verfahren geprüft. Dabei ist der Autor der Arbeit den Gutachtern während der Prüfung namentlich nicht bekannt; für die Autoren bleiben die Gutachter anonym.

Prior to publication, the quality of the work published in this series is double-blind reviewed by external referees appointed by the editorship. The referees are not aware of the author's name when perfoming the review, the referees' names are not disclosed.

Carsten Kochler, Tanja Rinker, Eberhard Schulz (Hrsg.)

Neurolinguistik, Klinische Linguistik, Sprachpathologie

Michael Schecker zum 70. Geburtstag

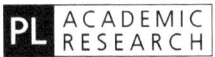

Bibliografische Information der Deutschen Nationalbibliothek
Die Deutsche Nationalbibliothek verzeichnet diese Publikation
in der Deutschen Nationalbibliografie; detaillierte bibliografische
Daten sind im Internet über http://dnb.d-nb.de abrufbar.

ISSN 1434-6710
ISBN 978-3-631-71889-6 (Print)
E-ISBN 978-3-631-72264-0 (E-Book)
E-ISBN 978-3-631-72265-7 (EPUB)
E-ISBN 978-3-631-72266-4 (MOBI)
DOI 10.3726/b11124

© Peter Lang GmbH
Internationaler Verlag der Wissenschaften
Frankfurt am Main 2017
Alle Rechte vorbehalten.
PL Academic Research ist ein Imprint der Peter Lang GmbH.

Peter Lang – Frankfurt am Main · Bern · Bruxelles · New York ·
Oxford · Warszawa · Wien

Das Werk einschließlich aller seiner Teile ist urheberrechtlich
geschützt. Jede Verwertung außerhalb der engen Grenzen des
Urheberrechtsgesetzes ist ohne Zustimmung des Verlages
unzulässig und strafbar. Das gilt insbesondere für
Vervielfältigungen, Übersetzungen, Mikroverfilmungen und die
Einspeicherung und Verarbeitung in elektronischen Systemen.

Diese Publikation wurde begutachtet.

www.peterlang.com

Inhaltsverzeichnis

Einleitung

Carsten Kochler, Christiane Weigand
Zum Geleit 9

Michael Schecker: Lebenslauf, Mitgliedschaften, Auszeichnungen,
Wissenschaftsorganisation und Forschungsprojekte, Publikationen 13

Teil I

*Christiane Weigand, Sung Eun Lee, Klaus Hennighausen†, Michael Schecker,
Eberhard Schulz*
Bedeutungsbezüge in der zentral-auditiven Verarbeitung spezifisch
sprachentwicklungsgestörter Kinder (specific language impairment,
SLI) – Eine EKP-Studie 33

Claus Magnussen, Martine Dalmas, Reinhold Rauh, Michael Schecker
‚Fokus' / ‚Fokussierung' und Autismus: Zur Begründung einer
Forschungshypothese 51

Teil II

K. Schmidtke
Überblick zur Symptomatik und zum Verlauf von Demenzerkrankungen 71

Elke Schumann
Zum Verständnis mehrdeutiger und bildhafter Sprache bei leichter
kognitiver Beeinträchtigung und früher Alzheimer-Demenz 81

Britta Wendelstein
Konnektorengebrauch als Hinweis auf kognitive Reserve bei
Alzheimer-Demenz 105

Teil III

Nils Lürmann
Didaktische Aspekte der stationären Aphasietherapie 133

Raija Kuckuk, Claus Magnussen, Thomas Hentrich-Hesse, Michael Schecker
Nicht-medikamentöse therapeutische Interventionen bei
Alzheimer-Krankheit auf dem Prüfstand 157

Barbara Frank-Job, Elisabeth Gülich, Heike Knerich, Martin Schöndienst
Klinische Differenzialdiagnostik und linguistische Analyse von
Gesprächen: Neue Wege in Datenerhebung, Analyse und Auswertung
im interdisziplinären Forschungskontext 185

Gerrit Merkel, Carl E. Scheidt, Michael Schecker
Bindung und Kongruenz 219

Teil IV

Tanja Rinker
Elektrophysiologische Korrelate der phonologischen Verarbeitung bei
bilingualen Kindern: Mismatch Negativity (MMN) und T-Complex 235

Carsten Kochler
Cognitive slowing (and desynchronisation) in healthy aging, MCI and
early stages of AD 255

Beiträgerinnen und Beiträger 269

Einleitung

Carsten Kochler (Berlin, Freiburg i.Br.),
Christiane Weigand (Freiburg i.Br.)

Zum Geleit

Der Band „Neurolinguistik, Klinische Linguistik, Sprachpathologie" trägt dem Umstand Rechnung, dass sich zum einen die Klinische Linguistik nicht in ‚rein' neurolinguistischen (Grundlagen-)Studien erschöpft, sondern auch z.B. gesprächsanalytische Ansätze oder didaktische Reflexionen in Diagnose (vgl. u.a. den Beitrag von Barbara Frank-Job, Elisabeth Gülich et al. und von Gerrit Merkel et al.) und Therapie (vgl. Nils Lürmann) bzw. Therapie-Studien umfasst (vgl. den Beitrag von Raija Kuckuk et al.). Zugleich geht die Neurolinguistik weit über klinische Fragestellungen hinaus, so in Arbeiten zur kindlichen Mehrsprachigkeit ganz generell oder zur Zweisprachigkeit im Rahmen der Migration (vgl. den Beitrag von Tanja Rinker).

Sprachliche Auffälligkeiten und -pathologien wie Aphasien oder kindliche Sprachentwicklungsstörungen (so SLI, also ‚spezifisch sprachentwicklungsgestörte Kinder', oder ADHS bzw. ‚Aufmerksamkeitsdefizit- und Hyperaktivitätssyndrom' oder Autismus – besser: ‚Autismus-Spektrum-Störung') stellen einen klassischen Schnittbereich von Neurolinguistik und Klinischer Linguistik dar. Lange Zeit vernachlässigt waren hier die inzwischen umfänglich aufgearbeiteten Sprachabbau-Phänomene bei dementiellen Erkrankungen wie der Alzheimerschen Erkrankung (vgl. vorweg den einführenden Überblick von Klaus Schmidtke und dann vor allem die Beiträge von Elke Schumann und von Britta Wendelstein).

Der hier vorgelegte Sammelband ist gewissermaßen eine Festschrift für das Neurolinguistische Labor Freiburg (zunächst als Teil des Deutschen Seminars, dann eingegliedert in die „Klinik für Psychiatrie, Psychotherapie und Psychosomatik im Kindes- und Jugendalter", ärztlicher Direktor: Prof. Dr. med. Eberhard Schulz) und für mehr als 20 Jahre Forschungsarbeit in den obigen Themenbereichen. Und wer repräsentiert mehr als Michael Schecker das Neurolinguistische Labor und die hier betriebene interdisziplinäre Forschungsarbeit – eben deshalb widmen wir unsere Publikation Michael Schecker zum 70zigsten Geburtstag.

Wir möchten aber auch an die vielen Schüler und Freunde von Herrn Schecker erinnern, die die nachfolgenden Beiträge beigesteuert haben. – Ein von Anbeginn an für das Neurolinguistische Labor und für die Forschungsarbeit von Herrn Schecker absolut zentraler Ansprechpartner war Klaus Hennighausen, der von der Literaturrecherche über wesentliche Forschungsideen und statistische Beratung bis hin zur handwerklichen Versorgung (z. B. Kabel im EKP-Labor löten) aber auch ALLES betreut hat. Er ist im Frühjahr 2015 nach kurzer, schwerer Krankheit gestorben. Er ist verständlicherweise in einer Vielzahl von Publikationen des Neurolinguistischen Labors Koautor; wir möchten diesen Band auch ihm widmen.

Zusammengefaßt besteht der folgende Band aus vier Teilen. Im ersten Teil geht es um kindliche Entwicklungsstörungen (SLI, Autismus) und deren Auswirkungen auf die alltagssprachlichen Fähigkeiten der betroffenen Kinder und Jugendlichen. Der zweite Teil behandelt Demenzen vor allem vom Alzheimer-Typ bzw. Sprachabbau-Phänomene bei Alzheimer-Krankheit; das ist ein in der einschlägigen Forschung lange Zeit sehr ‚stiefmütterlich‘ bearbeitetes Gebiet. Erster wie zweiter Teil behandeln Themen, die Herr Schecker jahrzehntelang intensiv beforscht hat.

Im dritten Teil geht es um diagnostische und therapeutische Fragen – einmal bei Aphasie, dann wiederum bei der Alzheimer-Krankheit, schließlich aber auch um gesprächsanalytische Möglichkeiten in Diagnostik und Therapie; das ist ein Forschungsgebiet, das genau besehen erst am Anfang seiner Entwicklung steht und geradezu ungeahnte Möglichkeiten eröffnet. Im vierten Teil schließlich sind noch zwei Grundlagen-orientierte Nachträge versammelt, einmal der Mehrsprachigkeitserwerb, zum anderen eine Aufarbeitung neurofunktionaler Zusammenhänge der Sprachverarbeitung – hier einmal mehr an der Alzheimer-Krankheit dokumentiert.

Im Folgenden geben wir zunächst einen kurz gefassten Überblick über Lebenslauf, Mitgliedschaften, Auszeichnungen, Wissenschaftsorganisation und Forschungsprojekte und dann Publikationen von Herrn Schecker. – Wir haben hier auch einige große Forschungsanträge mit aufgenommen, die NICHT bewilligt wurden, und das einfach deshalb, weil sie – fast noch deutlicher als die bewilligten Projekte – den Horizont und die spezifischen Forschungsinteressen des Neurolinguistischen Labors im Allgemeinen und von Herrn Schecker im Besonderen deutlich machen; deutlich wird so auch die enorme wissenschaftsorganisatorische Arbeit des Neurolinguistischen Labors und Herrn Scheckers.

Bei den Beiträgern haben eine ganze Reihe von Erstautoren und Koautoren darauf bestanden, auch Herrn Schecker als Koautor aufzuführen; es würden Daten, Interpretationen und weiterführende Überlegungen vorgestellt, an denen Herr Schecker maßgeblich beteiligt gewesen sei. Frau Weigand schlägt vor, Herrn Schecker wenigstens als Koautor in einer Fußnote zu nennen. Frau Martine Dalmas überlegt als eine Möglichkeit unter anderen, Herrn Schecker unter Pseudonym aufzuführen. Andere fragen, ob es einen ‚Trick‘ gebe, um deutlich zu machen, dass ihre Ausführungen Ergebnis einer intensiven Zusammenarbeit mit Herrn

Schecker seien. Herr Carl Scheidt fordert, Herrn Schecker offen als Koautor auszuweisen. Wir haben Herrn Schecker direkt angesprochen, der ‚den Spieß umgedreht hat' und die Auffassung vertritt, dass nach jahrelanger Zusammenarbeit gar nicht mehr entscheidbar sei, welche Vorstellungen und Ideen auf welche Beteiligten zurückgehen würden. Dennoch bleibt eine Reihe von Autoren dabei, dass der inhaltliche Beitrag von Herrn Schecker nur dadurch adäquat gekennzeichnet werden könne, dass man ihn als Koautor aufführen würde. Wir haben die Entscheidung, Herrn Schecker als Koautor aufzuführen, den Autoren überlassen.

Michael Schecker: Lebenslauf, Mitgliedschaften, Auszeichnungen, Wissenschaftsorganisation und Forschungsprojekte, Publikationen

Curriculum Vitae

Geboren 4.09.1944 in Witten/Ruhr. Abitur auf einem naturwissenschaftlichen Gymnasium in Düsseldorf. Studium in Köln, München und Freiburg i.Br.. Abschlüsse in Freiburg im Breisgau. Verheiratet (binational), zwei Kinder (bilingual deutsch-französisch).

Zunächst Studium der Theaterwissenschaft, Psychologie, Philosophie und Germanistik (Schwerpunkt Sprachwissenschaft). Staatsexamen in „Philosophie" und „Deutsch", Promotion in „Neuere deutsche Literaturwissenschaft", in „Sprachwissenschaft des Deutschen" und in „Philosophie", Habilitation in „Sprachwissenschaft des Deutschen" mit einer Arbeit über „Kommunikative Aspekte grammatischen Wandels", Venia in „Germanische Philologie", Schwerpunkt „Sprachwissenschaft des Deutschen" – „Neurolinguistk".

1980 Professur für Germanistische Sprachwissenschaft an der Universität Rennes, Frankreich. 1983 Institut für Deutsche Sprache, Mannheim. 1988 Lehrtätigkeit an der Schule für Logopäden, Freiburg i.Br.. 1993 erneut vom französischen Ministerium „de l'education nationale et de la culture" übernommen „sur la liste de qualification aux fonctions de professeur des universites"; unterschiedliche Vertretungen. 1996 Professur (,Germanische Philologie') in Freiburg.

Mitgliedschaften

Mitglied der „Deutschen Gesellschaft für Sprachwissenschaft", der französischen „Association des germanistes de l'enseignement superieur", der „Deutschen Gesellschaft für Neurotraumatologie und klinische Neurorehabilitation" DG-NKN, der „Deutschen Gesellschaft für Neurorehabilitation" DGNR, der „Arbeitsgemeinschaft für Aphasieforschung und -behandlung" GAB, des deutschen „Berufsverbandes Klinische Linguistik", des „Bundesverbandes Legasthenie" in Deutschland, des Frankreich-Zentrums der Universität Freiburg, der interdisziplinären „Arbeitsgemeinschaft Neurowissenschaften" NEURAG der Universität

Freiburg und der NEUREX (the Neuroscience network in the upper Rhine valley Basel – Freiburg – Strasbourg).
Gründungsmitglied / Mitglied der „Oberrheinischen Arbeitsgemeinschaft ‚Kognition' „ (unter EUCOR) der Universitäten Basel, Freiburg und Strasbourg
Gründungsmitglied / Mitglied des „Zentrum für Neurowissenschaften (ZfN)" der Universität Freiburg i.Br..
Gründung des „Neurolinguistischen Labors (NLL)" Freiburg 1995 und Leitung bis Ende 2014 (zunächst in den Philologien, dann Eingliederung in die Universitätskliniken Freiburg, „Klinik für Psychiatrie, Psychotherapie und Psychosomatik im Kindes- und Jugendalter".
Seit 1987 wissenschaftlicher Beirat für „Neurolinguistik – Zeitschrift für Aphasieforschung und -therapie", HochschulVerlag Freiburg im Breisgau.
Seit 1992 wissenschaftlicher Beirat für „Eurogermanistik", ehemals Narr-Verlag Tübingen, dann Stauffenburg Tübingen.
Seit 1996 leitender Herausgeber der „Cognitio – Kognitions- und neurowissenschaftliche Beiträge zur natürlichen Sprachverarbeitung", ehemals HochschulVerlag Freiburg im Breisgau, dann Narr-Verlag Tübingen, schließlich Peter-Lang-Verlag Frankfurt am Main.

Auszeichnungen

- 1983 Forschungspreis der „Agentur für Medienkunde und angewandte Sprachwissenschaft" (AMAS, Quorum Berlin).
- 1995 Verleihung der Universitätsmedaille der Universität Nancy, Frankreich.
- 1998 „Memory-Preis 1998" der Gesellschaft für Gedächtnisrehabilitation für Studien zum Sprachabbau bei Alzheimer'scher Erkrankung (finanziert von Hoechst-Marion-Roussel)
- 2004 Festschrift „Sprache interdisziplinär" (hg. von Günter Kochendörfer) zum 60. Geburtstag.
- 2017 Festschrift „Neurolinguistik – Klinische Linguistik – Sprachpathologie" (hg. von Carsten Kochler, Tanja Rinker und Eberhard Schulz) zum 70. Geburtstag.

Kongresse

- Linguistische Pragmatik (1970)
- Fragen und Fragesätze im Deutschen (mit Unterstützung der DFG) (1994)
- „Sommerseminar 1997" (Diagnose und Therapie von Sprach- und Sprechstörungen) (Freiburg 20. Juni 1997)

- „Sommerseminar 1998" (Fortbildungsveranstaltung im Bereich der Sprachtherapie) (Freiburg 24. – 25. April 1998)
- Die Alzheimer Krankheit. Kolloquium und Fortbildungsveranstaltung (zusammen mit der Stadt Freiburg, Freiburg 19. Nov. 1998)
- Kognitive Linguistik und Neurowissenschaften (Regio-Kolloquium Basel-Freiburg-Strasbourg, Freiburg 20. – 21.Nov. 1998)
- Neuronale Modellierung (Freiburg 24. Febr. 1999)
- Verstehen und Verständigung bei Alzheimer-Krankheit, in Zusammenarbeit mit den Alzheimer-Gesellschaften Freiburg und Baden-Württemberg e. V. sowie dem Seniorenbüro der Stadt Freiburg (Freiburg 22.9.1999)
- Sprach- und Kommunikationsverhalten autistischer Kinder, Sektion der GAL, Gesellschaft für angewandte Linguistik Deutschland (Jahrestagung 30.9. – 2.10.1999 in Frankfurt a. M.)
- Alter und Gehirn, 20. Internationale Klausenbacher Gesprächsrunde, zusammen mit der Klinik für Hirnleistungsstörungen Klausenbach, Bernd Fischer, und der Stadt Freiburg, Schirmherrschaft: Dr. Rolf Böhme, Oberbürgermeister der Stadt Freiburg i. Br., mit freundlicher Unterstützung der Firma. Merz&Co, (Freiburg 23.20.1999)
- Wortfindung und Wortfindungsstörungen (Sektion bei der DGFS-Jahrestagung Marburg 1. – 3.3. 2000, Rahmenthema: DAS LEXIKON)
- Erfolgreiches Altern, 21. Internationale Klausenbacher Gesprächsrunde, zusammen mit der Klinik für Hirnleistungsstörungen Klausenbach, Bernd Fischer, Nordrach – Klausenbach, Freiburg 16.9.2000)
- Medikamentöse, verhaltenstherapeutische und pflegerische Möglichkeiten bei Alzheimer-Krankheit, Kolloquium und Fortbildungsveranstaltung, zusammen mit der Stadt Freiburg, Stiftungsverwaltung (Freiburg 6. 10. 2000)
- Diagnose Demenz – Therapie im Spannungsfeld von Budgetierung und Lebensqualität, mit freundlicher Unterstützung der Firmen Merz&Co, Eisai, Janssen-Cilag und Novartis (Freiburg 19. – 22. Juli 2001)
- Aufmerksamkeit und Sprachentwicklung, in Zusammenarbeit mit der ‚Kinder- und Jugendpsychiatrie' und dem ‚Cochlear-Implant-Zentrum' der Universitätskliniken Freiburg i.Br., mit freundlicher Unterstützung der Firmen AstraZeneca, Novartis, Cochlear und Clarion (Freiburg 14. – 15. Dez. 2001)
= **neurophys 1**
- Therapiemöglichkeiten bei Alzheimer-Demenz heute, mit freundlicher Unterstützung der Firmen Eisai, Janssen-Cilag und Merz&Co (Freiburg 12. Juli 2002)

- Aufmerksamkeits- und Sprachentwicklungsstörungen: Symptome, Ursachen, Therapie, in Zusammenarbeit mit der Pädaudiologie (HNO), der ‚Kinder- und Jugendpsychiatrie' und dem ‚Cochlea-Implant-Zentrum' der Universitätskliniken Freiburg i.br., mit freundlicher Unterstützung der Firmen Novartis, Cochlear und AstraZeneca (13. Dezember 2002) = **neurophys 2**
- Functional Deficits ('Desynchronisation') in mild Alzheimer's Disease (17. Okt. 2003)
- Neurophysiology of Developmental Disorders in Children, in Zusammenarbeit mit der ‚Kinder- und Jugendpsychiatrie' der Universitätskliniken Freiburg i.Br (12. – 13. Dezember 2003) = **neurophys 3**
- Neurophysiology of Developmental Disorders in Children, in Zusammenarbeit mit der ‚Kinder- und Jugendpsychiatrie' der Universitätskliniken Freiburg i.br., mit freundlicher Unterstützung der Firmen Cochlear und Bionics (26. – 27. Nov. 2004) = **neurophys 4**
- Cortical Dementias – Cognitive Deficits in Alzheimer's Disease, in Zusammenarbeit mit der Neuropsychologie der Universität Freiburg i.br., Ulrike Halsband, mit freundlicher Unterstützung der Firmen Eisai, Pfizer und Merz&Co (24. – 25. June 2005)
- Neurophysiology of Developmental Disorders in Children, in Zusammenarbeit mit der ‚Kinder- und Jugendpsychiatrie' der Universitätskliniken Freiburg i.Br., mit freundlicher Unterstützung der Firmen Bionics und Cochlear (2. – 3. Dezember 2005) = **neurophys 5**
- Neurophysiology of Developmental Disorders in Children (1. – 2. Dezember 2006) = **neurophys 6**

Forschungsprojekte

1993: „Sprache und Schizophrenie". Zusammen mit Ernst Baljer, Stephan Schieting (Zentrum für Psychiatrie Emmendingen [bei Freiburg]), Bernd Gallhofer (Gießen), Hildburg Kindt, Günter Kochendörfer, Stefan Krieger, Antonio Modolell, Hans Olbrich, Thomas Urbach (Freiburg i.Br.).

1994: „Defizite der Sprachverarbeitung und gestörtes Gesprächsverhalten bei psychisch kranken Kindern". Zusammen mit Elisabeth Heine, Hildburg Kindt, Claudia Kruck, Ilze Laizane, Gabriele Möller, Dieter Riemann, Ulrich Rabenschlag, Christiane Weber (Freiburg i.Br.).

1996: „Sprache und Demenz" (preisgekrönt: M. Gress-Heister, "4. Preis für Hirnforschung in der Geriatrie" 1996, Universität Witten / Herdecke). Zusammen mit Joachim Bauer, Manohar Faupel (Freiburg i.Br.), Bernd Fischer (Rehabilitationsklinik Klausenbach), Markus Gress-Heister, Christian Haug, Elisabeth Heister, Günter Kochendörfer, Gabi Möller, Rainer Wolf (Freiburg i.Br.).

1997: „Neuronale Modellierung" (sprachverarbeitender Prozesse). Zusammen mit Günter Kochendörfer, Dominic Veit (Freiburg i.Br.).

1998: „Desynchronisationen bei Alzheimer-Krankheit". Zusammen mit Thomas Hentrich-Hesse, Günter Kochendörfer, Klaus Schmidtke, Elke Schumann, Britta Wendelstein, Judith Zink (Freiburg i.Br.).

2000: „Kognitive Stimulation: Nicht-medikamentöse Therapiemöglichkeiten bei früher und moderater Alzheimer-Krankheit". Zusammen mit Dietrich Borchardt, Bernd Fischer, Thomas Hentrich-Hesse, Michael Hüll, Gabriele Möller, Raija Kuckuk, Klaus Schmidtke (Freiburg i.Br.).

2002: „Aufmerksamkeit und Sprachentwicklung". Zusammen mit Gabi Christmann, Marialena Filippou, Klaus Hennighausen, Anna Jaremkiewicz, Gregor Kohls, Eva Schütz, Eberhard Schulz, Verena Winter, Swantja Zachau (Freiburg i.Br.).

2003: „Neurophysiologische Korrelate zentral-auditiver Verarbeitungsdefizite bei aufmerksamkeits- und sprachentwicklungsgestörten Kindern". Zusammen mit Gabriele Christmann, Klaus Hennighausen, Anna Jaremkiewicz, Christoph Klein, Gregor Kohls, Verena Maas, Eberhard Schulz, Swantje Zachau (Freiburg i.Br.).

2004: Mitantragsteller zum Freiburger Forschungsschwerpunktprogramm "Entwicklung und Abbau exekutiver Funktionen". Zusammen mit Ulrike Halsband, Klaus Hennighausen, Günter Kochendörfer, Rudolf Korinthenberg, Roland G. M. Laszig, Volker Mall, Klaus Schmidtke, Eberhard Schulz, Joachim Spreer (Freiburg i.Br.).

2007: Mitantragsteller zum EU-Netzwerk "Control and Selection: Executive Abilities in Central Auditory Processing" (CONSEL). Zusammen mit Jennifer Aydelott (London), Catherine Barthélémy und Nicole Bruneau (Tours), Stefan Berti (Mainz), Valéria Csépe (Budapest), Ghislaine Dehaene-Lambertz (Paris), Carles Escera (Barcelona), Manuela Friedrich (Leipzig), Dolors Gibeau (Jaume, Spanien), Marijtje Jongsma (Nijmegen), Christoph Klein (Bangor, England), Pirjo Korpilahti (Turku, Finland), Teija Kujala (Helsinki), Thomas Lachmann (Leipzig), Paavo H.T. Leppänen (Jyväskylä, Finnland), Robert Oades (Duisburg-Essen), Christina Schmitz und Christine Assaiante (Marseille), Gerd Schulte-Körne (Marburg).

2007: Mitantragsteller zum interdisziplinären Landesforschungsschwerpunkt "Intersubjektive Konstruktion und sprachliche Kodierung von Schmerz" Baden-Württemberg. Zusammen mit – von Seiten der Neurowissenschaften – Christina Burbaum, Kurt Fritzsche, Christian Fleischhaker, Klaus Hennighausen, Ralf König, Michael Lacour, Reinhold Rauh, Carl. E. Scheidt, Eberhard Schulz, Nicola Walter, Michael Wirsching, Almut Zeeck (Freiburg i.Br.).

2008: "Semantische und biographische Aspekte des Schmerzgedächtnisses – am Beispiel somatischer Schmerzpatienten". Zusammen mit Gerrit Merkl, Carl E. Scheidt (Freiburg i.Br.).

2013: "Fokussierung von Informationen in alltäglichen Äußerungen: Zum Erwerb von Strategien und Ausdrucksmitteln der Fokussierung bei ungestört sich entwickelnden Kindern und Jugendlichen und bei Kindern und Jugendlichen aus dem autistischen Formenkreis". Zusammen mit Martine Dalmas (Paris), Christian Fleischhacker, Reinhold Rauh (Freiburg i.Br.).

Publikationen

1975

Schecker M, Wunderli P (Hgs.), Textgrammatik, Tübingen: Niemeyer

Verbvalenz und Satzthema, in: Schecker, Wunderli (Hgs.), 107–145

1976

'Bedeutung' im Spracherwerb – Versuch einer Kategorialanalyse, in: Drachman G. (Hg.), Akten des 1. Salzburger Kolloquiums über Kindersprache, Tübingen: Narr, 189–200

Wirklichkeitsbezug sprachlicher Zeichen und Empirizität von Wissenschaften, in: Wunderlich D. (Hg.), Wissenschaftstheorie der Linguistik, Kronberg / Ts., 274–280

Dittmann J, Marten R, Schecker M (Hgs.), Gegenstand und Wahrheit. Sprachphilosophische und wissenschaftstheoretische Grundlagenstudien zur Linguistik, Tübingen: Narr

'Bedeutung' als sprachphilosophisches und psycholinguistisches Problem, in: Dittmann, Marten, Schecker (Hgs.), 155–169

'Begriff' und 'Gegenstand' in der Linguistik, in: Dittmann, Marten, Schecker (Hgs.), 13–57

Schecker M (Hg.), Methodologie der Sprachwissenschaft, Hamburg: Hoffmann u. Campe

Argumentation und Verallgemeinerung. Zur Verallgemeinerungsfähigkeit theoretischer Aussagen in der Linguistik, in: Schecker (Hg.), 93-121

1977

Schecker M (Hg.), Theorie der Argumentation, Tübingen: Narr
Argumentationen als allokutionäre Sprechakte, in: Schecker (Hg.), 75-138
Ästhetische Semantik. Versuche zu einer theoretischen Literaturwissenschaft, Frankfurt am Main: Peter Lang
Beobachten und Verstehen. Berlin: Quorum Verlag (als Manuskript vervielfältigt)
Textsorten in der Literatur, Frankfurt am Main: Peter Lang

1980

Was sind – und wozu studiert man Sprachpartikel?, in: Deutsche Sprache 2, 177-188

1981

Theorie des Vertextens, in: Petöfi J. (Hg.), Text vs. sentence continued, Hamburg: Buske, 191-227
Sprachgeschichtsschreibung (mit Blick auf den Fremdsprachenunterricht 'Deutsch als Fremdsprache'). Rennes: CENTRE DE TELE-ENSEIGNEMENT DE L'UNIVERSITÉ DE HAUTE-BRETAGNE, D.22

1982

Phonetik des Standarddeutschen: Eine Bestandsaufnahme (anläßlich Schubiger M, Einführung in die Phonetik), in: Skripten der Agentur für Medienkunde und angewandte Sprachwissenschaft 8, Freiburg im Breisgau
Sprachunterricht generativ? Zu Peuser G, Eine Transformationsgrammatik für den Französischunterricht. Berlin: Quorum Verlag (als Manuskript vervielfältigt)

1983

Strategien alltäglichen Sprechhandelns, in: Hess-Lüttich W. B. (Hg.), Textproduktion – Textrezeption, Tübingen, 81-89
Zu einer Sprachgeschichte der Schriftlichkeit und Mündlichkeit, Berlin: Quorum Verlag (Forschungsberichte der Agentur für Medienkunde und Angewandte Sprachwissenschaft)
Warum überhaupt Sprachgeschichte betreiben? Rennes: CENTRE DE TELE-ENSEIGNEMENT DE L'UNIVERSITÉ DE HAUTE-BRETAGNE, D.18

1986

'Insistieren' als Typus strategischer Kommunikation, in: Dialoganalyse I (hg. von Hundsnurscher F, Weigand E.), Tübingen: Niemeyer, 241–247

Lesen lernen – und schreiben? Zu einigen Problemen des Schriftspracherwerbs, in: ALSF (Arbeitsberichte der Linguistischen Societät zu Freiburg) 2, 120–149

1987

Gegenwart und Vergangenheit: Zu den Vergangenheitstempora des Standarddeutschen, in: Deutsche Sprache 3, 209–225

Bedeutung und Funktionen des Konjunktiv II im Standarddeutschen, in: Faucher E. (Hg.), La linguistique a' l'oral de l'agrégation d'allemand, Nancy (Bibliotheque des Nouveaux Cahiers d'Allemand, Vol. III), 59 ff.

1988

Über die Zukunft des Futur. Oder: Tempus und Zeit im Standarddeutschen (am Beispiel des Futur I), in: Maas U, van Reijen W (Hgs.), Geteilte Sprache, Amsterdam: B.R. Grüner, 131 ff.

1989

Relativsätze in pragmalinguistischer Sicht, in: Vuillaume M. et al. (Hgs.), La linguistique a la session 1989 de l'agrégation d'allemand, Nice (Centre de Recherche en Linguistique Germanique), 217 ff.

1990

Valenz, Rollen, Szenen, in: Krier F, Quintin H (Hgs.), La linguistique de l'agrégation d'allemand, Rennes (G.R.I.G.S.), 94 ff.

1991

Kommunikative Aspekte grammatischen Wandels, Hochschulschriften Freiburg im Breisgau

1992

Textlinguistische Aspekte der Hauptsatz / Nebensatz-Unterscheidung des Deutschen, in: Brogyanyi B (Hg.), Prehistory, History, and Historiography of Language, Speech, and Linguistic Theory, Amsterdam / Philadelphia: Benjamins (= Current Issues in Linguistic Theory 64), 269 ff.

Nebensatz-Wortstellung im Deutschen, in: Gréciano G, Kleiber G (Hgs.), Systemes interactifs, Paris: Klincksieck, 469 ff.

1993

Neurologische Vorstellungen zur Sprachverarbeitung, in: ARBA 1 (= Akten des 4.ten oberrheinischen Linguistentreffens 1992, hg. von Lüdi G, Zuber CA), 251 ff.

Kommunikatives Schreiben: Zu einigen Aspekten der Entwicklung der graphischen Textgestaltung im Althochdeutschen, in: OBST 47, 82 ff.

Zwischen Sprecherrekonstruktion und Hörerantizipation – Gestörtes Gesprächsverhalten bei Schizophrenie, in: Dialoganalyse IV (hg. von Löffler H.), Tübingen: Niemeyer, Teil II, 247 ff.

Zur Reihenfolge pränominaler Adjektive im Rahmen einer kognitiv orientierten Grammatik, in: Vuillaume M. et al. (Hgs.), Studien zur Syntax und Semantik der Nominalgruppe, Tübingen: Narr, 105 ff.

Klammer-Konstruktionen, in: Marillier J.-F (Hg.), Satzanfang – Satzende, Tübingen: Narr, 61 ff.

1994

Zur Entwicklung der Schriftkultur in althochdeutscher Zeit, in: Löffler H, Jakob KH, Kelle B (Hgs.), Texttyp, Sprechergruppe, Kommunikationsbereich, Berlin / New York: De Gruyter, 68 ff.

Vom prädikativ gebrauchten Partizip II zu den modernen Perfekttempora des Deutschen, in: Bresson D, Dalmas M (Hgs.), Partizip und Partizipialgruppen im Deutschen, Tübingen: Narr, 211 ff.

1995

Grammatik und Kommunikation – Zur Leistung ausgewählter syntaktischer Ausdrucksmittel für das natürliche Sprachverstehen, in: Faucher E, Metrich F, Vuillaume M (Hgs.), Signans und Signatum, Tübingen: Narr, 481 ff.

Textorganisationsprozesse beim kommunikativen Schreiben (anhand der Verbalisierung von 'Skript-Wissen' in alltäglichen Situationen), in: Metrich F, Vuillaume M (Hgs.), Rand und Band: Abgrenzung und Verknüpfung als Grundtendenzen des Deutschen, Tübingen: Narr, 115 ff.

Einführung in die Grundlagen natürlicher Kommunikation. Working papers on cognition 3, Freiburg im Breisgau

Schecker M (Hg.), Fragen und Fragesätze im Deutschen, Tübingen: Stauffenburg

'Direktivität' – und was sie mit Fragesätzen und Fragen zu tun hat (zusammen mit Bauer Chr, Eichinger B, Kruck C, Lürmann N, Rabenschlag U), in: Schecker (Hg.), 237 ff.

1996

Zur historischen und systematischen Entfaltung von 'Textualität', in: Michaelis S, Tophinke D (Hgs.), Texte – Konstitution, Verarbeitung, Typik, München: Lincom Verlag

'Kontakt' vs. 'Distanz': Systematik und Funktionsweise von Pronominalisierungen (und Renominalisierungen) im Text, in: Pérennec M-H (Hg.), Proformen des Standarddeutschen, Tübingen: Stauffenburg

Sprachverarbeitung und Gesprächsverhalten bei Schizophrenie. Antrittsvorlesung Albert-Ludwigs-Universität Freiburg im Breisgau

Kommunikative Parameter psychopathologischer Prozesse (zusammen mit Kruck C, Heine E, Lürmann N, Rabenschlag U), in: Dialoganalyse V (hg. von Laroche-Bouvy D und Pietri E), Tübingen: Niemeyer

Assoziative Entgleisungen bei Schizophrenie und was sie uns über das Lexikon verraten. In: Sémantique et Cognition (hg. von Riegel M), SCOLIA (Sciences Cognitives, Linguistique & Intelligence Artificielle) 9, 217 ff.

1997

Textgliederung – und was sie leistet: Empirische Analysen zur Funktion der Vergangenheitstempora im alltäglichen Standarddeutsch (zusammen mit Padros E, Jechle Th), in: Quintin H, Najar M, Genz St. (Hgs.), Temporale Bedeutungen – Temporale Relationen, Tübingen: Stauffenburg, 167 ff.

Assoziationen und Kontextverarbeitung – Ansätze zu einer Simulation schizophrenen Sprachverhaltens (zusammen mit Kochendörfer G), in: Rickheit G (Hg.), Studien zur Klinischen Linguistik – Modelle, Methoden, Intervention, Opladen: Westdeutscher Verlag, 49 ff.

1998

Konjunktivische Konditionalgefüge, in: Dalmas M, Sauter R (Hgs.), Grenzsteine und Wegweiser: Textgestaltung, Redesteuerung und formale Zwänge, Tübingen: Stauffenburg, 77 ff.

Über den Nominativ und die Subjektivierung im Deutschen, in: Vuillaume M. (Hg.), Die Kasus im Deutschen, Tübingen: Stauffenburg, 131 ff.

Schizophrenie, Psychopharmaka, Stottern – Ansätze zu einer Erklärung und Simulation von Neuroleptika (zusammen mit G. Kochendörfer), Freiburg: HochschulVerlag

Ausdruck und Bedeutung – Ansätze zu einer Revision der Vorstellungen de Saussure's vom sprachlichen Zeichen (zusammen mit Faupel M), in: Working Papers in Neurolinguistics and Neuroscience [Neuro] 6

Kommunikative Parameter psychopathologischer Prozesse. Zum Gesprächsverhalten psychisch kranker Kinder (zusammen mit Kindt H, Rabenschlag U), in: Working Papers in Neurolinguistics and Neuroscience [Neuro] 2

Schecker M, Kindt H (Hgs.), Sprache und Schizophrenie, Freiburg: HochschulVerlag

Sprache und Schizophrenie (zusammen mit Kindt H), in: Schecker, Kindt (Hgs.), 9 ff. (auch in: Working Papers in Neurolinguistics and Neuroscience [Neuro] 3)

Assoziative Entgleisungen bei Schizophrenie und was sie uns über das Lexikon verraten, in: Schecker, Kindt (Hgs), 31 ff. (auch in Sémantique et Cognition (hg. von Riegel M), SCOLIA (Sciences Cognitives, Linguistique & Intelligence Artificielle) 9 (1996), 217 ff.)

Selektionsrestriktionen und ihre Verarbeitung bei Schizophrenie (zusammen mit Krieger St, Olbrich H, Urbach Th), in: Schecker, Kindt (Hgs.), 129 ff. (auch als "Selection restrictions and the processing of verbal contexts among Schizophrenics" (zusammen mit Krieger St, Urbach Th), in: Working Papers in Neurolinguistics and Neuroscience [Neuro] 10 (2000))

Konkretismus, Kontext und Informationsverarbeitung bei Schizophrenie, in: Schecker, Kindt (Hgs), 153 ff.

Entstehung und Ausbreitung von Neologismen (zusammen mit Schmiedtova B), in: Nouveaux Cahiers d'Allemand 3, 285–294

Sprache und Demenz, in: Fiehler R, Thimm C (Hgs.), Sprache und Kommunikation im Alter, Opladen: Westdeutscher Verlag, 278 ff.

Alltägliche kommunikative Fähigkeiten und Fertigkeiten und ihre Messung im Rahmen der Therapie-Evaluations-Forschung: Das "IR-KOMP"-System (zusammen mit Häfner K, Heine E, Laizane I, Möller G, Weber Chr, Greß-Heister M), in: BBB 5 (Bonn-Bochumer-Beiträge zur Neuropsychologie und Neurolinguistik 5: Arbeiten mit Texten in der Aphasietherapie), Freiburg: HochschulVerlag, 91 ff.

Erfolgreiche Kommunikation mit Alzheimer Patienten (zusammen mit Fischer B, Moosmann H, Kochendörfer G, Faupel M), in: Working Papers in Neurolinguistics and Neuroscience [Neuro] 5

1999

Kleiber G, Kochendörfer G, Riegel M, Schecker M (Hgs.), Kognitive Linguistik und Neurowissenschaften, Referate des gleichnamigen EUCOR-Kolloquiums im Sommer 1998 in Freiburg im Breisgau,.Tübingen: Narr (Cognitio 7)

Wortfindung und verbale Flüssigkeit in frühen Stadien der Alzheimer-Krankheit. In: Kleiber, Kochendörfer, Riegel, Schecker (Hgs.), 129 ff.

Assoziative Überschwemmungen bei chronischer Schizophrenie (zusammen mit Schmiedtová B), in: Kleiber, Kochendörfer, Riegel, Schecker (Hgs.), 185 ff.

Gesprächsverhalten psychisch kranker Kinder (zusammen mit Möller G, Weber Chr), in: Kleiber, Kochendörfer, Riegel, Schecker (Hgs.), 167 ff.

Ausdruck und Bedeutung: Ansätze zu einer neurolinguistischen Revision der Vorstellungen de Saussures vom sprachlichen Zeichen (zusammen mit Faupel M), in: European Journal for Semiotic Studies Vol. 11, 1–3 (auch in: Working Papers in Neurolinguistics and Neuroscience [Neuro] 6 (1998))

Les processus d'activation lexicale chez les patients atteints d'une démence de type Alzheimer, in: Working Papers in Neurolinguistics and Neuroscience [Neuro] 9

2000

Zur kommunikativ-funktionalen Leistung von Nebensätzen, in: Lefèvre M. (Hg.), Subordination in Syntax, Semantik und Textlinguistik, Tübingen: Stauffenburg, 115 ff.

Defizite der Sprachverarbeitung und gestörtes Gesprächsverhalten bei psychisch kranken Kindern (zusammen mit Möller G, Weber Chr), Tübingen: Gunter Narr

Selection restrictions and the processing of verbal contexts among Schizophrenics (zusammen mit Krieger St, Urbach Th), in: Working Papers in Neurolinguistics and Neuroscience [Neuro] 10

Erfolgreiche Kommunikation mit Alzheimer-Patienten, in: Deutsche Alzheimer Gesellschaft (Hg), Fortschritte und Defizite im Problemfeld Demenz. Berlin: Th. Wiese GmbH, 93–102

Hock Chr, Hüll M, Schecker M (Hgs.), Die Alzheimer-Krankheit. Tübingen: Narr (Cognitio 9)

Stadien und Ablaufmuster der Alzheimer Krankheit aus therapeutischer Sicht (zusammen mit Borchardt D), in: Hock, Hüll, Schecker (Hgs.), 105 ff

Sprachverarbeitung und Kommunikationsverhalten bei früher Alzheimer Krankheit, in: Hock, Hüll, Schecker (Hgs.), 43 ff.

Die Alzheimer Krankheit – ein Desynchronisationssyndrom?, in: Hock, Hüll, Schecker (Hgs.), 91 ff.

Therapie bei Demenz – Was ist derzeit möglich und sinnvoll? In: Forschung und Praxis (Das Wissenschaftsjournal der Ärzte-Zeitung) Nr. 305, 3 ff.

2001

Demenzielle Syndrome, in: Der niedergelassene Arzt Nr. 9, 41–46

Simulation of Neural Structures and Processes Underlying Alzheimer's Disease (zusammen mit Veith D, Kochendörfer G), in: Simulation News Europe 32/33 (November), 31 ff.

Kommunikative Defizite bei Alzheimer-Demenz und wie Angehörige damit sinnvoll umgehen können – Ansätze zu einem Angehörigen-Training, in: Deutsche Alzheimer Gesellschaft (Hg), Brücken in die Zukunft, Berlin: Th. Wiese GmbH; 109–119) (auch in: Gutzmann H. et al. (Hgs), Die Gerontopsychiatrie und ihre Nachbardisziplinen, Berlin: De Gruyter (2002), 568–580)

2002

Über den Konjunktiv in der indirekten Rede, in: Baudot D. (Hg.): Redewiedergabe, Redeerwähnung, Tübingen: Stauffenburg (Eurogermanistik 17), 1–14

Schecker M (Hg.), Wortfindung und Wortfindungsstörungen, Tübingen: Narr

Prozesse der Aktivierung des mentalen Lexikons – anhand von Auffälligkeiten des Benennens bei Alzheimer-Demenz, in: Schecker (Hg): 109–132 (auch schon als „Les processus d'activation lexicale chez les patients atteints d'une démence de type Alzheimer", in: Working Papers in Neurolinguistics and Neuroscience [Neuro] 9 (1999))

The frayed thread of associations among schizophrenics and what it tells us about how the brain processes lexical items, in: Behrens L, Zäfferer D (Hgs.), The Lexicon in Focus, Frankfurt am Main: Peter Lang (auch als „Assoziative Entgleisungen bei Schizophrenie und was sie uns über das Lexikon verraten", in: Schecker, Kindt (Hg) (1998), 31 ff.)

Veith D, Schecker M (Hgs.), „Beschreiben" und „Erklären" in der Klinischen Linguistik, Tübingen: Narr (Cognitio 12)

Neuronale ‚Kodierung' zentraler Sprachverarbeitungsprozesse (anläßlich Friedemann Pulvermüller, „Neurobiologie der Sprache"). In: Veith, Schecker (Hgs.), 9 ff. (auch schon in: Working Papers in Neurolinguistics and Neuroscience [Neuro] 1 (1998))

Schecker M.: Demenzen – Was ist derzeit möglich und sinnvoll? In: Veit, Schecker (Hgs), 59–71

2003

Therapie-orientierte Diagnostik und Therapieplanung bei DAT, in: Deutsche Alzheimer Gesellschaft (Hg), Gemeinsam handeln, Berlin: Th. Wiese GmbH, 57–66

Über die Kasus – am Beispiel des Deutschen (zusammen mit Kohls G.), in: Baudot D, Behr I (Hgs), Funktion und Bedeutung, Tübingen: Stauffenburg (Eurogermanistik 20), 227–240

Central-auditory deficits in specific language impairment? New insights from mismatch (MMN) and processing negativity (PN) research (zusammen mit Zachau S, Christmann G, Filippou M, Jaremkiewicz A, Kohls G, Maas V, Hennighausen K, Klein Chr), 5th Conference of the Federation of European Psychophysiology Societies (FEPS5), Bordeaux (F), in: Journal of Psychophysiology 17, Supplement 1 (Abstract und Poster)

Language-specific automatic auditory processing: Evidence from mismatch negativity (MMN) studies (zusammen mit Zachau S, Christmann G, Filippou M, Jaremkiewicz A, Kohls G, Maas V, Hennighausen K, Klein Chr), 5th Conference of the Federation of European Psychophysiology Societies (FEPS5), Bordeaux (F), in: Journal of Psychophysiology 17, Supplement 1 (Abstract und Poster)

Children with specific language impairment (SLI): Deficits in early auditory information processing (EAIP) or at higher processing levels? Conflicting evidence from behavioral and neurophysiological data (zusammen mit Zachau S, Christmann G, Filippou M, Jaremkiewicz A, Kohls G, Maas V, Hennighausen K, Klein Chr), 5th Conference of the Federation of European Psychophysiology Societies (FEPS5), Bordeaux (F), in: Journal of Psychophysiology 17, Supplement 1 (Abstract und Poster)

2004

Desynchronisationsphänomene bei Alzheimer-Krankheit (am Beispiel des konfrontativen Benennens) (zusammen mit Schumann E, Hentrich-Hesse Th, Christmann G), in: Bok V, Williams U, Williams-Krapp W (Hgs): Studien zur deutschen Sprache und Literatur. Hamburg: Kovac, 404–417

Automatic processing of grammar: Insight from a Mismatch Negativity (MMN) study (zusammen mit Kohls G, Christmann G, Maas V, Rinker T, Zachau S, Hennighausen K.), in: Widmann A, Schröger E, Jacobsen T, Gruber T, Müller MM, Jescheniak J, Friederici AD, Gunter TC, Herrmann CS (Hgs.), Evoked Potential International Conference XIV, Leipzig: Leipziger Universitätsverlag

Language and attention problems in SLI and ADHD children: Behavioral results and neurophysiological implications (zusammen mit Kohls G, Maas V, Rinker T, Zachau S, Hennighausen K, Christmann G, Jaremkiewicz A), in: Remschmidt H, Belfer M (Hgs.), 16th World Congress of the International Association for Child and Adolescent Psychiatry and Allied Professions, Darmstadt: Steinkopff Verlag

2005

Der Infinitiv als default-Form bei aphasischem Agrammatismus (zusammen mit Kohls G), in: Marillier J-F, Rozier C (Hgs), Der Infinitiv im Deutschen, Tübingen: Stauffenburg (Eurogermanistik 22), 21 ff.

Extracting rules: Early and late MMN to tone patterns (zusammen mit Zachau S, Rinker T, Kohls G, Körner B, Maas V, Hennighausen K), in: Neuroreport 16, 2015–2019

2006

Spezifische Sprachentwicklungsstörungen (zusammen mit Hennighausen K, Christmann G, Kohls G, Maas V, Rinker T, Zachau S), in: Schöler H, Welling A (Hgs), Handbuch der Pädagogik und Psychologie bei Behinderungen. Band 3, Förderschwerpunkt Sprache, Göttingen: Hogrefe

Proformen: (Kon)Textorganisation und Rezeptionssteuerung bei Alzheimer-Demenz (zusammen mit Hentrich-Hesse Th), in: Marillier JF, Dalmas M, Behr I (Hgs.), Text und Sinn. Tübingen: Stauffenburg, 79–93

Gibt es einen Zusammenhang zwischen Sprachdefiziten und kognitiver Verlangsamung bei leichter Alzheimer Krankheit (zusammen mit Schuhmann, E, Hentrich-Hesse T, Rauh R)?, in: Demenz – eine Herausforderung für das 21. Jahrhundert. 100 Jahre Alzheimer Erkrankung, Berlin, 417–421.

2007

Abnormal frequency discrimination in children with SLI as indexed by Mismatch Negativity (MMN) (zusammen mit Rinker T, Kohls G, Richter C, Maas V, Hennighausen K), in: Neuroscience Letters 03

2008

‚Entlehnungen' und ihre Messung: Pragmatische Einflußfaktoren bei der N400 (zusammen mit Adam S), in: Baudot D, Kauffer M (Hgs.), Wort und Text. Tübingen: Stauffenburg, 113–119. ISSN 0941-6870 / ISBN 978-3-86057-385-3.

2009

The influence of word meaning on central auditory processing indicated by late MMN (zusammen mit Lee S, Thomas C, Hennighausen K), in: Frontiers in Cellular Neuroscience online XYZ 01; DOI:10.3389 / conf.neuro.09.2009.05.059

Nonverbal semantic learning effects on central auditory processing as indexed by MMN in adults (zusammen mit Lee S, Hennighausen K, Thomas C), in: Frontiers in Cellular Neuroscience online XYZ 01; DOI:10.3389 / conf.neuro.09.2009.05.140

The influence of word meaning on central auditory processing indicated by late MMN in children (zusammen mit Lee S, Hennighausen K, Thomas C, Thoma N), in: Frontiers in Cellular Neuroscience online XYZ 01; DOI:10.3389 / conf.neuro.09.2009.05.141

Malfunctioning of new word learning in SLI children as indexed by Mismatch Negativity (zusammen mit Lee S, Thomas C, Hennighausen K), in: Frontiers in Cellular Neuroscience online XYZ 01; Doi: 10.3389 / conf.neuro.09.2009.05.060

2010

Pragmatische Sprachstörungen bei Alzheimer-Demenz / Pragmatic Language Disorders in Alzheimer's Disease, in: Sprache – Stimme – Gehör 34, 63–72. ISSN 0342–0477 / DOI http://dx.doi.org/10.1055/s-0030-1254094

2011

Cognitive Slowing (CS) and Desynchronisation in Healthy Aging, MCI and Early Stages of AD, in: Falkenstein M, Wild-Wall N (Hgs.), International Conference „Aging and Cognition", Journal of Psychophysiology 01, 25 (Suppl. 1), 1–46 (Abstract). ISSN 2151 / OCLC 52760273 / DOI: 10.1027/0269–8803/a000056.

Position und Funktion: Kognitive Aspekte der Abfolge attributiver Adjektive (zusammen mit Adam S), in: Schmale G (Hg.), Das Adjektiv im heutigen Deutsch. Tübingen: Stauffenburg, 157–172. ISSN 0941-6870 / ISBN 978-3-86057-389-1.

2012

Über Affinitäten zwischen Subjekt und Erstposition in standarddeutschen Aussagesätzen. In: Cortès C (Hg.), Satzeröffnung – Formen, Funktionen, Strategien. Tübingen: Stauffenburg, 143–156. ISSN 0941-6870 / ISBN 978-3-86057-507-9.

Kognitive Stimulationsprogramme und / oder Medikation – was hilft? Ergebnisse einer mehrgliedrigen Therapieevaluations-Studie in frühen Stadien der Alzheimer-Krankheit, in: Deutsche Alzheimer-Gesellschaft (Hg.), Zusammen leben – voneinander lernen, Berlin / Weimar, 457-462. ISSN 1615-2379.

2013

Einführung in den Gegenstandsbereich „Informationsstrukturen", in: Adam S (Hg.), „Informationsstrukturen" im gesteuerten Spracherwerb, Frankfurt am Main: Peter Lang, 7–13. ISSN 1434-6710 / ISBN 978-3-631-63989-4.

„Informationsstrukturen": Elemente einer Standortbestimmung. In: Adam S (Hg.), 151–174. ISSN 1434-6710 / ISBN 978-3-631-63989-4.

Subjektivität und Antizipation – Thesen zur Informationsstruktur (zusammen mit Dalmas M), Freiburg – Paris, als Manuskript vervielfältigt.

Cognitive Interventions in Mild Alzheimer's Disease: A Therapy-Evaluation Study on the Interaction of Medication and Cognitive Treatment (zusammen mit Pirnay-Dummer P, Schmidtke K, Hentrich-Hesse Th, Borchardt

D), in: Dementia and Geriatric Cognitive Disorders Extra 3; 301–311, DOI: 10.1159/000354190

2014

Are there connections between language deficits and cognitive slowing in Alzheimer's disease (zusammen mit Kochler C, Schmidtke K & Rauh R)?, in: Dementia and Geriatric Cognitive Disorders Extra 4; 442–449, DOI: 10.1159/000368317

Kommunikationsbasierte kognitive Stimulation in frühen Phasen der Alzheimer-Krankheit – eine Therapie-Evaluations Studie (zusammen mit Pirnay-Dummer P, Schmidtke K), in: Neurologie & Rehabilitation 6, 351 (Abstract). ISSN 0947-2177 / G 13574.

Zur Verarbeitung figurativer Sprache (zusammen mit Rauh R),in: Dalmas M, Piirainen E (zusammen mit Filatkina N) (Hgs.), Figurative Sprache – Figurative Language – Langage figuré, Tübingen: Stauffenburg, 257–266. ISSN 1430-4139 / ISBN 978-3-95809-504-5

2015

Adam S, Jacob D, Schecker M (Hgs.), „Informationsstrukturen in Kontrast". Frankfurt am Main: Peter Lang (Cognitio 18). ISSN 1434-6710 / ISBN 978-3-631-66301-l / E-ISBN 978-3-653-05534-4 / DOI 10.3726 / 978-3-653-05534-4.

Erstspracherwerb im Fokus – Fokus im Erstspracherwerb (am Beispiel von „auch") (zusammen mit Rauh R, Möller Chr), in: Adam, Jacob, Schecker (Hgs.), 213–225.

Teil I

Christiane Weigand (Freiburg i.Br.), Sung Eun Lee (Seoul, Südkorea), Klaus Hennighausen†, Michael Schecker, Eberhard Schulz (Freiburg i.Br.)

Bedeutungsbezüge in der zentral-auditiven Verarbeitung spezifisch sprachentwicklungsgestörter Kinder (specific language impairment, SLI) – Eine EKP-Studie

0. Zusammenfassung / Summary

Keywords: We report on ERP components of the central hearing processing. Normally developed children try to minimize the processing effort in the area of the central hearing processing, when there are acoustic events associated with meaning. Such management of resources does not take place in SLI children.

Die hier durchgeführten EKP-Analysen belegen, dass SLI- wie unauffällige Kinder gleichermaßen auf signifikante Weise den zentralauditiven Verarbeitungsaufwand im Bereich der sog. Mismatch Negativity 2 (MMN2, Musterabgleich mit Langzeitspeicherungen?) herabsetzen, wenn die angebotenen verbalen Stimuli (Pseudowörter) vorweg mit Bedeutung aufgeladen wurden. Im Bereich der sog. MMN1 jedoch lässt sich eine vergleichbare Reaktion nur für unauffällige Kinder zeigen.

Wir gehen davon aus, dass hier eine Zielgerichtetheit zentralauditiver Verarbeitung zum Tragen kommt, nämlich die Analysen nur so aufwendig zu betreiben, wie es notwendig ist, um in Verstehensprozesse einsteigen zu können. Das setzt aber voll funktionsfähige und hoch effizient arbeitende Verarbeitungsprozesse voraus, bei denen SLI-Kinder im Bereich der MMN1 – und nur hier – Defizite haben. Ein entsprechendes Management von Ressourcen fehlt bei SLI-Kindern.

We report on ERP components of the central hearing processing. – Normally developed children (and, in principle, also SLI children) try to minimize the processing effort in the area of the central hearing processing, when there are acoustic events associated with meaning. The goal seems to be to provide maximum processing resources for subsequent understanding processes

If we look at the sequence of MMN1-(P3-)MMN2, the SLI children's responses for the MMN2 show the corresponding minimalization of the processing effort. A corresponding effect is missing here however for the MMN1. As a result, SLI children are generally more elaborate, depending on meaningful acoustic input, and therefore may struggle with cognitive overload. And this may lead to increased difficulties in the subsequent understanding processes.

1. Forschungshintergrund

(1) Spezifisch sprachentwicklungsgestörte Kinder weisen signifikante Defizite in der zentral-auditiven Verarbeitung auf (das ist in den letzten Jahren in einer Vielzahl von Studien immer wieder bestätigt worden – vgl. Rinker, Hartmann et al. 2014 und den dortigen Überblick; vgl. aber auch die frühen Pionierarbeiten von Leonard et al. 1992, Korpilahti & Lang 1994, Korpilahti 1995, Schöler et al. 1998, Leonard 1998, 2000, Uwer 2000, Uwer et al. 2002, Benasich & Tallal 2002, Tallal 2004, McArthur & Bishop 2004, v. Suchodoletz et al. 2004, Weismer 2005, Rinker 2006, Rinker, Kohls et al. 2007). Es gibt inzwischen die empirisch gut abgesicherte Vorstellung, dass selbst die späteren dysgrammatischen Symptome entsprechender Kinder auf solche zentral-auditiven Verarbeitungsstörungen zurückgehen (zusammenfassender Überblick Schecker et al. 2007).

Im Detail wurden und werden im Rahmen der Analyse zentral-auditiver Verarbeitungsstörungen diskutiert:

- Defizite der Verarbeitung der spektralen Eigenschaften des auditiven Inputs (vor allem Tonhöhenunterschiede unterhalb ca. 1000 bis 800 Hz); das betrifft Prozesse der Diskrimination und Selektion und gegebenenfalls des Vergleichs (vgl. Korpilahti 1995, Uwer 2000, Rinker 2006, Rinker, Kohls et al. 2007).
- Verlangsamung der Verarbeitung: Kinder mit SLI zeigen Defizite bei schnellen Wechseln spektraler Charakteristika; lässt man den betroffenen Kindern signifikant mehr Zeit (längere Präsentation von Stimuli, längere Interstimulus-Intervalle), dann erreichen sie mit Kontrollkindern vergleichbare Ergebnisse bei Diskriminationsaufgaben (vgl. Tallal 2004).
- Herabgesetzte Kapazität des sog. working-memory (reduzierte auditive Merkspanne) (Suchodoletz et al. 2004).

Doch die genannten Faktoren schließen sich nicht notwendigerweise aus. Mehr noch müssen wir davon ausgehen, dass es sich jeweils nur um Tendenzen handelt, die erst in ihrer Rückwirkung auf den Sprachlernprozess – vergleichbar einem Schneeball, der zur Lawine wird – zu spezifischen Sprachentwicklungsstörungen (SLI) führen.

(2) Bei der Erforschung spezifischer Sprachentwicklungsstörungen (vor allem bei zentral-auditiven Verarbeitungsdefiziten) werden heute über behaviorale Tests hinaus neurophysiologische Untersuchungsverfahren eingesetzt (elektrophysiologische Verfahren).

In behavioralen Tests werden die Versuchspersonen instruiert, – etwa in Reaktion auf einen auditiven Stimulus – motorisch zu reagieren, z. B. auf einen Knopf zu drücken. Das aber impliziert über die zentral-auditiven Verarbeitungsschritte hinaus weitere Verarbeitungsschritte und Einflussfaktoren, deren Auswirkungen gegebenenfalls nur schwer abschätzbar sind. Hinzu kommt, dass behaviorale Testleistungen, insbesondere zur Erfassung der zentral-auditiven Verarbeitungsleistung, stark von der Aufmerksamkeit der Kinder abhängen. Faktoren wie Unaufmerksamkeit und erhöhte Ablenkbarkeit (besonders häufig zu beobachten bei Kindern mit SSES) können zu Messartefakten führen (vgl. Bishop 1997).

Ganz anders verhält es sich mit neurophysiologischen Verfahren, die es erlauben, dem Gehirn gewissermaßen bei der Verarbeitung zuzusehen. Dabei ist es vor allem die hohe zeitliche Auflösung elektrophysiologischer Verfahren, die bei der zentral-auditiven Verarbeitung für die Ableitung bioelektrischer, Ereigniskorrelierter Potentiale (EKP) spricht.

Im Detail wird zur Gewinnung möglichst eindeutiger Ergebnisse in der Regel mit einem sog. Oddball-Paradigma (Näätänen 1979, 1982) gearbeitet. Dazu wird beispielsweise in einer Sequenz gleicher auditiver Stimuli (Standard, so etwa Töne einer bestimmten Tonhöhe / Frequenz oder / und Dauer usw.) zufällig ein abweichender Reiz (Deviant, z. B. ein Ton mit einer höheren Frequenz) präsentiert. Die daraufhin auftretenden bioelektrischen Reaktionen werden nach verschiedenen Parametern näher analysiert.

Eine ‚Reaktion' interessiert im Kontext zentral-auditiver Verarbeitungsprozesse besonders: Präsentiert man das oben beschriebene Oddball-Paradigma mit auditiven Stimuli und organisiert den Testablauf so, dass die Probanden die Stimuli ignorieren, indem z. B. ein (stummer) Videofilm gezeigt wird (= ‚passive' Rezeption), dann lassen sich für den Standard-Reiz oder -Stimulus und für den Devianten im Zeitbereich von circa 100–250 ms nach Stimulusonset jeweils unterschiedliche negative Auslenkungen im Elektroenzephalogramm (EEG) beobachten. Die Differenz zwischen beiden Auslenkungen nennt man die Mismatch Negativity (Näätänen et al. 1978) bzw. MMN.

Es besteht Konsens darüber, dass die MMN Diskriminations-, Selektions- und (im Mismatch-Design) Vergleichsprozesse spiegelt, d. h. Vergleiche zwischen Deviant und Standardstimuli (zu genaueren Details Schröger 1998, Picton et al. 2000). Doch umfasst die zentral-auditive Verarbeitung mehr: Wir wissen heute, dass es im Rahmen eines zweiten Zeitfensters von ca. 220–400 ms oder später zu einem zweiten Mismatch von Devianten und Standards kommt („late mismatch" bei Korpilahti et al. 2001; „late discriminative negativity" LDN bei Ceponienè et al. 1998; „late negativity" LN bei Shafer et al. 2005; „MMN2" bei Schulte-Körne et al. 2001, Rinker 2006, Rinker, Kohls et al. 2007; über Unterschiede zur N400 Korpilahti et al. 2001; im Überblick Cheour et al. 2001).

In der Literatur wird kontrovers diskutiert, welche Verarbeitungsschritte von der MMN2 gespiegelt werden. Wir gehen davon aus, dass hier auf Langzeitspeicherungen (z. B. auf das Lexikon) zurückgegriffen und Musterabgleiche durchgeführt werden (es geht gewissermaßen um die Frage, ob die gerade hereingekommenen auditiven Stimuli bekannt sind). Nach Pulvermüller et al. 2004 kommt es im Rahmen der MMN2 bei einigen Wörtern ebenfalls zu einer signifikanten Steigerung der Mismatch Negativity, bei anderen Wörtern dagegen nicht (vgl. dazu auch Pulvermüllers Vergleiche von Wörtern und Pseudowörtern gleich unten).

(3) In der jüngsten neurophysiologischen Literatur zur zentral-auditiven Verarbeitung ist gut belegt, dass schon in einem Zeitfenster zwischen 100 ms und 250 ms nicht nur die physikalischen Eigenschaften der Stimuli analysiert werden, sondern auch im Langzeitgedächtnis gespeicherte abstrakte Kategorien auf die Verarbeitung zurückwirken. So registriert das Gehirn beispielsweise auch, ob ein Deviant zu einem anderen Phonem gehört als die Standardstimuli (Dehaene-Lambertz 1997, Näätänen et al. 1997, Cheour et al. 1998, Näätänen 2001, auch Tervaniemi 2001). Das gilt natürlich nur für Muttersprachler; ein Nicht-Muttersprachler, der die entsprechende Phonem-Unterscheidung in seiner Muttersprache nicht kennt, zeigt bei gleichem Stimulus-Material keine entsprechende Reaktion.

Pulvermüller et al. 2001 belegen kategoriale Verarbeitung auch für den Unterschied von Wort vs. Pseudowort (nichtexistente Wörter, die jedoch der Phonotaktik der Zielsprache entsprechen). Sie arbeiteten mit einem Mismatch-Design und verwendeten zur Evozierung der MMN ein- und dieselbe Silbe. Diese komplettierte zum einen ein finnisches Wort, zum anderen ein finnisches Pseudowort. Die betreffenden Wörter und Pseudowörter wurden als Devianten vor dem Hintergrund von Pseudowörtern als Standardstimuli dargeboten. Bei den Silben, die Teil von Wörtern waren, fiel die bioelektrische Aktivierung (MMN) signifikant höher aus als bei den entsprechenden Pseudowörtern (dazu auch Pulvermüller et al. 2004). Das spiegelt den Umstand, dass hier trotz gleicher physikalischer Eigenschaften ein kategorialer (Kontext-)Unterschied von Pseudowort vs. Wort vorliegt, der sich auf die zentral-auditive Verarbeitung auswirkt.

Die Mismatch-Negativity spiegelt bzw. detektiert gegebenenfalls aber noch ganz andere Aspekte, so u. a. inhärente Muster und Regeln (= Standard) und deren Verletzung (= Deviant; zuerst beschrieben in Saarinen et al. 1992, im Überblick Näätänen et al. 2001, vgl. auch Carral et al. 2005; bei einer Reihe von Studien mit Tönen kann jedoch nicht ausgeschlossen werden, dass hier musikalische Skalen eine Rolle gespielt haben; Paavilainen et al. 2001, Gumenyuk et al. 2003, Paavilainen et al. 2003).

In einer Studie im Rahmen des Neurolinguistischen Labors belegen Zachau et al. 2005, dass in der Tonhöhe aufsteigende Paare von Sinustönen unterschiedlichster Tonhöhe (Standard) bzw. die Verletzung dieser Regularität (nämlich absteigende Tonpaare) eine signifikante Mismatch-Negativity ergeben (und das nicht nur im Zeitbereich von ca. 100 bis 250 ms – die Latenz der sog. MMN1, sondern auch in einem zweiten Zeitfenster von ca. 220–400 ms oder später – die sog. MMN2 – dazu unten noch mehr). Die folgende Abb. 1 zeigt die Ergebnisse an der Elektrode Fz.

2. Fragestellung

Im Anschluss an Pulvermüller et al 2001, Pulvermüller et al. 2004 steht die Frage im Raum, ob nicht nur WortFORMEN bereits top-down in der zentralauditiven Verarbeitung eine Rolle spielen, sondern ob auch der INHALT, ob auch Bedeutung hier bereits relevant wird. Und falls ja, so fragen wir uns, ob entsprechende Vernetzungen mit Bedeutungszusammenhängen gleichermaßen für spezifisch sprachentwicklungsgestörte Kinder (SLI – specific language impairment) gelten.

Abb. 1: Grand Average auf Fz, MMN1 und MMN2 zu aufsteigenden Tonpaaren als Standard und absteigenden Tonmustern als Deviant, bei erwachsenen Muttersprachlern (Zachau et al. 2005, 2017)

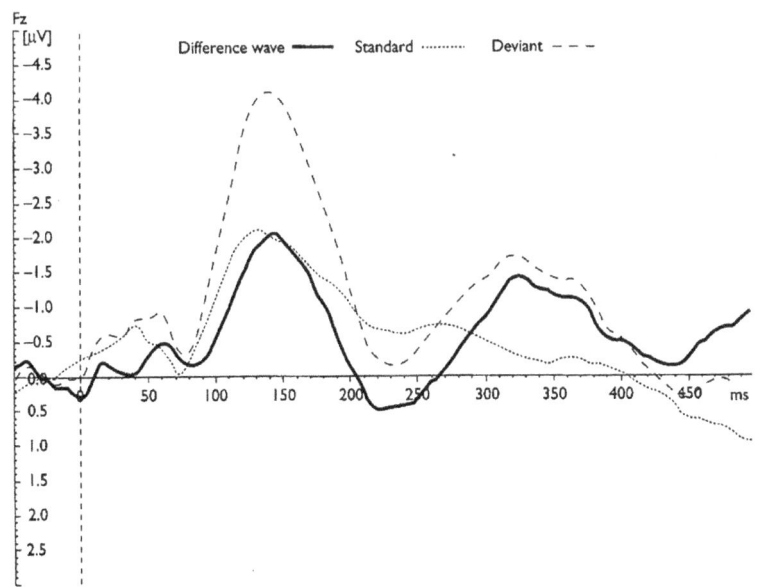

3. Methodisches Design

Zum Studiendesign vergleiche auch Lee 2010, der an der Entwicklung des Designs maßgeblich beteiligt war und im Rahmen seiner Dissertation erste Teilgruppen von 19 Kontroll- und 10 SLI-Kindern getestet hat. – Die hier vorgelegten Studien sind gewissermaßen eine Replikation zu Lee 2010, allerdings mit einigen neuen Ergebnissen. Insbesondere konnten wir keinerlei P3 (und damit die unbewußte Aktivierung selektiver Aufmerksamkeit) nachweisen; Lee hatte bei unauffälligen Kindern für die Verarbeitung des ersten Devianten nach der Bedeutungsaufladung des betreffenden Pseudowortes (zu Details siehe unten) eine P3 (bzw. eine P3a) nachgewiesen.

Die Studie wurde von der Ethik-Kommission der Albert-Ludwigs-Universität bewilligt. Die Eltern aller beteiligten Kinder wurden vorab ausführlich über den Verlauf der Untersuchungen informiert und gaben ihr schriftliches Einverständnis für die behavioralen und elektrophysiologischen Untersuchungen.

Die Zahl der getesteten Probanden betrug insgesamt 72 Kinder. Um mögliche Geschlechtsunterschiede ausschließen zu können, wurden nur Jungen einbezogen. Die Probanden waren unterteilt in eine Gruppe von 34 SLI-Kinder (mittleres Alter 112 ± 14 Monate), die wir über Sprachheilschulen aus dem Großraum Freiburg gewinnen konnten, und in eine Kontrollgruppe von 38 unauffälligen Kindern (mittleres Alter 117 ± 12 Monate); um hier eine gewisse soziale Durchmischung zu gewährleisten, wurden die unauffälligen Kinder etwa zur Hälfte aus einer Grundschule des Freiburger Ostens und dann aus einer Grundschule des Freiburger Westens rekrutiert.

Ausschlusskriterien waren generell

- das Vorliegen einer allgemeinen kognitiven Beeinträchtigung (ein nonverbaler Intelligenzquotient < 85; dabei je nach Alter der CFT-1 oder CFT-20 – Culture Fair Intelligence Test, Weiß & Osterland 1997 bzw. Weiß 1998).
- normales Hören und Sehen (getestet mit Audiometer und Sehtafeln).
- das Vorliegen von anderen psychiatrischen oder neurologischen Störungen außer SLI – hier haben wir mit einem internen kinderpsychiatrischen Anamnesefragebogen der ‚Kinder- und Jugendpsychiatrie' der Universitätskliniken Freiburg und darüber hinaus mit der Freiburger Version der CBCL (Child Behavior Checklist) gearbeitet (Arbeitsgruppe Deutsche Child Behavior Checklist 1998).
- die Medikation mit psychotrop wirkenden Substanzen.
- eine andere Muttersprache als Deutsch.

Hinsichtlich nonverbalem IQ und Alter unterschieden sich die beiden Probandengruppen statistisch nicht.

- Für SLI-Kinder galt ein Score von weniger als zwei Standardabweichungen (SD) unter dem Mittelwert entweder eines expressiven oder eines rezeptiven Subtests des HSET (Heidelberger Sprachentwicklungstest, Grimm & Schöler 1978) als Ausschlusskriterium; wir haben uns dabei auf Subtest 3 (Imitation grammatischer Strukturen IS) und Subtest 1 (Verstehen grammatischer Strukturen VS) konzentriert (zu Details Suchodoletz und Höfler 1996, Uwer 2000).

Bei der Untersuchung der Mismatch-Negativity sind zur Gewinnung reliabler Ereignis-korrelierter Potentiale ca. 100 Mittelungen (EEG-Abschnitte) erforderlich. Da aufgrund des Alters der untersuchten Kinder von einer Artefakthäufigkeit von etwa 1/3 auszugehen war (d.h. ca. 30 % der gewonnenen EEG-Abschnitte können wegen Artefakten nicht in die Berechnung einbezogen werden), mussten jeweils mindestens 150 deviante Stimuli dargeboten werden. Bei einer Frequenz von 20 % devianten Stimuli ergaben sich somit pro Untersuchungsgang insgesamt mindestens 750 Stimuli.

Die Stimuluspräsentation erfolgte binaural über geeichte Inline-Kopfhörer, die von einem Computer angesteuert wurden. Die zeitliche Genauigkeit des Stimulus-Onsets und der Stimulus-Dauer lag unter 10 ms. Als Stimulationssoftware wurde das Softwaresystem „Presentation" der Firma Neurobehavioral Systems verwendet.

Die Ableitung der EKPs erfolgte nach dem internationalen 10/20-Schema (Sharbrough, Chatrian, Lesser et al. 1991) mit 19 Ag/Acl-Elektroden, die mittels einer Elektrodenhaube (easy cap, Fa. Minow) befestigt wurden. Folgende Elektroden wurden abgeleitet: Die Elektroden auf der Mittellinie Fz und Cz und an den Seiten VE1 / VE2, Fp1 / Fp2, F7 / F8, F3 / F4, F9 / F10, FT9 / FT10, FC5 / FC6, FC1 / FC2, T7 / T8, C3 / C4, TP9 / TP10, CP1 / CP2, CP5 / CP6, P3 / P4 und O1 / O2. Referenzierung auf die beiden Mastoiden TP9 / TP10 (linked mastoids). Bei den späteren Auswertungen wurden die Ergebnisse auf eine mittlere Referenz (common average reference) umgerechnet. Um die Augenartefakte aufzuzeichnen, wurde ein Elektrooculogramm (EOG) über vier Elektroden aufgenommen. Die Impedanz der Kopfelektroden lag unter 5 kΩ, die der Augenelektroden lag unter 20 kΩ. Als EEG-Verstärker diente ein 32-Kanal Synamps Verstärker der Firma NeuroScan Inc., Stering, Virginia, USA.

Die Rohdaten des EEG-Experiments wurden mit dem Programm BrainVision Analyzer 1.05 (Brain Products GmbH, München) bearbeitet. Die Digitalisierung der Ableitungen erfolgte online mit einer Sampling-Rate von 150 Hz, einem Tiefpassfilter von 30 Hz und einem Hochpassfilter von 0,1 Hz. Vertikale und horizontale Augenbewegungen sowie Lidschläge wurden mittels der „Multiple Source Eye Correction"-Methode (Berg & Scherg 1994) aus den EEG Rohdaten heraus gerechnet. Im Anschluss daran erfolgte eine visuelle Artefaktüberprüfung. Die Berechnung der Ereignis-korrelierten Potentiale erfolgte über Mittelung der artefaktfreien EEG-Abschnitte offline.

Wir haben ein Mismatch-Negativity-Design mit Pseudowörtern verwendet und über basale Prozesse der auditiven Diskrimination und des Vergleichs hinaus (MMN1) auch weiterführende Prozesse des Musterabgleichs mit Langzeitspeicherungen untersucht (MMN2). Aus der Literatur ist bekannt, dass die Latenzen mit dem Alter variieren bzw. sich im Übergang von Kindern zu Jugendlichen und Erwachsenen verkürzen (vgl. etwa Cheour et al. 2001); es sei schon hier festgehalten, dass die von uns beobachteten Kinder eine MMN1 im Zeitfenster von etwa 180–290 ms und eine MMN2 im Zeitfenster von etwa 370 und 560 ms zeigten.

Um mit maximal bedeutungsarmen Pseudowörtern zu arbeiten, haben wir zuerst eine Liste mit zweisilbigen Pseudowörtern zusammengestellt (die sich jeweils nur in der zweiten Silbe unterschieden) und auf ihren assoziativen Bedeutungsgehalt überprüft. Ausgewählt wurden danach die Pseudowörter „fappe" (= hier als Standard verwendet), „fappu" (= Deviant 1) und „fappo" (= Deviant 2; zur Rolle des zweiten Devianten siehe weiter unten). In ersten Probeläufen hatten wir zunächst „fappe" als Deviant 1 (und gleichartig „fappo" als Deviant 2) verwendet (vgl. Lee 2010); doch schließt „fappe" im Unterschied sowohl zu „fappo" wie zu „fappu" mit einem Schwa-Laut bzw. reduziertem Vokal, was den Vergleich der beiden Devianten erschwert, der im Zentrum der folgenden Diskussion stehen wird.

Die Stimuli wurden von einer weiblichen Sprecherin in einem schalldichten Raum vorgelesen und digital aufgenommen und dann bearbeitet (44100 Hz, 16-bit; Bearbeitung mit Cool Edit Pro 2002, Version 2.0 Syntrilium Software Corporation, Phoenix, Arizona, USA). Bei der Bearbeitung haben wir ein sog. cross-splicing (Pulvermüller et. al. 2004) durchgeführt, so dass die jeweils ersten Silben der Pseudoworte identisch waren.

Die Probanden saßen in einer elektrisch abgeschirmten Kabine und schauten bei gedimmtem Licht einen stummen Cartoon über einen 17'-Monitor an. Das Stimulusmaterial wurde mit einer Lautstärke von 70 dB binaural über Kopfhörer präsentiert. Die Probanden bekamen die Instruktion, während des Versuchs möglichst still zu sitzen und den auditiven Input zu ignorieren. Um ihre volle Aufmerksamkeit auf den Film zu lenken, wurden sie dahingehend instruiert, dass ihnen am Ende der Testung Fragen über die Handlung des Films gestellt werden würden.

Das Paradigma wurde den Probanden zwei Mal präsentiert. Nach der ersten Präsentation erfolgte eine Lernphase: Den Probanden wurde eine Geschichte vorgelesen, in der das deviante Pseudowort „fappu" (= Deviant 1) mit Bedeutung aufgeladen wurde (eine Fappu war danach ein kleines Werkzeug für Spaziergänge im Weltraum, das zur Standardausrüstung von Astronauten gehört). Im Anschluss fragte der Testleiter nach inhaltlichen Details (um sicher zu stellen, dass der Proband auch tatsächlich inhaltliche Zusammenhänge gelernt hatte).

4. Ergebnisse

Für die Ermittlung der für die Amplituden relevanten Zeitfenster haben wir t-Tests gegen 0 gerechnet (Guthrie & Buchwald 1991; vgl. auch Schröger 1998, Bishop 2007; anders dagegen Shestakova et al. 2003 oder Pulvermüller et al. 2004). In Anlehnung an die Literatur haben wir uns dabei auf die frontalen Elektroden F3, Fz und F4 konzentriert (diese Elektroden wurden auch für die weitere Auswertung zugrunde gelegt). Als relevantes Zeitfenster wurde jeweils derjenige Zeitbereich bestimmt, in dem sich die signifikanten Zeiten der drei Elektroden überlappen (vgl. zu Details auch schon Lee 2010, 46 ff, 109). Die für den ersten Durchgang ermittelten Zeitfenster haben wir auch für den zweiten Durchgang zugrunde gelegt. Und: Die für die unauffälligen Kinder bestimmten Zeitfenster wurden auch für die SLI-Kinder angesetzt.

Wie erwartet zeigte sich sowohl für unauffällige wie SLI-Kinder für beide Devianten vor dem Lerndurchgang eine MMN1 mit ihrer typischen Polaritätsinversion (Negativität auf den frontalen Elektroden bei gleichzeitiger Positivität auf einer der beiden oder beiden Mastoid-Elektroden – siehe Abb. 2). Gleichartig zeigte sich vor dem Lerndurchgang eine MMN2 und konnte für beide Devianten sowohl für unauffällige Kinder wie für SLI-Kinder bestätigt werden. Nach dem Lerndurchgang hingegen konnte für den mit Bedeutung aufgeladenen ersten Devianten „fappu" keine MMN1 belegt werden, wohl aber für „fappo". Darüberhinaus konnte für beide Devianten auch nach dem Lerndurchgang eine MMN2 belegt werden, und das wieder sowohl für unauffällige Kinder wie für SLI-Kinder.

Abb. 2 – Polaritätsinversion: (1) = „fappu" vL bei unauffälligen Kindern, (2) bei SLI-Kindern; (3) = „fappo" vL bei unauffälligen Kindern, (4) bei SLI-Kindern

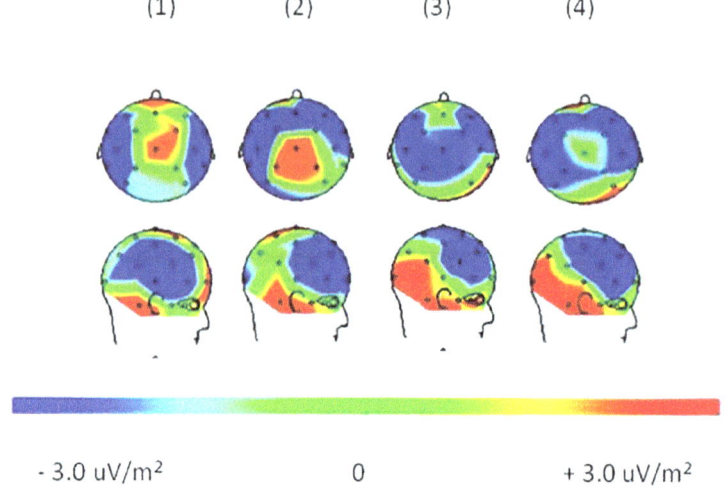

Die folgenden Abb. 3 und Abb. 4 geben die Ergebnisse für die Devianten „fappu" und „fappo" jeweils vor und nach Lernphase wieder (zur Erinnerung: in der Lernphase wurde „fappu" ‚mit Bedeutung aufgeladen', „fappo" aber nicht):

Abb. 3 (unauffällige Kinder): Grand Average auf Fz. Links erster Deviant „fappu" im ersten Durchgang („fappu-vl" = vor Lernen, durchgezogene Linie) und „fappu" im zweiten Durchgang („fappu-nl" = nach Lernen bzw. mit Bedeutung aufgeladen, gepunktete Linie). Zugrunde liegende Zeitfenster (wobei das Zeitfenster für „fappu" vor Lernen auch für „fappu" nach Lernen angesetzt wurde): MMN1 = 226–292 ms; MMN2 = 370–562 ms. – Rechts zweiter Deviant „fappo" im ersten Durchgang („fappo-vl", durchgezogene Linie) und „fappo" im zweiten Durchgang („fappo-nl", gepunktete Linie). Zeitfenster MMN1 = 188–282 ms; MMN2 = 432–566 ms.

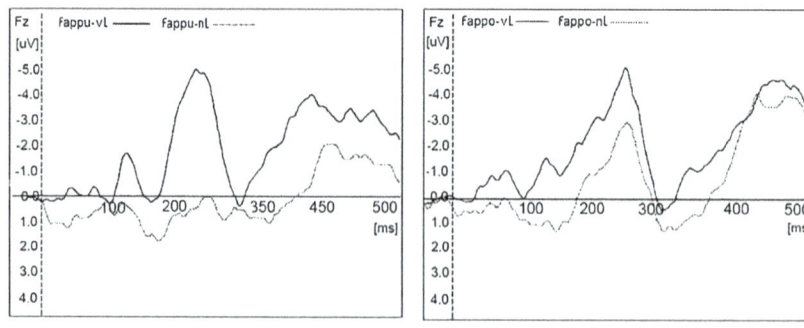

Abb. 4 (SLI-Kinder): Grand Average auf Fz. Links erster Deviant „fappu" im ersten Durchgang („fappu-vl" = vor Lernen, durchgezogene Linie) und „fappu" im zweiten Durchgang („fappu-nl" = nach Lernen bzw. mit Bedeutung aufgeladen, gepunktete Linie). – Rechts zweiter Deviant „fappo" im ersten Durchgang („fappo-vl", durchgezogene Linie) und „fappo" im zweiten Durchgang („fappo-nl", gepunktete Linie). – Die Zeitfenster der unauffälligen Kinder wurden hier übernommen.

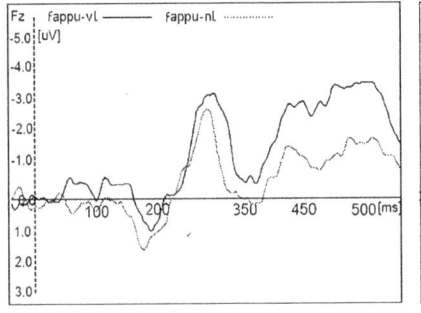
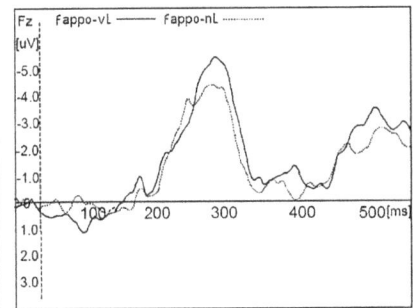

Um über die visuelle Inspektion hinaus die neurophysiologischen Reaktionen jeweils vor und nach Lerndurchgang miteinander vergleichen zu können, haben wir paired t-Tests gerechnet. Für die MMN2 ergab sich im Vergleich vor Lernen – nach Lernen (= Durchgang 1 vs. Durchgang 2) auf allen drei Elektroden F3, Fz und F4 für den ‚mit Bedeutung aufgeladenen' ersten Devianten „fappu" ein signifikanter Unterschied – nach Bedeutungsaufladung verringerte sich die MMN2 signifikant sowohl bei den unauffälligen Kindern wie bei den SLI-Kindern:

Abb. 5: Die MMN2 im Vergleich ‚1.Duchgang = vor Lernen' mit ‚2.Durchgang = nach Lernen' für SLI-Kinder wie unauffällige Kinder (paired t-Tests)

	Probanden					
Elektroden	SLI-Kinder			unauffällige Kinder		
	T	df	Sig. (2-seitig)	T	df	Sig. (2-seitig)
F3	-2.311	33	0,036	-2.381	37	0,021
Fz	-2.732	33	0,028	-2.823	37	0,026
F4	-2.565	33	0,024	-2.462	37	0,019

Beim zweiten Devianten „fappo" veränderte sich der Amplitudenwert der MMN2 statistisch weder bei den unauffälligen Kindern noch bei den SLI-Kindern.

Der bei den SLI-Kindern für den ersten Devianten „fappu" visuell zu konstatierende Unterschied der MMN1 zwischen den Konditionen vor Bedeutungsaufladung – nach Bedeutungsaufladung ist auf keiner der zugrunde gelegten

Elektroden signifikant; hier änderte sich also statistisch nichts. Anders bei den unauffälligen Kindern, bei denen sich – in unserer Sicht und unter Vorgriff auf die Diskussion der Daten – auch die MMN1 (also nicht nur die MMN2) nach Bedeutungsaufladung derart verringerte, dass sie als MMN nicht mehr bestätigt werden konnte. – Erneut änderte sich beim zweiten Devianten „fappo" weder bei den unauffälligen Kindern noch bei den SLI-Kindern etwas; der hier bei den unauffälligen Kindern visuell deutliche Unterschied wird statistisch auf keiner der drei zugrunde gelegten Elektroden signifikant.

5. Diskussion

Die Ergebnisse belegen zunächst einmal, dass nicht nur Wortformen (vgl. Pulvermüller et al. 2001, Pulvermüller et al. 2004), sondern auch die Bedeutung von mit Bedeutung aufgeladenen Pseudowörtern top-down bereits im Rahmen der zentralauditiven Verarbeitung ein Rolle spielt. Allerdings fanden wir keine Erhöhung der Amplitude der MMN, sondern das Gegenteil.

Was könnte der Grund dafür sein, dass im zweiten Durchgang (also nach Bedeutungsaufladung) beim ersten Devianten „fappu" die MMN2 signifikant sank? Könnte hier auch die Wiederholung eine Rolle spielen? Warum sank dann aber die MMN2 nicht gleichartig beim zweiten Devianten „fappo" im zweiten Durchgang? Unseres Erachtens belegt das, dass die Wiederholung hier keine Rolle spielt.

Wir möchten an dieser Stelle einen Konsens aufgreifen, dass die MMN1 und die MMN2 nicht nur eine Spiegelung von Diskriminations- und Vergleichsprozessen sind (je größer beispielsweise die lautlichen Unterschiede zwischen Tönen oder Silben oder bedeutungslosen Pseudowörtern als Standards einerseits und als Devianten andererseits, um so größer die MMN1). Sondern die Größe der MMN1 wie dann auch der MMN2 ist auch ein Maß für den kognitiven Aufwand, den unser Gehirn betreibt (Kujala, Tervaniemi & Schröger 2007): Je größer der Unterschied zwischen Deviant und Standard, um so mehr kognitiver Aufwand muss in der Analyse betrieben werden. Entsprechend gilt auch, dass im Vergleich eine gesunkene MMN1 wie eine gesunkene MMN2 bei gleichen lautlichen Stimulus-Eigenschaften daraufhin weist, dass die Analyse mit weniger Aufwand (und insofern effizienter) durchgeführt wurde, durchgeführt werden konnte.

Wenn – wie oben schon angesprochen – die MMN2 in der Tat Prozesse des ‚Musterabgleichs' mit Langzeitspeicherungen spiegelt, dann heißt das, dass entsprechende Prozesse des Musterabgleichs bei ‚bedeutungsvollen' Pseudowörtern im Vergleich mit lautlich identischen, aber ‚bedeutungslosen' Pseudowörtern mit weniger Aufwand durchgeführt wurden bzw. durchgeführt werden konnten. Was könnte der Hintergrund sein? Unserer Meinung nach könnte eine gewisse Zielgerichtetheit der Prozesse eine Rolle spielen – Ziel zentralauditiver Verarbeitung sprachlicher Stimuli ist letztlich immer, den Anschluss an Bedeutungszusammenhänge herstellen zu können, in Prozesse des Verstehens einsteigen zu können; und entsprechende vorbereitende Prozesse dazu werden nur soweit durchgeführt bzw. mit soviel Aufwand durchgeführt, wie das für den Einstieg in Verstehensprozesse notwendig ist. – Die hier entwickelte Interpretation scheint für unauffällige wie SLI-Kinder gleichermaßen zuzutreffen.

Im Unterschied zur MMN2 zeigt sich für die MMN1 ein überdeutlicher Unterschied zwischen unauffälligen Kindern und SLI-Kindern: Im Sinne der oben für die MMN2 skizzierten Interpretation der Verringerung der MMN2 nach ‚Bedeutungsaufladung' führt eine solche ‚Bedeutungsaufladung' bei unauffälligen Kindern im MMN1-Bereich zu einer geradezu drastischen Verringerung des kognitiven Aufwandes; es scheint so, als ob unauffällige Kinder im MMN1-Bereich bei ‚bedeutungshaltigen' Pseudowörtern mehr oder weniger ohne größeren Analyseaufwand in Prozesse des Musterabgleichs wechseln (die ihrerseits mit vergleichsweise wenig Aufwand zu einem erfolgreichen (?) Abschluss gebracht werden), so dass auf diese Weise die zentralauditive Analyse höchst effizient gestaltet ist. Das dürfte Hintergrund der erstaunlichen Fähigkeit von Kindern sein, auf der Basis bereits weniger Konfrontationen mit einem neuen Wort (einer neuen Wortform – kombiniert mit ‚Bedeutsamkeit') dieses Wort zu lernen und damit in hohem Tempo den Wortschatz zu erweitern (eine Fähigkeit, die in der Literatur auch als ‚schnelles Wortlernen' diskutiert wird). – Die hier skizzierte Fähigkeit scheint es bei SLI-Kindern nicht zu geben. Das aber bedeutet, dass SLI-Kinder nicht so sehr im Bereich der MMN2 als vielmehr im Bereich der MMN1 Schwierigkeiten haben.

Ist der durch ‚Bedeutungsaufladung' ausgelöste Unterschied der Verarbeitung im Bereich der MMN2 bei unauffälligen Kindern und bei SLI-Kindern unterschiedlich groß? Wir haben für den Vergleich der beiden Gruppen zunächst eine einfaktorielle Varianzanalyse (one-way anova) durchgeführt. Für „fappu" vor Lernen ergab sich für die unauffälligen Kinder eine signifikant größere MMN2 als für die SLI-Kinder (F3: $F = 5,801$, $p = 0,163$; Fz: $F = 8,451$, $p = 0,005$). Für „fappu" nach Lernen ließ sich keinerlei signifikanter Unterschied feststellen. Wir haben daraufhin die MMN2-Werte ‚nach Lernen' von denjenigen ‚vor Lernen' abgezogen und gemittelt. Die Mittelwerte wurden erneut miteinander verglichen. Es ergab sich jedoch keinerlei signifikanter Gruppenunterschied.

Unsere Ergebnisse decken sich in den zentralen Aspekten (dazu unten gleich mehr) mit den vorangegangenen Analysen in Lee 2010 (der die Reichweite seiner zentralen Resultate aber nicht kommentiert). Allerdings konnten wir – wie schon angesprochen – keinerlei P3 (und damit die unbewußte Aktivierung selektiver Aufmerksamkeit) nachweisen. Und: Lee hatte beim Vergleich der MMN2-Werte der unauffälligen Kinder mit denjenigen der SLI-Kinder in der Kondition ‚vor Lernen' keinen Unterschied feststellen können. Umgekehrt ergaben seine Daten in der Kondition ‚nach Lernen' einen signifikant geringeren Amplitudenwert bei den SLI-Kindern. In der Berechnung der Differenz ‚vor Lernen abzüglich nach Lernen' der Amplitudenwerte der jeweiligen MMN2's jedoch ergab sich auch bei ihm keinerlei signifikanter Gruppenunterschied.

Wir gehen davon aus, dass die Unterschiede in den erzielten Resultaten zu Lee 2010 u. a. auf die deutlich größere Zahl an Probanden zurück geht, die wir getestet haben. Und: Lee hat mit dem Pseudowort „fappe" (jeweils vor und nach Bedeutungsaufladung) gearbeitet und „fappe" als Deviant 1 mit „fappo" als – „neutralem" – Devianten 2 (wie Lee das genannt hat) verglichen. Das aber führt in der auditiven Verarbeitung potentiell zu unkontrollierten phonetischen Verzerrungen: Bei „fappo" wie „fappu" beinhalten die unterscheidenden Zweit- bzw. Endsilben Vollvokale – im Unterschied zu „fappe", das in der gesprochensprachlichen Präsentation einen stark reduzierten Vokal, einen sog. Schwa-Laut, enthält, der – abhängig bereits von winzigen Veränderungen des Sprechtempos – gegebenenfalls sogar gänzlich ausfällt.

Wir möchten die zentralen Ergebnisse und deren Relevanz hier noch einmal zusammenfassen: Die vorgetragenen Resultate spezifizieren einmal die bei SLI defizitären Verarbeitungsprozesse (betroffen ist der MMN1-Bereich – der MMN2-Bereich ist unauffällig). Darüber hinaus liefern unsere Ergebnisse aber auch ganz grundsätzliche Hinweise auf einen finalen Charakter zentralauditiver Verarbeitungsprozesse. Danach werden zentralauditive Prozesse von allem Anfang an top-down gesteuert; von allem Anfang an scheinen entsprechende zentralauditive Auswertungen darauf angelegt zu sein, den Anschluss an Bedeutungen bzw. an Bedeutungshaftigkeit, in diesem Sinne an Verstehensprozesse herzustellen. Und das ist ein Zusammenhang, der unseres Wissens bisher noch an keiner Stelle thematisiert wurde.

6. Literatur

Benasich AA, Tallal P (2002). Infant discrimination of rapid auditory cues predicts later language impairment. In *Behavioural Brain Research* 136(1), 31–49.

Berg P, Scherg M (1994). A multiple source approach to the correction of eye artifacts. In *Electroencephalography and clinical neurophysiology* 112, 2224–2232.

Bishop DVM (1997). *Uncommon Understanding: Development and Disorders of Language Comprehension in Children.* Hove, UK: Psychology Press.

Carral V Corral M-J, Escera C (2005). Auditory event-related potentials as a function of abstract change magnitude. In *Neuroreport* 16, 301–305.

Čeponienė R, Cheour M, Näätänen R (1998). Interstimulus interval and auditory event-related potentials in children: Evidence for multiple generators. In *Electroencephalography & Clinical Neurophysiology: Evoked Potentials* 108(4), 345–354.

Cheour M, Čeponienė R, Lehtokoski A, Luuk A, Allik J, Alho K et al. (1998). Development of language-specific phoneme representations in the infant brain. In *Nature Neuroscience* 1(5), 351–353.

Cheour M, Korpilahti P, Martynova O, Lang AH (2001). Mismatch negativity and late discriminative negativity in investigating speech perception and learning in children and infants: A review. In *Audiology & Neuro-Otology* 6, 2–11.

Dehaene-Lambertz G (1997). Electrophysiological correlates of categorical phoneme perception in adults. In *Neuroreport* 8(4), 919–924.

Gumenyuk V, Korzyukov O, Alho K, Winkler I, Paavilainen P et al. (2003). Electric brain responses indicate preattentive processing of abstract acoustic regularities in children. In *Neuroreport* 14, 1411–1415.

Korpilahti P, Lang AH (1994). Auditory ERP Components and MMN in Dysphasic Children. In *Electroencephalography and Clinical Neurophysiology* 91, 256–264.

Korpilahti P (1995). Auditory discrimination and memory functions in SLI: A comprehensive study with neurophysiological and behavioural methods. In *Scandinavian Journal of Logopedics and Phoniatrics* 20, 131–139.

Korpilahti P, Krause CM, Holopainen I, Lang AH (2001). Early and late mismatch negativity (MMN) elicited by words and speech-like stimuli in children. In *Brain and Language* 76, 332–339.

Kujala T, Tervaniemi M, Schröger E (2007). The mismatch negativity in cognitive and clinical neuroscience: theoretical and methodological considerations. In *Biological Psychology* 74, 1–19.

Lee, SE (2010). *Bedeutungsbezüge im Rahmen der zentral-auditiven Verarbeitung. Eine EKP-Studie zu Entwicklungsschritten und –störungen bei 6- bis 10-jährigen Kindern*. Frankfurt am Main: Peter-Lang-Verlag.

Leonard LB, McGregor KK, Allen GD (1992). Grammatical morphology and speech perception in children with specific language impairment. In *Journal of Speech and Hearing Research* 35(5), 1076–1085.

Leonard LB (1998). *Children with specific language impairment*. Cambridge, MA: MIT Press.

Leonard LB (2000). Specific language impairment across languages. In Bishop DVM, Leonard LB (Hgs.), *Speech and language impairments in children: Cau-*

ses, Characteristics, Intervention and Outcome. Hove, UK: Psychology Press, 115–129.

McArthur GM, Bishop DVM (2004). Which people with specific language impairment have auditory processing deficits? In *Cognitive Neuropsychology* 21, 79–94.

Näätänen R, Gaillard AWK, Mäntisalo S. (1978). Early selective-attention effect on evoked potential reinterpreted. In *Acta Psychologica* 42, 313–329.

Näätänen R (1979). Early selective attention effeckt on the evoked potential: A critical view and reinterpretation. In *Biological Psychology* 8, 81–136.

Näätänen R (1982). Processing negativity: An evoked-potential reflection of selective attention. In *Psychological Bulletin* 92, 605–640.

Näätänen R, Alho K (1997). Mismatch negativity – the measure for central sound representation accuracy. In *Audiology & Neuro-Otology* 2(5), 341–353.

Näätänen R (2001). The perception of speech sounds by the human brain as reflected by the mismatch negativity (MMN) and its magnetic equivalent (MMNm). In *Psychophysiology* 38, 1–21.

Näätänen R, Tervaniemi M, Sussman E, Paavilainen P, Winkler I (2001). 'Primitive intelligence' in the auditory cortex. In *Trends Neurosci* 24, 283–288.

Paavilainen P, Simola J, Jaramillo M, Näätänen R, Winkler I (2001). Preattentive extraction of abstract feature conjunctions from auditory stimulation as reflected by the mismatch negativity (MMN). In *Psychophysiology* 39, 359–365.

Paavilainen P, Degerman A, Takegata R, Winkler I (2003). Spectral and temporal stimulus characteristics in the processing of abstract auditory features. In *Neuroreport* 14, 715–718.

Picton TW, Alain C, Otten L, Ritter W, Achim A (2000). Mismatch negativity: different water in the same river. In *Audiol Neuro-Otol* 5, 111–139.

Pulvermüller F, Kujala T, Shtyrov Y, Simola J, Tiitinen H, Alku P et al. (2001). Memory traces for words as revealed by the mismatch negativity. In *NeuroImage* 14, 607–616.

Pulvermüller F, Shtyrov Y, Kujala T, Näätänen R (2004). Word-specific cortical activity as revealed by the mismatch negativity. In *Psychophysiology* 41(1), 106–112.

Rinker T (2006). *Auditory Processing in Children with Specific Language Impairment (SLI) – An Electrophysiological Study.* Diss Uni Freiburg (https://www.freidok.uni-freiburg.de/data/3133, Betreuer Schecker M), Freiburg i.Br. (Germany).

Rinker T, Kohls G, Richter C, Maas V, Hennighausen K, Schecker M. (2007). Abnormal frequency discrimination in SLI children as indexed by Mismatch Negativity (MMN). In *Neuroscience letters* 413(2), 99–104.

Rinker T, Hartmann K, Smith E, Reiter R, Alku P, Kiefer M, Brosch S (2014). Kinder mit Spezifischer Sprachentwicklungsstörung: Elektrophysiologische und pädaudiologische Befunde. In *Laryngo-Rhino-Otologie* 93/8, 521–527.

Saarinen J, Paavilainen P, Schröger E, Tervaniemi M, Näätänen R (1992). Representation of abstract attributes of auditory stimuli in the human brain. In *Neuroreport* 3, 1149–1151.

Schecker M, Hennighausen K, Christmann M, Kohls G, Maas V, Rinker T, Zachau S. (2007). Spezifische Sprachentwicklungsstörungen. In Schöler H, Welling A (Hgs.), *Sonderpädagogik*, Band 1: *Sonderpädagogik der Sprache*. Göttingen: Hogrefe 190–212.

Schöler H, Fromm W, Kany W. (1998). Die Spezifische Sprachentwicklungsstörung – eine sprachspezifische Störung? In Schöler H, Fromm W, Kany W (Hgs.), *Spezifische Sprachentwicklungsstörung und Sprachlernen*. Heidelberg (Germany): Winter 276–294.

Schröger E (1998). Measurement and interpretation of the mismatch negativity. In *Behav Kreis Methods, Instrum Comput* 30, 131–145.

Schulte-Körne G, Deimel W, Bartling J, Remschmidt (2001). Speech perception deficit in dyslexic adults as measured by mismatch negativity (MMN). In *Psychophysiology* 40(1), 77–87.

Shafer VL, Morr ML, Datta H, Kurtzberg D, Schwartz RG (2005). Neurophysiological indexes of speech processing deficits in children with specific language impairment. In *Journal of Cognitive Neuroscience* 17(7), 1168–1180.

Sharbrough, F, Chatrian GE, Lesser RP, Lüders H, Nuwer M, Picton TW (1991). American electroencephalographic society guidelines for standard electrode position nomenclature. In *Clinical Neurophysiology* 8, 200–202.

Suchodoletz W von, Alberti A, Berwanger D (2004). Sind umschriebene Sprachentwicklungsstörungen Folge von Defiziten in der auditiven Wahrnehmung? In *Klinische Pädiatrie* 216, 49–56.

Tallal P (2004). Improving language and literacy is a matter of time. In *Nature Reviews Neuroscience* 5, 721–728.

Tervaniemi M (2001). Musical sound processing in the human brain: evidence from electric and magnetic recordings. In *Ann NY Acad Sci* 930, 259–272.

Uwer R (2000). *Elektrophysiologische Korrelate der auditiven Wahrnehmung bei sprachentwicklungsgestörten Kindern*. Diss. University of München, München (Germany).

Uwer R, Albrecht R, Suchodoletz W. von (2002). Automatic processing of tones and speech stimuli in children with specific language impairment. In *Developmental Medicine and Child Neurology* 44, 527–532.

Weismer E S (2005). Speech perception in specific language impairment. In Pisoni D, Remez R (Hgs.). *Handbook of Speech Perception*. Malden, MA: Blackwell Publishers 567–588

Winter V, Thomas C, Schecker M (in Vorbereitung). Word learning effect as indexed by MMN2.

Zachau S, Rinker T, Körner B, Kohls G, Maas V, Hennighausen K, Schecker M (2005). Extracting rules: early and late mismatch negativity ton ton patterns. In *Neuroreport* 16/18, 2015–2019.

Acknowledgment

Die Studie wurde mit Mitteln des 'Fond's für interdisziplinäre Forschungsvorhaben' Baden-Württemberg finanziert.

Wir danken Pablo Dummer für seine Unterstützung bei den statistischen Analysen.

Wir möchten uns bei den Schulen und Sprachheilschulen bedanken, die uns bei der Suche nach geeigneten Kindern umfangreich unterstützt haben. Insbesondere aber möchten wir uns bei den Kindern, die teilgenommen haben, und bei deren Eltern bedanken.

Claus Magnussen (Helsinki, Freiburg i.Br.), Martine Dalmas
(Paris), Reinhold Rauh, Michael Schecker (Freiburg i.Br.)

‚Fokus' / ‚Fokussierung' und Autismus: Zur Begründung einer Forschungshypothese

0. Zusammenfassung / Summary

Keywords: Focus markers draw attention to specific parts of an utterance and thus prevent a series of potential misunderstandings. Focus marking is the result of social cognition, that are disturbed in autism. We therefore ask whether, and in what form, focusing processes in autism are also disturbed.

Die folgenden Überlegungen grundsätzlicher Art erläutern, was die sog. Informationsstrukturtheorie der linguistischen Pragmatik unter Fokus – als Prozess verstanden: Fokussierung – versteht. Wir argumentieren, dass der Kern des informationsstrukturellen Terminus ‚Fokus' die Konzentration selektiver Aufmerksamkeit auf bestimmte Ausschnitte einer Äußerung meint; etwas wird in einer Äußerung als Fokus markiert bzw. fokussiert, um dem Hörer / Leser deutlich zu machen, um was es dem Sprecher / Schreiber vorrangig in seiner Äußerung geht. Der Sprecher / Schreiber leistet damit in Antizipation der Verstehensprozesse des Hörers / Lesers einen Beitrag zu einem möglichst zweifelsfreien und vor allem effektiven Verstehen des Hörers / Lesers.

Fokus bzw. eine in diesem Sinne verstehensorientierte Fokussierung baut auf Prozessen der sozialen Kognition auf und setzt – wie angesprochen – die Antizipation des Hörers / Lesers und – in Folge – eine je hinreichend detaillierte mentale Repräsentation seiner Sicht der im sprachlichen Austausch behandelten Sachverhalte und Probleme voraus. Klinische Beobachtungen mit Kindern und Jugendlichen mit Autismus-Spektrum-Störungen legen nahe, dass diese über eine entsprechende Fähigkeit (nicht nur) der Fokusbildung nicht oder nur ansatzweise verfügen. Das führt dazu, dass sie die Fokusmarkierungen des Sprechers / Schreibers nicht oder nicht hinreichend nachvollziehen können und produktiv nicht oder nur ansatzweise dazu in der Lage sind, ihre eigene Aufmerksamkeitskonzentration dem Hörer / Leser zu vermitteln (im klinischen Alltag begegnet das vor allem als eine Art ‚Richtungslosigkeit': es wird häufig nicht klar, worauf der Proband hinaus will).

The information structure theory speaks of focus and focus marking – what is the meaning of focus and why do we highlight something as focussed in utterances? – Focus markers draw selective attention to specific parts of an utterance. Focusing prevents potential misunderstandings and demands of the listener / reader. Focus marking is based on processes of social cognition.

Clinical experience suggests that autistic children and adolescents have difficulties with focus markers. Is this related to the fact that autistic children and young people have difficulties with social cognitive processes?

1. Hintergründe

1.1. Hinweise zur ‚Informationsstruktur-Theorie'

In alltäglicher Kommunikation – z.B. im Rahmen regionaler wie überregionaler Tageszeitungen – kann ein und dieselbe Information sehr unterschiedlich zum Ausdruck gebracht werden (Chafe 1976: ‚information structure' / ‚Informationsstruktur-Theorie'; was mit der jeweiligen ‚Informationsstrukturierung' einer Äußerung bezweckt wird, dazu weiter unten). Man vergleiche das folgende Beispiel:

(1) Bundesaußenminister Frank-Walter Steinmeier rechnet an diesem Wochenende mit der Ankunft von 40.000 Flüchtlingen.[a]

In dieser Äußerung berichtet der Autor ‚über den Bundesaußenminister ...', dass dieser mit 40.000 Flüchtlingen' rechnet; die Informationsstruktur-Theorie spricht hier von ‚Topic' (das ‚Worüber', der ‚Ausgangspunkt') im Unterschied zum ‚Kommentar', der eben darüber ‚abgegeben wird'.

Dass hier mit „Bundesaußenminister ... Steinmeier" eröffnet wird, dass „Bundesaußenminister ... Steinmeier" hier ‚Ausgangspunkt' der Äußerung ist, ist typisch für den Beginn eines Gesprächs oder Artikels (vor dem Hintergrund eines bereits laufenden Diskurses – Gespräch oder Artikel – sprechen wir auch vom ‚Anknüpfungspunkt'). Am Anfang eines Diskurses wird in aller Regel mental eine Art ‚kognitiver Treffpunkt' aufgebaut (Schecker 2013b, 154) und zum Topic gemacht, wird z.B. an für Sprecher / Schreiber und Hörer / Leser gemeinsames Weltwissen angeknüpft, um von dort aus zu neuer Information voranzuschreiten. Entsprechend hätte die Äußerung auch beginnen können mit „an diesem Wochenende ...", denn das mit einer solchen sprachlichen Zeigegeste bezeichnete Zeitintervall ist sowohl für den Schreiber wie den Leser kognitiv unproblematisch zugänglich, würde sich also ebenfalls als ‚kognitiver Treffpunkt' eignen.

Hingegen dürfte es auf erhebliche Irritationen stoßen und als problematisch empfunden werden, wenn der Autor seinen Artikel mit „mit der Ankunft von

---

a Quelle: Artikel „Bundesregierung erwartet 40.000 neue Flüchtlinge am Wochenende", Deutsche Wirtschafts Nachrichten vom 11.09.15; online unter URL: http://deutsche-wirtschafts-nachrichten.de/2015/09/11/bundesregierung-erwartet-40-000-neue-fluechtlinge-am-wochenende/.

40 000 Flüchtlingen" eröffnen bzw. diese Nominalgruppe zum Topic machen[b] würde (es sei denn, dass eben diese Irritation beabsichtigt wäre): Neue bzw. nicht unproblematisch zugängliche Information wird in ansonsten unmarkierten Aussagesätzen vor dem Hintergrund bekannter und zugänglicher Informationen ‚fokussiert'[c]; wir ersehen das an ihrer Platzierung am Schluss der Äußerung (die Informationsstruktur-Theorie spricht hier von topologischer Markierung – Topologie meint dabei die Abfolge von Positionen im Satz); diese letzte Position ist die ‚Fokus'-Position.

Neben der topologischen Markierung des Fokus gibt es intonatorische und lexikalische Möglichkeiten der Markierung eines Fokus – man vergleiche unsere Umformulierungen des obigen Beispiels, wobei es hier ausschließlich um die auf die ersten zwei Sätze folgenden Sätze (2a) oder (2b) geht – die vorgeschalteten ersten Sätze sollen nur einen möglichen Kontext liefern:

(-)   Seehofer vertritt die Ansicht, dass die Integration der Millionen Flüchtlinge eine unlösbare Aufgabe darstellt. Dem schließen sich inzwischen immer mehr CDU-Politiker an.
(2a) Dass die Integration der vielen Flüchtlinge schwierig werden wird, glaubt inzwischen selbst Frank-Walter Steinmeier.
(2b) Selbst Frank-Walter Steinmeier glaubt inzwischen, dass die Integration der vielen Flüchtlinge schwierig werden wird.

Hier wird in (2a) nicht nur topologisch, sondern zusätzlich mithilfe lexikalischer Ausdrucksmittel (nämlich „selbst") markiert, dass in diesem Fall „Frank-Walter Steinmeier" im Fokus steht. Das geschieht in (2b) ausschließlich lexikalisch (gesprochen-sprachlich würde „selbst" zusätzlich betont, also auch intonatorisch markiert). Darüber hinaus liegt mit (2b) ein Beispiel für eine markierte Form einer Äußerung vor: Die Frontierung des Fokus (der jetzt auf jenem Platz

---

b Im Folgenden wird strikt zwischen zwei Begriffen der ‚Topikalisierung' unterschieden. Einmal wird so verschiedentlich die Frontierung eines Satzgliedes bezeichnet (wir werden entsprechend in solchen Fällen nur noch von ‚Frontierung' sprechen) – das vor allem mit Blick auf Aussagesätze (ein Satzglied, dass üblicherweise auf einem zweiten, dritten usw. Platz in der Reihenfolge der Satzglieder auftritt, wird auf den ersten Platz vor das finite Verb gestellt). Zum Zweiten wird mit ‚Topikalisierung' aber auch ein Sprachverarbeitungsschritt oder eine Serie von Sprachverarbeitungsschritten bezeichnet, in denen ein Satzglied zum ‚Topic' im Sinne der Informationsstrukturtheorie wird. Wir werden in diesem zweiten Fall nur noch davon sprechen, dass ein Satzglied z. B. ‚zum Topic gemacht' wird oder ‚als Topic markiert' wird oder ‚topikalisiert' wird.
c Allerdings gibt es auch Fälle, in denen gleichermaßen Fokus-Informationen wie die anderen Informationen einer Äußerung bekannt sind – dazu unten mehr.

steht, der in unmarkierten Fällen dem Topic bzw. Satzthema vorbehalten ist) führt zu einer kommunikativen ‚Hervorhebung' – das fokussierte Satzglied bekommt erhöhtes kommunikatives Gewicht zugesprochen.

Zur Vervollständigung der Analyse sei noch angeführt, dass in unserem Zusammenhang des Öfteren auch von ‚Vordergrund(information)' und ‚Hintergrund(information)' gesprochen wird. Es ist richtig, dass die Fokussierung einer Information diese in den Vordergrund rückt; wir dürfen aber nicht umgekehrt davon ausgehen, dass jedwede Vordergrundinformation fokussiert ist. Und: Es ist richtig, dass Topic-Information in aller Regel zur Hintergrundinformation gehört; wir dürfen aber nicht umgekehrt unterstellen, dass jedwede Hintergrundinformation topikalisiert ist.

In der Informationsstruktur-Theorie geht es nicht nur um „Topic" und „Fokus". Sondern hier wird ganz generell aufgearbeitet, was ein Sprecher / Schreiber in der Regel unternimmt, um den (antizipierten) Verstehensprozess von Hörern / Lesern zu steuern, um die Verstehensprozesse von Hörern / Lesern zu optimieren, um die eigene Äußerung an das antizipierte Vorwissen von Hörern / Lesern anzupassen, um die Kontextbezüge der eigenen Äußerung für Hörer / Leser nachvollziehbar zu gestalten (zu Details u. a. Krifka 2007, Féry & Krifka 2008, Krifka & Musan 2012, Schecker 2013a, 2013b).

Dass solche Prozesse der Antizipation der Verstehensprozesse von Hörern / Lesern bei gebildeten Muttersprachlern automatisch und hoch überlernt erfolgen, dass solche Optimierungen des Verstehens ein gutes Stück weit konventionell geworden sind (dass Sprecher / Schreiber hier Konventionen folgen), ist kein Gegenargument gegen die grundsätzliche Funktionsbestimmung, dass es um die Optimierung des Verstehens geht, die auch auf Prozessen der sozialen Kognition im Allgemeinen und der sog. ‚theory-of-mind' im Besonderen aufbaut bzw. auf diese zurückgreift: Gemeinhin wird unter theory-of-mind u. a. verstanden, dass ich berücksichtige / weiß, was der andere (schon) weiß bzw. (noch) nicht weiß. Wenn ich zudem berücksichtige, auf welchen ‚kognitiven Treffpunkt' mein Gegenüber in seiner Sachverhaltsrepräsentation in seinem Arbeitsgedächtnis gerade fokussiert, dann werden die theory-of-mind Fähigkeiten um eine sprachpragmatische Dimension erweitert. Mit gutem Recht könnte man daher diese Prozesse der Antizipation der Verstehensprozesse von Hörern / Lesern selbst zu zentralen Funktionen der theory-of-mind und damit der sozialen Kognition zählen, auch wenn das bisher noch niemand explizit so formuliert hat (vgl. aber Schecker 2013a, 2013 b).

Es kommen hinzu gewissermaßen strategische Aspekte (und deren Kenntnis) um die Wirksamkeit spezifischer sprachlicher Ausdrucksmittel. So hat die prototypische Platzierung von Topic (am Anfang) und Fokus (am Ende einer Äußerung – topologische Markierung) ganz sicher mit der Linearität der Äußerungsbestandteile zu tun: Es entlastet das Arbeitsgedächtnis von Hörern und Lesern, wenn ich gleich zu Anfang einer Äußerung den ‚Anknüpfungspunkt' (das ‚Worüber') verbalisiere; und es entlastet ebenfalls das Arbeitsgedächtnis des Hörers / Lesers, wenn ich meinen Mitteilungsschwerpunkt, um dessentwillen ich mich äußere, an das Ende meiner Äußerung setze – das bedeutet für den Leser / Hörer zugleich die zuletzt verbalisierte Information (wir können auf Details hier leider nicht näher eingehen). – Vergleichbar können intonatorische Markierungen des Fokus auf der sensorischen Salienz entsprechender Betonungs- und Akzentmuster aufbauen, aufgrund derer automatisch eine Aufmerksamkeitsreaktion ausgelöst wird (zum Zusammenhang von Fokus und Aufmerksamkeit später noch mehr).

Die ‚korrekte' oder ‚passende' informationsstrukturelle Ausgestaltung von Äußerungen in alltäglichen Diskursen (Gespräche wie Texte) gehört zu den fundamentalen Fähigkeiten, die Kommunikation gelingen lassen. Vor diesem Hintergrund ist es verwunderlich, dass bisher kaum erforscht wurde, wie Kinder und Jugendliche solche Fähigkeiten erwerben. Und: Die Relevanz solcher Überlegungen wird zudem daran deutlich, dass Kinder und Jugendliche aus dem autistischen Formenkreis hier deutliche Defizite aufzuweisen scheinen. Beide Desiderata machen den weiteren Kontext aus, in dem die oben angesprochene Thematik bearbeitet werden soll.

Nochmals zu den Beispielen (2a) und (2b): Topic bzw. Satzthema ist hier „dass die Integration der vielen Flüchtlinge schwierig werden wird". Die Beispiele (2a) und (2b) machen deutlich, dass hier ganz sicherlich keine Eröffnungssituation vorliegt. Von eben diesen Schwierigkeiten der Integration muss vorweg schon die Rede gewesen sein (es sei denn, der Autor wollte erneut gezielt irritieren) – eben daran knüpfen die Äußerungen (2a) und (2b) an – aber genau das ist die kommunikative Funktion von ‚Topic'.

1.2. Hinweise zum Fokus-Begriff der Informationsstruktur-Theorie

Wir konzentrieren uns auf „Fokus" – was bedeutet der Begriff „Fokus" der Informationsstruktur-Theorie? Was ist die kommunikative Funktion von „Fokus"? In der neueren sprachwissenschaftlichen Forschungsliteratur hat sich ein Konsens herausgebildet, den Götze et al. 2007: 170 wie folgt umschreiben:

> Fokus, das ist der Teil einer Äußerung ... *That part of an expression which provides the most relevant information in a particular context as opposed to the (not so relevant) rest of information making up the background of the utterance.* (170)

Was aber macht die Relevanz einer Information – gegebenenfalls auch nur die kommunikative Relevanz einer Information – aus? – Eine andere Umschreibung ist es, wenn fokussierte Information als Mitteilungsschwerpunkt umschrieben wird, was allerdings genauso klärungsbedürftig ist.

Krifka 2007 (der sich sehr wohl unter die vage Umschreibung von Götze et al. 2007 subsumieren lässt) präzisiert, dass die Fokussierung von Informationen Alternativen impliziert, unter denen der fokussierte Ausdruck ausgewählt wurde (im Übrigen sprechen auch bereits Götze et al. 2007 von Alternativen); vorangegangen sein können beispielsweise Fragen – auch implizite Fragen – wie die folgende:

(3a) *What was there?*
(3b) *Once upon a time, there was a [princess]$_F^d$.*
(4a) *Mary stole the cookie.* (Eine Feststellung, die implizit auf die Frage verweist „Mary stole the cookie?")
(4b) *Yes, [Mary]$_F$ stole the cookie.* (251 f.)

Für eine Reihe von Fällen mag das einleuchten; für eine Vielzahl von Fällen aber ist die Unterstellung von Alternativen gewissermaßen als Hintergrund, vor dem dann eine der Alternativen ausgewählt wurde, empirisch nicht nachweisbar (Schecker 2013b, 156 f).

Des Öfteren ist auch davon die Rede, dass – wie wir oben erläutert haben – neue Information als Fokus markiert bzw. fokussiert wird. Es gibt jedoch eine Vielzahl an Fällen, in denen sowohl die fokussierte Information als auch etwa die Topic-Information gleichermaßen neu oder umgekehrt gleichermaßen bekannt sind. Man vergleiche dazu nochmals die Bestätigung oder bestätigende Antwort (4b) oben, in der sowohl die Fokus- wie die Topic-Informationen bekannt sind (vgl. den bestimmten Artikel „the"). Vergleichbar sind im Beispiel (5) (das dem prototypischen Beginn eines Märchens nachempfunden ist) sowohl die Topic- wie die Fokus-Informationen unbekannt:

(5) [Vor langer, langer Zeit]$_T^e$ lebten einmal in einem fernen Land [zwei kleine Kinder]$_F$.

Richtig ist sicher, dass bei einer Zweiteilung in bekannte, zugängliche Information einerseits und neue, nicht unproblematisch zugängliche Information andererseits die neue und nicht unproblematisch zugängliche Information in ansonsten unmarkierten Äußerungen fokussiert wird.

---

d   F = Fokus.
e   T = Topic.

2. Fragestellung und Hypothesen
2.1. Fokus und selektive Aufmerksamkeit

Es gibt eine Vielzahl weiterer Versuche, die obigen Überlegungen zu präzisieren. Wir möchten darauf nicht näher eingehen, sondern nur jene Überlegungen aufgreifen, welche der ja auch im Alltag gebräuchliche Begriff „Fokus" selber nahe legt: Danach gehört die Fokussierung einer Information in den Bereich der selektiven Aufmerksamkeit. Anders formuliert markieren wir bestimmte Informationsausschnitte als Fokus bzw. als fokussiert, weil wir verstärkt darauf Aufmerksamkeit konzentriert haben bzw. den Hörer / Leser veranlassen möchten, darauf verstärkt seine Aufmerksamkeit zu richten (Zimmermann 2008, 348, 354; Cowles 2012, 294–298). Eine solche Sichtweise impliziert gewissermaßen zwei Ebenen: Einmal wird verstärkt Aufmerksamkeit auf bestimmte Informationsausschnitte konzentriert; zum anderen lässt sich nun auf die Frage, auf welche Informationsausschnitte wir fokussieren, antworten, dass das neue Information sein kann (fokussiert, weil sie neu ist), dass das eine Auswahl aus Alternativen sein kann – und anderes mehr (vgl. die Typologie von Dik 1997, im Überblick 331).

Was bewirkt die Fokussierung von Information bzw. die Markierung eines Informationsausschnitts als Fokus und damit die Konzentration von Aufmerksamkeit auf besagtem Informationsausschnitt auf Seiten des Hörers / Lesers? Wang, Li & Yang 2014 erläutern unter Rückgriff auf eine Reihe behavioraler Studien, dass fokussierte Information vom Hörer / Leser offensichtlich deutlich intensiver oder ‚tiefer' verarbeitet wird („deeper processing" 357) als nicht fokussierte Information (dazu auch schon Wang, Hagoort & Yang 2009[f], die dort anhand der sogenannten N400 die ‚Wahrnehmung' von Inkongruenzen thematisieren; vergleichbar auch Wang, Bastiaansen, Yang & Hagoort 2011[g]

---

f Im EKP lösen inkongruente Wörter eine mehr oder weniger große Negativierung nach ungefähr 400 ms nach Stimulus-onset aus, die sog. N400; Beispiele sind etwa „Die Pizza war zu heiß zum *Schreien*" – ‚schreien' ist in diesem Kontext inkongruent. – Die Autoren belegen vor diesem Hintergrund einen Zusammenhang zwischen der Amplitude (gewissermaßen der Stärke) einer N400 und der Fokussierung: Stehen die semantisch inkongruenten Wörter im Fokus, dann lösen sie eine klassische N400 aus; stehen sie nicht im Fokus, ist lediglich ein stark reduzierter N400-Effekt zu beobachten.

g Die Autoren differenzieren relativ stark und kontrollieren die Verarbeitung sog. ‚kritischer' Wörter, je nachdem ob sie im Rahmen der Antwort auf eine Frage im Fokus stehen oder nicht; so legt beispielsweise die Frage „Wohin ist Klaus gefahren?" für die Antworten „Klaus ist nach Paris gefahren" und „Nach Paris ist Klaus gefahren" fest, und Li & Ren 2012[h]). Beispielsweise werden ‚semantische Anomalien' (z. B. in Sätzen der Art ‚Wieviele Tiere jeweils jeder Art nahm Moses in die Arche auf?' – Achtung: Protagonist war nicht Moses, sondern Noah) deutlich häufiger als solche entdeckt, wenn sie sprachlich oder auch rein graphisch (Großschreibung, Unterstreichung) als Fokus markiert sind. Wang, Li & Yang fassen wie folgt zusammen:

> ... focused information attracts more attentional resources and thus it is processed in more detail than non-focused information (357).

2.2. Methodische Präzisierungen

Die obigen Überlegungen unterstellen immer schon die partielle oder vollständige Identität von „Fokus" und Aufmerksamkeit (so sehr das zunächst einmal einleuchtet). Belegt werden dabei aber nur Effekte der Fokussierung bzw. einer Markierung als Fokus auf die ‚Wahrnehmung' semantischer Inkongruenzen; wie lässt sich empirisch nachweisen, dass hier selektive Aufmerksamkeit im Spiele ist, dass eine Fokus-Markierung in der Rezeption die Konzentration selektiver Aufmerksamkeit auslöst und auf DIESE Weise zu einer ‚vertieften Verarbeitung' führt?

Eine in diesem Zusammenhang interessante fMRT-Studie stellen Kristensen et al. 2013 vor. Sie vergleichen die Aktivierungen, die einerseits eine nichtsprachliche Aufgabe zur auditiv-räumlichen Aufmerksamkeit und andererseits prosodische Fokus-Markierungen auslösen (zugrunde liegende Sprache ist das Niederländische). Die Autoren kommen zu dem Ergebnis, dass auch prosodische

---

dass die ‚kritischen Wörter' „nach Paris" im Fokus stehen. Darauf bezogen wird nun nochmals unterschieden, ob der Fokus akzentuiert ist oder ein anderer Teil der Antwort („Nach PaRIS ist Klaus gefahren" vs. „Nach Paris ist KLAUS gefahren", das im Kontext der vorangegangenen Frage gewissermaßen unpassend ist, weil hier etwas als Fokus gekennzeichnet wird, was in diesem Kontext gar nicht Fokus sein kann). Handelt es sich nun bei den kritischen Wörtern um semantisch inkongruente Wörter, dann lösen diese eine N400 aus, die besonders groß ist, wenn die ‚kritischen Wörter' sowohl im Fokus stehen als auch akzentuiert sind (also eigentlich doppelt als Fokus gekennzeichnet sind). In den anderen möglichen Kombinationen ergibt sich jeweils eine deutlich kleinere N400.

h Die Autoren stellen fest, dass in ihrem Material (gesprochene Sprache) ein Zusammenhang zwischen Fokus-Markierung (Akzent) und dem Auftreten einer N400 vorliegt: Die inkongruenten Wörter lösen nur dann eine N400 aus, wenn sie akzentuiert oder sogar stark akzentuiert sind bzw. entsprechend deutlich als Fokus markiert sind. – Auf weitere Details gehen wir hier nicht ein.

Fokus-Markierungen Teile desjenigen Aufmerksamkeitsnetzwerkes aktivieren, das im Rahmen der Aufgabe zur auditiv-räumlichen Aufmerksamkeit rekrutiert wird (1837 f)[i].

Besonders problematisch an obigem Studiendesign scheint uns zu sein, dass ja auch prosodische Fokus-Markierungen (also Akzent) zunächst einmal als auditiver Input auditiv und dann zentral-auditiv verarbeitet werden. Und je nach Grad der Akzentuierung führt eine prosodische Fokus-Markierung zu einem ziemlich drastischen (rein auditiven) Unterschied zur auditiven Umgebung.

Diese Alternativerklärung lässt sich auch mit EKP-Studien speziell zur zentral-auditiven Verarbeitung stützen, gemäß denen sowohl sprachlich-silbisches Material als auch nicht-sprachliche Stimuli als Devianten vor einem Hintergrund stets gleicher oder gleichartiger Standardstimuli (sog. Oddball-Paradigma) dann eine P300 auslösen (Spiegelung selektiver auditiver Aufmerksamkeit), wenn sie sich – die Devianten – nicht nur von den Standards unterscheiden, sondern eine spezifische ‚distracting-Qualität' haben (Näätänen 1992, Alho et al. 1997, Escera et al. 2000, Friedman et al. 2001, Shestakova et al. 2003, Polich 2003, im Überblick Näätänen et al. 2007, Polich 2007, Lee 2010, Schecker & Schulz demnächst) haben.

Zusammen genommen verwundert es also nicht, wenn im MRT bei nicht-sprachlichen auditiven Reizen und sprachlichen (prosodischen) Fokus-Markierungen zumindest teilweise das gleiche ‚Aufmerksamkeitsnetzwerk' aktiviert wird. Aber hat das auf Seiten des verbalen Stimulus-Materials tatsächlich mit der Funktion „Fokus" zu tun?

Wie kann man methodisch sauber überprüfen, ob „Fokus" bzw. Fokussierung im Sinne des Fokus-Begriffs der Informationsstruktur-Theorie tatsächlich etwas zu tun hat mit selektiver Aufmerksamkeit? Wie kann man überprüfen, ob Fokus-Markierungen in der Rezeption zu einer Konzentration selektiver Aufmerksamkeit auf die im Fokus stehenden Informationen führen?

---

i   Beide Aufgaben aktivieren bilateral den superioren / inferioren parietalen Kortex, den superioren temporalen Kortex und den linken präzentralen Kortex. Darüber hinaus wurde eine Interaktion zwischen ‚Kongruenz' und Prosodie festgestellt: Werden prosodische Fokus-Markierungen (Akzent) mit inkongruenten Wörtern (die im EEG/EKP eine mehr oder weniger große N400 auslösen) kombiniert, dann löst das bilateral in inferioren parietalen Gebieten eine stärkere Aktivierung aus, als das bei nicht-akzentuierten inkongruenten Wörtern der Fall ist.

2.3. Hypothesen

2.3.1. Blickbewegungen und selektive (visuelle) Aufmerksamkeit

Mit der Rolle selektiver (visueller) Aufmerksamkeit haben sich auch eine Reihe von Blickbewegungsstudien (Eye-tracking) befasst. – Beim Lesen oder beim Betrachten eines Bildes springen die Augen in mehr oder weniger geregelter Weise von einem ersten Ort zu einem zweiten Ort (Blicksprünge, Sakkaden, die spontan – als Reaktion auf Veränderungen in der Peripherie – oder willkürlich erfolgen können). Zwischen jeweils zwei Blicksprüngen verharren sie auf einem Ausschnitt (Fixationen, die typischerweise zwischen 100 bis 2000 ms andauern können, auch in Abhängigkeit von Stimulusmaterial und Aufgabentyp – vgl. Young & Sheena 1975, Karsh & Breitenbach 1983, Joos, Rütting & Velilchkovsky 2003; siehe auch zusammenfassend Holmqvist et al. 2011).

Was ist bekannt über den Zusammenhang zwischen solchen Blicksprüngen und Fixationen einerseits und selektiver visueller Aufmerksamkeit andererseits? Prinzipiell können die Ausrichtung selektiver visueller Aufmerksamkeit und Blicksprünge bzw. Augenbewegungen unabhängig voneinander fungieren. Anders formuliert müssen Fixationsort und Ort der selektiven Aufmerksamkeit nicht übereinstimmen; wir können ‚verdeckt' einer Position Aufmerksamkeit zukommen lassen (covert attention), die nicht Fixationsort ist (Prinz spricht von „Aufmerksamkeitsverlagerung innerhalb des Gesichtsfeldes" – 1992, 19). Im Alltag kommt eine solche ‚verdeckte' Ausrichtung der selektiven visuellen Aufmerksamkeit spontan nahezu nie vor; üblicherweise sind Aufmerksamkeit und Blickbewegung auf dasselbe Objekt ausgerichtet (Goldberg & Kotval 1999, Godijn & Theeuwes 2003, Joos et al. 2003), weswegen man in diesem Kontext auch von der Gültigkeit der „eye-mind hypothesis" ausgeht (Holmqvist et al. 2011, 378 ff.).

Nach Schneider & Deubel (z. B. 2002) und ihrem ‚Visual Attention Model' erfolgt etwa bei einer Bildbetrachtung die Auswahl des Wahrzunehmenden und gleichzeitig die Programmierung eines entsprechenden Sakkadenziels auf der Basis eines gemeinsamen Aufmerksamkeitsmechanismus (dabei geht die Verlagerung der visuellen Aufmerksamkeit den Bewegungen der Augen voraus – Geise 2011, 164). In diesem Punkt unterscheidet sich das ‚Visual Attention Model' nicht von der ‚Premotor Theory' der visuellen Aufmerksamkeit (Rizzolattis et al. 1987, Rizzolatti et al. 1994); auch hier können Sakkaden und Aufmerksamkeitsverlagerung nur zusammen auftreten. Und selbst das ‚Competitive Integration Model' von Godijn & Theeuwes (2003) nimmt einen gemeinsamen Mechanismus selektiver Aufmerksamkeit an, der sowohl die Verschiebung visueller Aufmerksamkeit wie die Programmierung von Sakkaden beeinflusst und steuert.

Für selektive Aufmerksamkeit zentral ist ihre selektive Funktion. Abhängig von einem wie auch immer gearteten Maß an Aufmerksamkeit z. B. für einen Bildausschnitt n wird die Aufmerksamkeit für die Bildausschnitte n+1, n+2 usw. zunehmend unterdrückt (Goldstein, Findlay & Gilchrist 2003; vgl. auch Goldstein & Fink 1981, Krummenacher, Mühlenen & Müller 2005, Sternberg 2009). Dabei geht die (relative) Verstärkung selektiver Aufmerksamkeit einher mit einer verstärkten Sensibilisierung des Individuums gegenüber bestimmten Reizen (Sternberg 2009), „was die gedankliche und emotionale Verarbeitung anregt bzw. verstärkt" (vgl. Geise 2011, 164; dazu auch Goldstein & Fink 1981, Bundesen & Habekost 2008).

Selektive (visuelle) Aufmerksamkeit wird in der oben angesprochenen Literatur durchgängig als Verarbeitungsressource gesehen und skalar gedacht: Je stärker ich Aufmerksamkeit auf einen Bildausschnitt konzentriere, desto mehr Verarbeitungsressourcen mobilisiere ich bzw. desto ‚tiefer' ist die kognitive Verarbeitung. Dabei wird als Maß für die Stärke von (visueller) Aufmerksamkeit bevorzugt die Dauer der Fixation(en) innerhalb eines entsprechenden Bildausschnitts (AOI = area of interest) zugrunde gelegt. Diese Dauer wird auch als Verweildauer (*dwell time*) für diese AOI bezeichnet (Holmqvist & al 2011). Die Gesamt-Verweildauer (total dwell time) kumuliert dabei alle Verweildauern für diese AOI über einen bestimmten zeitlichen Bereich hinweg (es kann ja sein, dass zwischenzeitlich auch mal eine andere AOI fixiert wurde).

Der skizzierte Zusammenhang lässt sich auch umkehren: Velichkovsky, Sprenger & Unema (1997) haben gezeigt, dass ein Zusammenhang zwischen Tiefe der Verarbeitung und der Gesamtverweildauer besteht. Dabei wurde im Rahmen einer Bildbetrachtung zwischen dreierlei Aufgabentypen unterschieden, einmal perzeptive Aufgaben (z. B. ob das Bild mehr schwarze oder mehr weiße Flächen enthält), dann semantische Aufgaben, die eine größere Verarbeitungstiefe verlangen (z. B. ob auf dem Bild ein Mann oder eine Frau zu sehen ist) und schließlich ‚metakognitive' Aufgaben, wie die Autoren das nennen (z. B. ob den Probanden eine Person sympathisch war oder nicht), die die größte Verarbeitungstiefe implizieren. Und in der Tat lagen bei rein perzeptiven Aufgaben die Verweildauern bei 120 bis 250 ms, bei semantischen Aufgaben bei 250 bis 450 ms und bei ‚metakognitiven' Aufgaben bei über 500 ms (vgl. zu diesen Daten auch die gleichartigen Ergebnisse aus Zapf 2001). Auch Theeuwes und Godijn (2001) berichten, dass schwierige Inhalte zu längeren Verweildauern führen.

2.3.2. Blickbewegungen und Fokus

Wir möchten zusammenfassend festhalten, dass die obigen Überlegungen zunächst einmal die Annahme erlauben, dass Blickbewegungen und visuelle selektive Aufmerksamkeit in aller Regel aufeinander bezogen sind. Wir gehen davon aus, dass insbesondere die Verweildauer bzw. die Gesamtverweildauer einen Hinweis darauf gibt, auf welchen Bildausschnitt der Betrachter seine (visuelle) Aufmerksamkeit besonders konzentriert hatte (= stärkste Konzentration selektiver visueller Aufmerksamkeit). Anders formuliert gilt für die folgenden Überlegungen, dass wir (a) die jeweilig „stärkste Konzentration selektiver visueller Aufmerksamkeit" ablesen an der (b) „längsten (Gesamt-)Verweildauer" bzw. (b) als Maß für (a) nehmen.

Legen wir Bildmaterial vor, bei dem sich ein Bild mithilfe eines einzigen Aussagesatzes beschreiben lässt, dann müsste im Fokus dieser Äußerung die Verbalisierung desjenigen Bildausschnitts stehen, der in der Betrachtung mit der höchsten (relativen) Aufmerksamkeit belegt war bzw. der die längste (Gesamt-) Verweildauer aufweist.

Wir wollen u. a. Bildmaterial verwenden, wie es etwa bei Bebilderungen der „Bremer Stadtmusikanten" begegnet. Vergleichbar haben wir eine Bildfolge zusammengestellt, in der Tiere um einen Baum herum miteinander diskutieren. Grundprinzip ist, dass in einem jeweils zweiten Bild zu den Akteuren des ersten Bildes (bei gleichem ‚Setting') ein weiterer Akteur – ein neuer Referent, also neue visuelle Information – hinzutritt. Hier greifen wir nun eine bestens bestätigte Beobachtung aus Studien der Informationsstruktur-Theorie auf, nach der vor dem Hintergrund von alter und neuer Information bevorzugt neue Information fokussiert wird (siehe dazu schon oben).

Wir wiederholen unsere Überlegungen noch einmal in Form von Hypothesen; diese Hypothesen beziehen sich auf ‚muttersprachliche' Erwachsene:

(1) Die neue Information – der neu hinzugetretene Referent – weist als Bildausschnitt die längste (Gesamt-)Verweildauer auf.
(2) Der Bildausschnitt mit der längsten (Gesamt-)Verweildauer wird in verbalen Wiedergaben, die nur einen Satz umfassen, fokussiert bzw. als Fokus im Sinne der Informationsstruktur-Theorie markiert.

3. Ausblick

Wir hatten oben schon angedeutet, dass die hier skizzierten Untersuchungen Basisdaten für weiterreichendere Untersuchungen mit Kindern und Jugendlichen aus dem autistischen Formenkreis liefern sollen. Wir werden kontrastiv dazu neben unauffälligen (jeweils gleichaltrigen) Probanden als zweite (klinische) Vergleichsgruppe Kinder mit ADHS testen (ADHS = Aufmerksamkeitsdefizit- / Hyperaktivitätsstörung) – eine Störung, die gemäß DSM-5 wie Autismus-Spektrum-Störungen zur übergeordneten Gruppe der „Störungen der neuronalen und mentalen Entwicklung" (engl. neurodevelopmental disorders) gezählt werden (American Psychiatric Association 2015). Alles in allem gehen wir dabei von den folgenden Hypothesen aus (die wir unten zusätzlich mit einigen Erläuterungen versehen):

(1) Unauffällig sich entwickelnde Kinder sind mit etwa 4 bis 5 Jahren in der Lage, Fokusmarkierungen zu verstehen und sie ihrerseits gezielt einzusetzen (Schecker et al. 2015; vgl. auch Höhle 2015, Höhle et al. 2009).
(2) Kinder mit hochfunktionalen Autismus-Spektrum-Störungen (hfASS) zeigen dagegen ein spezifisches Defizit bei der Fokussierung: Möglicherweise sind sie sehr wohl in der Lage, neue Informationen bzw. neue Referenten mit der stärksten selektiven visuellen Aufmerksamkeit zu belegen (auch bei ihnen weisen diese Bildausschnitte die längsten (Gesamt-)Verweildauern auf), aber es ist zu erwarten, dass sie nicht in der Lage sind, die Bildausschnitte mit längster (Gesamt-) Verweildauer in verbalen Wiedergaben (in der Größenordnung eines einzigen Satzes) als Fokus zu markieren. (Gestört sind hier Prozesse der sozialen Kognition und speziell der theory-of-mind, deren ungestörter Ablauf Grundlage jeglicher informationsstrukturell adäquaten Ausgestaltung von Äußerungen ist.)
(3) Für die ADHS-Gruppe erwarten wir dagegen nur ein allgemeines, unspezifisches Defizit in allen Bereichen der selektiven Aufmerksamkeit, so dass sich daraus ein Ergebnisprofil ergeben sollte, das von dem der hfASS-Gruppe signifikant abweicht.

Sollte sich ein solches spezifisches Defizit bei hfASS tatsächlich finden lassen, wäre der nächste Schritt, sich zu überlegen, wie man einem solchen Defizit therapeutisch begegnen könnte. Speziell gestaltete Übungen im Rahmen von sozialen Kompetenz-Trainings wie TOMTASS (Paschke-Müller & al, 2017) wären ein erster Schritt in diese Richtung.

4. Literatur

Alho K, Escera C, Diaz R, Yago E, Serra JM (1997). Effects of involuntary auditory attention on visual task performance and brain activity. In: *NeuroReport* 8, 3233–3237.

American Psychiatric Association (2015). *Diagnostisches und Statistisches Manual Psychischer Störungen DSM-5* / American Psychiatric Association. Dt. Ausg. hrsg. von Peter Falkai und Hans-Ulrich Wittchen. Göttingen: Hogrefe

Bundesen C & Habekost T (2008). *Principles of Visual Attention: Linking Mind and Brain. Oxford Portraits in Science.* Oxford & New York: Oxford University Press.

Chafe WL (1976).Givenness, contrastiveness, definiteness, subjects, topics and point of view. In: Charles NL Hg.), Subject and Topic. NewYork: Academic-Press, 27–55.

Cowles HW (2012). The psychology of information structure. In: Krifka M & Musan R (Hgs.), *The Expression of Information Structure.,* Berlin & Boston: de Gruyter, 287–317.

Deubel H & Schneider WX (1996). Saccade target selection and object recognition: Evidence for a common attentional lmechanism. In: *Vision Res.* 36 (12), 1827–1837.

Dik SC (1997). *The theory of functional grammar. Part 1: The structure of the clause.* Second, revised edn. (Functional Grammar Series 20). Berlin, New York: de Gruyter.

Escera C, Alho K, Schroger E & Winkler I (2000). Involuntary attention and distractibility as evaluated with event-related brain potentials. In: *Audiology and Neurootology* 5, 151–166.

Féry C & Krifka M (2008) Information structure. Notional distinctions, ways of expression. In: Sterkenburg P van (Hg.), *Unity and diversity of languages.* Amsterdam: John Benjamins, 2008, 123–136.

Findlay JM. & Gilchrist ID (2003). *Active Vision. The Psychology of Looking and Seeing.* New York: Oxford University Press.

Friedman D, Cycowicz YM & Gaeta H (2001). The novelty P3: An event-related brain potential (ERP) sign of the brain's evaluation of novelty. In: *Neuroscience and Biobehavioral Reviews* 25, 355–373.

Geise S (2011). Eyetracking in der Kommunikations- und Medienwissenschaft: Theorie, Methode und kritische Reflexion / Eyetracking in Communication and Media Studies: Theory, Method and Critical Reflection. In: *SC / M Studies in Communication / Media* 2, 149–263.

Geise S & Schumacher P (2011). Eyetracking. In: Petersen T & Schwender C (Hgs.), *Methoden der Visuellen Kommunikationsforschung.* Köln: von Hale 349–371.

Godijn R & Theeuwes J (2003). The relationship between exogenous and endogenous saccades and attention. In: Radach R, Hyona J & Deubel H (Hgs.), *The Mind's Eye: Cognitive and Applied Aspects of Eye Movement Research.* New York: Elsevier Science, 3–26.

Götze M, Weskott T, Endriss C, Fiedler I, Hinterwimmer S, Petrova S, Schwarz A, Skopeteas S & Stoel R (2007). Information Structure. In: Dipper S, Götze

M & Skopeteas S (Hgs.), *Interdisciplinary Studies on Information Structure 7*, 147–187.

Goldberg HJ & Kotval XP (1999). Computer interface evaluation using eye movements: Methods and constructs. In: *International Journal of Industrial Ergonomics* 24, 631–645.

Goldstein BE. (2008). *Wahrnehmungspsychologie*. Berlin & Heidelberg: Springer.

Goldstein BE & Fink SI (1981). Selective Attention in Vision: Recognition Memory for Superimposed Line Drawings. In: *Journal of Experimental Psychology: Human Perception and Performance*, 7, 954–967.

Höhle B (2015). Der Erwerb sprachlicher Markierungen von Informationsstruktur. In: Adam S, Jacob D, Schecker M (Eds.), *Informationsstrukturen in Kontrast: Strukturen, Kompositionen und Strategien – Martine Dalmas zum 60. Geburtstag*. Frankfurt a. M. et al.: Lang, 191–212.

Höhle B, Berger F, Müller A, Schmitz M, & Weissenborn J (2009). Focus particles in children's language: Production and comprehension of auch ‚also' in German learners from 1 year to 4 years of age. In: *Language Acquisition* 16(1), 36–66.

Hofmann M (2005). Zum zeitlichen Zusammenhang zwischen der Verschiebung der selektiven visuellen Aufmerksamkeit und den Bewegungen der Augen. Diplomarbeit, Technische Universität Dresden, Dresden.

Holmqvist K, Nyström M, Andersson R, Dewhurst R, Jarodzka H & van de Weijer J (2011). *Eye Tracking: A Comprehensive Guide to Methods and Measures*. Oxford: Oxford University Press.

Joos M, Rötting M & Velichkovsky BM (2003). Die Bewegungen des menschlichen Auges: Fakten, Methoden, innovative Anwendungen. In Rickheit G, Herrmann T & Deutsch W (Hgs.), *Psycholinguistik / Psycholinguistics. Ein internationales Handbuch / An International Handbook*. Berlin & New York: de Gruyter, 142–168.

Karsh R & Breitenbach F (1983). Looking at the amorphous fixation measure. In Groner R, Menz C, Fisher D & Monty R (Hgs.), *Eye movements and psychological functions*. Hillsdale/NJ: Lawrence Erlbaum, 53–64.

Karsh R & Breitenbach F (1983). Looking at looking: The amorphous fixation measure. In *Eye Movements and Psychological Functions: International Views*, 53–64.

Krifka M (2007). Basic notions of information structure. In: Féry C, Fanselow G & Krifka M (Hgs.), *The notions of information structure. Interdisciplinary studies of information structure* (ISIS Vol. 6). Potsdam: Universitätsverlag, 1–46.

Krifka M & Musan R (2012). Information structure. Overview and linguistic issues. In Manfred Krifka M & Musan R (Hgs.), *The expression of information structure*. The Expression of Cognitive Categories (ECC) 5, Berlin: Mouton de Gruyter, 1–44.

Kristensen LB, Wang L, Petersson KM & Hagoort P (2013). The Interface Between Language and Attention: Prosodic Focus Marking Recruits a General Attention Network in Spoken Language Comprehension. Cerebral Cortex 23, 1836–1848.

Krummenacher J, Mühlenen A von & Müller HJ (2005). Selektive Aufmerksamkeit. In Kersten B (Hg.), *Praxisfelder der Wahrnehmungspsychologie*. Huber: Bern, 13–32.

Li X & Ren G (2012). How and when accentuation influences temporally selective attention and subsequent semantic processing during on-line spoken language comprehension: An ERP study. Neuropsychologia 50, 1882–1894.

Lee EL (2010). *Bedeutungsbezüge im Rahmen der zentral-auditiven Verarbeitung. Eine EKP-Studie zu Entwicklungsschritten und –störungen bei 6- bis 10-jährigen Kindern*. Dissertation Universität Freiburg im Breisgau. Frankfurt am Main: Peter Lang (Cognitio 16).

Müller HJ, Krummenacher J & Schubert T (2015). *Aufmerksamkeit und Handlungssteuerung*. Berlin & Heidelberg: Springer.

Näätänen R (1992). *Attention and brain function*. Hillsdale/NJ: Lawrence Erlbaum.

Näätänen R, Paavilainen P, Rinne T & Alho K (2007). The mismatch negativity (MMN) in basic research of central auditory processing: a review. In *Clinical Neurophysiology* 118, 2544–2590.

Paschke-Müller MS, Biscaldi M, Rauh R, Fleischhaker C, Schulz E (2017). *TOMTASS – Theory-of-Mind-Training bei Autismusspektrumstörungen. Freiburger Therapiemanual für Kinder und Jugendliche* (2nd ed.). Berlin, Heidelberg: Springer.

Polich J (2003). Overview of P3a and P3b. In Polich J (Hg.), Detection of change: event-related potential and fMRI findings. Boston: Kluwer, 83–98.

Polich J (2007). Updating P300: an integrative theory of P3a and P3b. In *Clinical Neurophysiology* 18 (10), 2128–2148.

Prinz W (1992). *Prinzipien des Sehens: Wahrnehmungspsychologische Grundlagen der Verarbeitung von Bildmaterial*. München, Max-Planck-Institut für Psychologische Forschung & IT.

Rizzolatti G, Riggio L, Dascola I & Umiltà C (1987). Reorienting attention across the horizontal and vertical meridians: Evidence in favor of a premotor theory of attention. *Neuropsychologica* 25, 31–40.

Rizzolatti G, Riggio L & Sheliga BM (1994). Space and selective attention. In: Umiltà C & Moscovitch M (Hgs.), *Attention and Performance XV*. Cambridge/MA:MIT Press, 231–265.

Schecker M (2013a). Einführung in den Gegenstandsbereich ‚Informationsstrukturen'. In Adam S (Hg.), ‚*Informationsstrukturen' im gesteuerten Spracherwerb. Französisch – Deutsch kontrastiv,* Frankfurt am Main u. a.: Peter Lang, 7–13.

Schecker M (2013b). ‚Informationsstrukturen': Elemente einer Standortbestimmung. In Adam S (Hg.), ‚*Informationsstrukturen' im gesteuerten Spracherwerb. Französisch – Deutsch kontrastiv,* Frankfurt am Main u. a.: Peter Lang, 151–174.

Schecker M, Rauh R, Möller C (2015). Erstspracherwerb im Fokus – Fokus im Erstspracherwerb (am Beispiel von „auch". In: Adam S, Jacob D, Schecker M (Eds.), *Informationsstrukturen in Kontrast: Strukturen, Kompositionen und Strategien – Martine Dalmas zum 60. Geburtstag.* Frankfurt a. M. et al.: Lang, 213–225.

Schecker M & Schulz E (demnächst). Bedeutungsbezüge in der zentral-auditiven Verarbeitung ‚spezifisch sprachentwicklungsgestörter' Kinder (SSES).

Schneider WX & Deubel H (2002). Selection-for-perception and selection-for-spatial-motor-action are coupled by visual attention: a review of recent findings and new evidence from stimulus-driven saccade control. In Prinz w & Hommel B (Hgs.), *Common mechanics in perception and action.* Oxford: Oxford University Press, 609–627.

Shestakova A, Huotilainen M, Ceponiene R & Cheour M (2003). Event-related potentials associated with second language learning in children. In *Clinical Neurophysiology* 114, 1507–1512.

Sternberg R (2009). *Cognitive Psychology.* Belmont: Wadswort

Velichkovsky BM, Sprenger A & Unema PJA (1997). Towards gaze-mediated interaction: Collecting solutions of the ‚Midas Touch Problem'. In Howard S, Hammond J & Lindgaard G (Hgs.), *Human Computer Interaction: INTERACT'97 (Sydney, July 14th – 19th).* London: Chapman & Hall, 509–516.

Wang L, Hagoort P & Yang Y (2009). Semantic illusion depends on information structure: ERP evidence. In Brain Research 1282, 50–56.

Wang L, Bastiaansen M, Yang Y & Hagoort P (2011). The influence of information structure on the depth of semantic processing: How focus and pitch accent determine the size of the N400 effect. In *Neuropsychologia* 49, 813–820.

Wang L, Li X & Yang Y (2014). A review on the cognitive function of information structure during language comprehension. In *Cognitive Neurodynamics* 8, 353–361.

Young L & Sheena D (1975). Survey of eye movement recording methods. In *Behavioral Research Methods and Instrumentation,* 397–429.

Zapf S (2001). *Blickbewegungen beim Betrachten von Gemälden – ein Beitrag zur Untersuchung fokaler und ambienter Komponenten.* Diplomarbeit, Technische Universität Dresden, Dresden.

Zimmermann M (2008). Contrastive focus and emphasis. In *Acta Linguistica Hungarica* 55 (3–4), 347–360.

Teil II

K. Schmidtke (Offenburg-Gengenbach)

Überblick zur Symptomatik und zum Verlauf von Demenzerkrankungen

0. Summary

Keywords: The following is an overview of the standard knowledge and guidelines on Alzheimer's disease. The author gives a brief overview of the disease pattern and then explains the course of the disease and the central cognitive disorders. Finally, the author present the standard views on therapeutic possibilities.

1. Das Krankheitsbild

„Demenz" ist ein Oberbegriff für alle Zustände mit erworbener, dauerhafter Störung der geistigen Leistungsfähigkeit, die so ausgeprägt ist, dass der Kranke im Alltagsleben die Selbständigkeit verliert. Demenz ist ein sehr variables klinisches Syndrom, das durch eine Vielzahl von Erkrankungen hervorgerufen werden kann. Jede denkbare Schädigung des Gehirns führt zur Demenz, wenn nur genügend Nervenzellen zerstört oder funktionsunfähig werden. Die Mehrzahl aller Fälle von Demenz ist „degenerativ", d.h. Schädigung und Verlust von Nervenzellen entstehen aus innerer Ursache – letztlich durch Störungen im Zellstoffwechsel. Wichtige degenerative Demenzformen sind die Alzheimer-Demenz (AD), die Frontotemporale Demenz (FTD, Morbus Pick), die Lewy-Körperchen-Demenz (LBD) und die Progressive Supranukleäre Parese (PSP).

Die AD ist bei weitem die häufigste degenerative Demenzerkrankung. Bei Betroffenen unter 65 Jahren macht sie gut die Hälfte der Fälle aus, im Alter steigt ihre absolute und relative Häufigkeit stark an. Von den über 95-jährigen Menschen leidet bereits etwa die Hälfte unter AD. In diesem Alter ist die AD somit fast als „normal" anzusehen. Andererseits ist zu betonen, dass die AD nicht in Zusammenhang zu andersgearteten altersbedingten Veränderungen des Gehirns steht, die bei gesunden älteren Menschen zu einem Nachlassen geistiger Leistungen führen. Insgesamt leiden in Deutschland gut eine Millionen Menschen unter AD. Mit der Zunahme der Lebenserwartung und der Alterung der geburtenstarken Jahrgänge (1955–1965) wird sich diese Zahl in den kommenden Jahrzehnten verdoppeln. Die AD und ihr Vorstadium, das „amnestische MCI" (siehe unten), sind auch der wichtigste Risikofaktor für Verwirrtheitszustände, die vor allem im Krankenhaus häufig auftreten.

Die genauen molekularbiologischen Abläufe sind bei keiner degenerativen Demenzerkrankung bekannt. Es kann davon ausgegangen werden, dass genetisch bedingte Besonderheiten von wesentlicher Bedeutung sind. Meist sind nicht einzelne Mutationen entscheidend, sondern die individuelle Ausprägung mehrerer Gene. Speziell bei der Alzheimer-Krankheit sind mindestens ein Dutzend Risikogene bekannt. Entscheidend für das persönliche Risiko ist der individuelle „Mix" aus günstigen oder ungünstigen Varianten, die für sich betrachtet jeweils nur geringe Effekte haben. Das wichtigste Risiko-Gen ist das für das Apolipoprotein E. Es kommt in drei Varianten mit der Bezeichnung 2, 3 und 4 vor; dabei ist das Allel „4" ein Risikofaktor für die AD (ca. bei 25 % der Bevölkerung), und das Allel „2" ein Schutzfaktor. Die AD ist somit keine Erbkrankheit, weist aber eine klare familiäre Disposition auf. Menschen mit Down-Syndrom erleiden regelmäßig ab etwa Mitte 40 eine AD.

Das Leitsymptom der AD sind die kognitiven Störungen. Das Gehirn ist jedoch nicht nur Sitz des Intellekts, sondern auch der Persönlichkeit, der Emotionen, der willkürlichen Motorik und vieler vegetativer Funktionen. Es kommt daher bei Demenzerkrankungen, auch bei der AD, regelmäßig zu einer Wesensänderung, zu psychiatrischen Begleitsymptomen und zu Störungen der vegetativen Funktionen, die für Angehörige besonders belastend sind, z. B. Halluzinationen, wahnhaftes Erleben, aggressive Verhaltensweisen, Depression, Angst, Unruhe, Apathie, Schlafstörung, Inkontinenz. Es können weiterhin körperlich-neurologische Symptome auftreten, z. B. Anfälle, Gangstörung, Riechstörung u.v.m.

Zur Vorbeugung von degenerativen Demenzerkrankungen existieren bisher keine gesicherten Optionen. Ein relevanter Faktor ist die „kognitive Reserve", die durch angeborene Begabung, Bildung und lebenslange geistige Aktivität entsteht. Sie ermöglicht, bei sich anbahnenden Demenzerkrankungen die Selbständigkeit länger aufrecht zu erhalten und das Manifestwerden, z. B. der AD, um ca. zwei Jahre hinauszuschieben. Umgekehrt haben Menschen mit Vorschädigung, z. B. Hirnverletzungen, Epilepsie, Alkoholabusus oder Grenzbegabung ein erhöhtes altersbezogenes Demenzrisiko.

Degenerative Demenzerkrankungen verlaufen ausnahmslos stetig progredient zum Tode. Es gibt bisher kein Behandlungen, die ihren Verlauf kausal beeinflussen, sondern nur Medikamente für eine symptomatische Therapie. Entsprechend ist eine Frühdiagnose nur von begrenztem Wert.

2. Der Verlauf der Alzheimer-Krankheit

2.1. Stadium der ‚leichten Kognitiven Störung'

Besteht noch ein Zwischenzustand zwischen Gesundheit und Demenz, wird dies als „Leichte kognitive Störung" bezeichnet (auch: „mild cognitive impairment", MCI). Der Zeitpunkt des Übergangs in eine manifeste AD kann zeitlich nicht genau bestimmt werden, da das Merkmal „Verlust der Selbständigkeit" je nach Lebenswirklichkeit und Ausgangssituation des Betroffenen schon früh oder erst später erfüllt sein kann. Bei hoher Ausgangsbegabung und hoher kognitiver Reserve kann ein beträchtlicher Leistungsabbau erfolgen, bevor die Kompensation erschöpft ist. Bei noch Berufstätigen wird eine beginnende Demenz meist früh erkennbar. Speziell bei der AD dauert das MCI-Vorstadium oft ca. zwei Jahre.

Das MCI-Vorstadium der AD ist durch eine Störung des Neugedächtnisses sowie eine beginnende Minderung der Kompetenz für anspruchsvolle Alltags-Tätigkeiten gekennzeichnet („instrumentelle ATL"). Altes Wissen (Altgedächtnis), Kurzzeit- und Arbeitsgedächtnis sind intakt. Wegen der Dominanz der Gedächtnisstörung im Vorfeld der AD wird das MCI, das der AD vorausgeht, als „amnestisches MCI" bezeichnet (aMCI).

Es ist wichtig, festzuhalten, dass sich nicht aus jeder MCI eine Demenzerkrankung entwickelt, so bei reversiblen oder statischen Läsionen und Funktionsstörungen des Gehirns, z. B. nach Schlaganfall, Hirnverletzung oder Multipler Sklerose.

2.2. Stadium der leichten Demenz

Der Übergang von „MCI" zu „leichter Demenz" vollzieht sich im Allgemeinen, und auch bei der AD, zufolge der Clinical Dementia Rating Skala (CDR; Morris, 1993) mit diesen Auffälligkeiten:

- Gedächtnis: „Mäßiger Gedächtnisverlust; auffälliger bei kurz zurückliegenden Ereignissen; Defekt beeinträchtigt Alltagsleben."
- Orientierungsvermögen: „Mäßige Schwierigkeiten mit Zeitzusammenhängen. Am Untersuchungsort räumlich orientiert; kann woanders Probleme mit der geographischen Orientierung haben."
- Urteilsvermögen und Problemlösung: „Mäßige Schwierigkeiten bei der Bewältigung von Problemen und im Beurteilen von Ähnlichkeiten und Unterschieden, soziale Unterscheidungsfähigkeit normalerweise erhalten."
- Leben in der Gemeinschaft: „Kann bei diesen Aktivitäten nicht selbständig etwas leisten, auch wenn er diese zum Teil noch ausübt, erscheint bei flüchtiger Betrachtung normal."

- Haushalt und Hobbys: „Leichte aber eindeutige Beeinträchtigung der Leistungsfähigkeit zu Hause; schwierigere Aufgaben werden nicht mehr ausgeführt; kompliziertere Hobbys und Interessen werden aufgegeben."
- Körperpflege: „Muss aufgefordert werden."

2.3. Stadium der „mittelgradigen Demenz"

Die Betroffenen können keine anspruchsvolleren Alltagsaufgaben mehr bewältigen und entwickeln zunehmend auch Defizite bei basalen Alltagsaufgaben. Sie zeigen zufolge der CDR diese Störungen:

- Gedächtnis: „Schwerer Gedächtnisverlust, nur vielfach wiederholte neue Inhalte können aufgenommen werden."
- Orientierungsvermögen: „Ausgeprägte Störung der zeitlichen Orientierung, meist auch keine räumliche Orientierung."
- Urteilsvermögen und Problemlösung: „Ausgeprägt reduziertes Vermögen, Probleme zu lösen, z. B. Beurteilung von Ähnlichkeiten und Unterschieden zwischen Dingen. Das soziale Einschätzungsvermögen ist gestört."
- Leben in der Gemeinschaft: „Keine Selbständigkeit außer Haus, kann zu Aktivitäten außer Haus mitgenommen werden."
- Haushalt und Hobbys: „Nur einfache häusliche Tätigkeiten sind noch möglich, die eigenen Interessen sind deutlich verarmt."
- Körperpflege: „Hilfe beim Anziehen und bei der Körperpflege ist notwendig."

2.4. Stadium der „schweren Demenz"

Im späten Erkrankungsstadium können die Patienten auch einfache ATL nicht mehr ohne Hilfe bewältigen. Sie sind ganz auf Betreuung und Pflege angewiesen. Die Kontinuität des Erlebens ist aufgehoben. Der Zerfall der Sprache schreitet fort. Angehörige und vertraute Orte können verkannt werden. Die Störung des Schlaf-Wach-Rhythmus macht oft die Gabe sedierender Medikamente notwendig. Erregte Patienten können ruhiger werden, eine Depression kann in den Hintergrund treten. Angst, Unruhe, Schlafstörung und Gereiztheit können jedoch noch zunehmen. Ein normaler Tagesablauf und die Betreuung zuhause wird zunehmend problematisch. Auf körperlicher Ebene besteht meist Urininkontinenz. Eine Gangunsicherheit und Schluckstörung können einsetzen. Durch motorische Unruhe, Schluckstörung und fehlenden Appetit verlieren viele Kranke progredient an Gewicht. Das Endstadium der AD ist durch Apathie, Mutismus, Kachexie und Immobilität gekennzeichnet. Der Tod tritt durch die Folgen der Kachexie und Immobilität oder durch interkurrente Erkrankungen ein.

3. Kognitive Störungen bei Alzheimer-Demenz

Die AD ist primär eine Erkrankung der assoziativen, sekundären und tertiären Areale der Hirnrinde. Kernsymptome sind daher „kortikale Werkzeugstörungen", d. h. Störungen höherer geistiger Fähigkeiten, die diesen Arealen der Hirnrinde zugeordnet werden:

- Gedächtnis (Hippocampus, Gyrus parahippocampalis, benachbarte temporomediale Areale), visuell-räumliches Denken (Parietallappen beidseits)
- Sprache (Umfeld der Wernicke-Area, d. h. hinteres Drittel der oberen Schläfenhirnwindung links)
- manuelle Praxis (Parietallappen links)
- visuelle Gnosis (Erkennen von Gesichtern und Gegenständen; Occipitallappen und basaler temporaler Neocortex beidseits)
- exekutive Leistungen (vorwiegend dem präfrontalen Cortex zugeschriebene Leistungen wie analytisches Denken, mentale Flexibilität, Zuordnung von Aufmerksamkeit, Arbeitsgedächtnis)

Die psychomotorische Geschwindigkeit von Denken, Handeln und Sprechen ist bei AD zu Beginn wenig beeinträchtigt, lässt im Verlauf aber ebenfalls nach. Die basalen Funktionen des Erkennens von visuellen, akustischen und sensorischen Eindrücken sind erst im Spätstadium betroffen. Die Kernsymptome der AD (Gedächtnisstörungen, visuell-räumliche Störungen und Sprachstörungen) fehlen bei kaum einem Patienten, ihre relative Ausprägung kann aber deutlich variieren. In manchen Fällen stehen einzelne dieser Defizite stark im Vordergrund, so dass ein „pseudofokales" Profil entsteht (v. a. Fälle mit früh stark ausgeprägter visuell-räumlicher oder aphasischer Störung).

3.1. Neugedächtnisstörung

Diese ist ein obligates Symptom im Vor- und Frühstadium der AD. Liegt sie nicht vor, muss die Annahme einer AD in Zweifel gezogen werden. Die Amyloid-Plaque- und Fibrillenbündel-Pathologie beginnt regelhaft in den Schlüsselstrukturen des hippocampalen Systems (Braak-Stadium I und II; Regio entorhinalis und transentorhinalis, also Gyrus parahippocampalis und angrenzende polare und basale Temporallappenareale sowie Hippocampus).

Es resultiert ein Defizit des episodischen Neu- oder Langzeitgedächtnisses, also der Fähigkeit, neue Inhalte dauerhaft aufzunehmen. Neue Inhalte können typischerweise auch dann nicht erinnert werden, wenn darauf Hinweise gegeben werden, und neue Inhalte können später auch nur sehr vermindert wiedererkannt werden. Dieses Defizit kann als genuine Gedächtnisstörung durch die Störung der Niederlegung neuer Gedächtnisinhalte bezeichnet werden – im Gegensatz zu einer sekundären Gedächtnisstörung infolge einer Störung von Aufnahme, Verarbeitung und Abruf von neuen Inhalten beim dysexekutivem Syndrom (z. B. nach frontaler oder subcortikaler Schädigungen). Testpsychologisch wesentlich ist der Nachweis einer Störung des freien Spätabrufs und des verzögerten Wiedererkennens von Lerninhalten, trotz normaler Aufmerksamkeit und Kooperation in der Lern- und in der Abrufphase.

Klinisch äußert sich die progrediente Neugedächtnisstörung durch das Vergessen neuer Erlebnisse, Gesprächsinhalte, Fakten und Vorhaben. Angehörige berichten beispielsweise, dass die Betroffenen sich nicht mehr an Details von Reisen oder Begebenheiten erinnern, dass sie Fragen und Äußerungen öfters wiederholen oder dass bei Filmen und Büchern der Handlungsstrang nicht verfolgt werden kann. Termine und Vereinbarungen werden versäumt, das geparkte Auto nicht gefunden. An fremden Orten kann keine Orientierung gewonnen werden. Manche Patienten entwickeln schon früh ein amnestisches Syndrom, können neue Inhalte also gar nicht mehr aufnehmen, stellen repetitiv die gleichen Fragen in kurzen Abständen, wähnen sich nach Umzügen noch am alten Wohnort, vergessen, dass sie vor kurzem gegessen haben etc.

3.2. Altgedächtnisstörung

Das Altgedächtnis ist die Summe allen (vor kurzer und vor langer Zeit) erworbenen Wissens, sowohl zu allgemeinen Fakten (semantisches Wissen) als auch zu individuellen Erlebnissen (episodisches Wissen). Eine ausgeprägte Störung des Altgedächtnisses wird als retrograde Amnesie bezeichnet. Mit der Ausbreitung der Alzheimer-Pathologie im Neokortex gehen die Inhalte des Altgedächtnisses zunehmend verloren, es setzt also eine retrograde Amnesie ein.

Inhalte aus der jungen Vergangenheit sind als erste betroffen. Altes Wissen aus der Kindheit und Jugend sowie allgemeines Faktenwissen ist hochgradig konsolidiert und daher relativ resistent. Hieraus resultiert ein zeitlicher Gradient der retrograden Amnesie für biographische Gedächtnisinhalte. Im mittleren und späten Stadium verlieren AD-Patienten zunehmend das Wissen über ihre eigene Lebenswelt und Lebensgeschichte.

Durch diesen Prozess wird aus einer behindernden Erkrankung ein Verlust von Identität und Persönlichkeit. Die Betroffenen leben in der alten Vergangenheit, wähnen längst Verstorbene am Leben und suchen nach ihnen, erkennen ihre Wohnung, ihre älter gewordenen Angehörigen und ggf. sich selbst im Spiegel nicht mehr. Mögliche Folgen sind Entfremdung, Angst und Agitation. Die Beschäftigung mit Erlebnissen, Wissen und Musikstücken aus der alten Vergangenheit, zum Beispiel in Fördergruppen für Demenzkranke, kann sehr positiv erlebt werden und unvermutete Ressourcen aufdecken.

3.3. Kurzzeitgedächtnis

Dieser Begriff wird von Laien oft fälschlich für das Neugedächtnis verwendet. Bei AD im frühen Stadium ist das Kurzzeitgedächtnis ungestört, also die Fähigkeit, Inhalte für einige Sekunden im Bewusstsein zu halten.

3.4. Störung des visuell-räumlichen Denkens

Dies betrifft die Fähigkeit, räumliche Bezüge zu verstehen, die Topologie von Gegenständen zu erfassen und den Aufbau von Zeichen und Symbolen zu entschlüsseln. Es kommt dadurch zu Defiziten beim Rechnen, Schreiben, Uhrenlesen, Basteln, Reparieren, Einräumen, Lesen von Karten und Verkehrszeichen, Ausfüllen von Formularen, Orientierung in Gebäuden etc. Komplexere und weniger geübte Tätigkeiten wie z. B. Zeichnen sind zuerst betroffen.

Ein geeigneter Früh- und Verlaufsindikator ist die Fähigkeit, Uhren abzulesen. Umgekehrt prüft der Uhrentest die Fähigkeit, in einen leeren Kreis die Zahlen der Uhr und anschließend die Zeiger so einzutragen, dass „10 nach 11" angezeigt wird (Uhrentest). Das früheste Defizit ist in der Regel die falsche Positionierung des Minutenzeigers. Beim Uhren(-zeichnen-)test spielen Planungsvermögen und semantisches Wissen über den Aufbau der Uhr eine Rolle; der Test ist daher weniger spezifisch für visuell-räumliche Defizite als das Uhrenlesen.

Im mittleren Krankheitsstadium kommt es zu zunehmenden Schwierigkeiten bei stark überlernten Fertigkeiten wie Unterschreiben, Lesen, Ankleiden, Ablesen beschrifteter Uhren und Orientierung in der eigenen Wohnung.

Visuell-räumliche Störungen resultieren aus der Degeneration des parietalen Assoziationskortex. Die Ausbildung der Symptome kann durch andere Störungen überlagert sein; z. B. resultiert eine räumliche Desorientiertheit auch aus der Schwierigkeit, sich zu erinnern. Schwierigkeiten beim Anziehen und bei handwerklichen Tätigkeiten resultieren auch aus einer Apraxie (siehe unten). Eine gestörte Auffassung von Bildern, Worten und Symbolen kann mit auf eine visuellgnostische Störung zurückzuführen sein.

3.5. Störungen der Sprache

Im MCI-Stadium fallen Sprachstörungen im Alltagsleben kaum auf, im Frühstadium der AD nur wenig. Patienten oder Angehörige können eine Benenn- und Wortfindungsstörung bemerken (Dysnomie), die vor allem seltener gebrauchte

Begriffe betrifft und die durch Vermeidungs- und Umschreibungs-Strategien kompensiert werden kann, sowie eine Einschränkung des differenzierteren sprachlichen Ausdrucksvermögens. Mit Testverfahren kann die Störung früher erkannt werden, vor allem mit Bildern weniger geläufiger (niederfrequenter) Objekte.

Die Benennstörung ist eine lexikalisch-semantische Störung und resultiert aus der Degradierung des assoziativen Netzwerkes, dessen Verknüpfungen die Speicherung von Worten repräsentieren. Im Krankheitsverlauf kann ein Defizit des visuellen Erkennens von Objekten hinzutreten, vor allem für bildliche Darstellungen, die detailarm, ohne Farbe, Tiefe und Größenvergleich sind. Wird ein Objekt dagegen in einer realistischeren Abbildung oder im Original präsentiert, kann es leichter erkannt und benannt werden.

Im weiteren Krankheitsverlauf wird die Benennstörung im Alltag unübersehbar. Sie kann im einfachen Gespräch noch teilweise kaschiert werden. Typische Aphasie-Symptome der Syntax, der Phonematik und der Prosodie bestehen zunächst nicht. Es kommt jedoch zu einer zunehmend inhaltsarmen Sprache, die durch Wortfindungsstörungen und unpräzise, weitschweifige und wenig informative Äußerungen gekennzeichnet ist, aber lange relativ flüssig bleibt.

Die Erhebung der Anamnese ist schwierig, die Betroffenen weichen vom Thema ab, verstehen gezielte Fragen nicht (Danebenreden) und verwenden öfters Floskeln und Allgemeinplätze. Fremdsprachenkenntnisse gehen schon früh verloren. Störungen der Sprache im engeren Sinne werden durch Störungen auf der vorsprachlichen Ebene des Denkens, des Erinnerns und der Sprachpragmatik überlagert. Weitere Probleme entstehen durch eine Störung des Arbeitsgedächtnisses und des Kurzzeitgedächtnisses: Lange Sätze können nicht mehr überblickt und damit nicht mehr verstanden werden, Gesprächszusammenhänge und der Beginn eigener Äußerungen werden vergessen. Es resultiert eine Beeinträchtigung des Kommunikationsvermögens, die weit über das hinausgeht, was durch aphasische Symptome erklärt werden kann.

Im Spätstadium treten Satzabbrüche, Syntaxfehler, phonematische Paraphasien (Lautverwechslungen), semantische Paraphasien (Wortverwechslungen) und eine Sprachverständnisstörung für einfache Äußerungen auf, also Symptome, die ähnlich auch bei klassischen Aphasien beobachtet werden. Schließlich ist Sprache nur mehr bruchstückhaft, auf einzelne Floskeln reduziert und versiegt schließlich weitgehend.

Der Dialog mit Alzheimer-Patienten sollte daher bündig und konkret sein. Redewendungen, Andeutungen, lange und unbeendete Sätze etc. können oft nicht mehr verstanden werden. Das Sprachverständnis bleibt besser für konkrete Äußerungen, die von Substantiven und Verben getragen werden. Generell bleibt die Sprache flüssiger, wenn sich das Gespräch Themen aus der Jugend und dem frühen Erwachsenenalter zuwendet, da Wissen und Sprechen über diese Inhalte stärker überlernt sind.

3.6. Apraxie

Die Apraxie resultiert aus einer Schädigung des linksseitigen Parietallappens. Eine deutliche manuelle Apraxie ist bei der AD in der Regel ein spätes Symptom. Sie trägt zur Hilflosigkeit bei den manuellen Verrichtungen des täglichen Lebens bei, zum Beispiel beim Gemüseschneiden, bei handwerklichen Arbeiten oder beim Ankleiden. Eine ideatorische Apraxie, d.h. eine Störung der Planung und Ausführung von sequenziellen Handlungsabläufen, ist oft schon in früheren Stadien nachweisbar. Die Prüfung auf Apraxie sollte Teil einer neuropsychologischen Untersuchung sein, z. B. soll der Patient Hände und Finger in unterschiedlicher Weise verschränken. Dabei ist zu beachten, dass die Wahrnehmung und Imitation von Hand- und Fingerstellungen durch visuell-räumliche Störungen überlagert wird. Patienten mit deutlicher Apraxie sind schon von sehr einfachen Bewegungen bei der neurologischen Untersuchung überfordert, z. B. dem Finger-Nase-Versuch. Eine stärkergradige und frühere Ausprägung der Apraxie kommt bei Patienten mit posteriorer kortikaler Atrophie, einer Verlaufsvariante der AD, und bei der Cortikobasalen Degeneration vor.

3.7. Visuelle Agnosie

Eine klinisch evidente visuelle Agnosie ist bei der AD typischerweise ein spät manifestes Symptom. Dabei überlagern sich „gnostische" Defizite des visuellen Erkennens mit „semantischen" Defiziten des Wissens über die Objekte selbst. Eine leichtere visuelle Agnosie gibt sich dadurch zu erkennen, dass graphisch verarmte Abbildungen, z. B. schwarz-weiße Strichzeichnungen, wesentlich schlechter erkannt werden als Photos oder reale Objekte. Bei der posterioren kortikalen Atrophie (Variante der AD) können visuell-gnostische Störungen früh und ausgeprägt bestehen. Die sehr seltene Creutzfeldt-Jakob-Erkrankung kann sich mit Störungen des Sehens und visuellen Erkennens manifestieren (Heidenhain-Variante).

4. Therapie

4.1. Medikamentöse Möglichkeiten

„Antidementiva" (Acetylcholinesterasehemmer, Memantine) können die geistige Verfassung bei AD und LBD leicht positiv beeinflussen, indem sie die acetylcholinerge und glutaminerge Neurotransmission modifizieren. Sie wirken jedoch nicht auf die pathologischen Veränderungen in der Nervenzelle, die die Erkrankung hervorrufen, können sie nicht beeinflussen und verlangsamen insbesondere auch die Progression der Erkrankung nicht. In manchen Fällen kann die günstige symptomatische Wirkung allerdings den irrtümlichen Eindruck hervorrufen, als sei die Progression verlangsamt.

Demenz-assoziierte psychiatrische Symptome können erfolgreich mit Psychopharmaka behandelt werden.

4.2. Kognitive Stimulation

Kognitives Training verfügt, trotz einzelner positiver Studien, insgesamt nicht über eine hohe Evidenz und Wirksamkeit. Laut der Leitlinie „Demenz" der Deutschen Gesellschaften für Psychiatrie (DGPPN) und Neurologie (DGN) gibt es „Evidenz für geringe Effekte von kognitivem Training / kognitiver Stimulation auf die kognitive Leistung bei Patienten mit leichter bis moderater Demenz. Die Möglichkeit, an einem strukturierten kognitiven Stimulationsprogramm teilzunehmen, kann angeboten werden"(Empfehlungsgrad C, Evidenzebene IIb).

Erzielbare Erfolge sind flüchtig und übertragen sich nicht auf Anforderungen jenseits der trainierten Fähigkeit. Speziell das Gedächtnis kann kaum trainiert werden. Betroffene können aber lernen, sorgfältig Kalender zu führen und so den Alltag besser zu bewältigen. Der Schwerpunkt der Behandlung bei Demenzerkrankungen liegt auf sozialen Maßnahmen, Betreuung und Pflege.

5. Literatur

Schmidtke K (2006). *Demenzen*. Stuttgart: Kohlhammer.

Elke Schumann (Freiburg i.Br.)

Zum Verständnis mehrdeutiger und bildhafter Sprache bei leichter kognitiver Beeinträchtigung und früher Alzheimer-Demenz

0. Zusammenfassung / Summary

Keywords: How do Alzheimer patients (and also MCI patients) process ambiguous and figurative language? There are a variety of deficits which are predominantly attributed to impaired executive processes.

Der Beitrag gibt einen Überblick über den Forschungsstand zur Verarbeitung mehrdeutiger und bildhafter Sprache bei Patienten mit leichter kognitiver Beeinträchtigung (MCI) und Alzheimer-Demenz (AD) im leichten Stadium. Sowohl bei MCI als auch bei AD im leichten Stadium sind Defizite im Verständnis mehrdeutiger und bildhafter Sprache nachweisbar. Allerdings liegen insgesamt wenige Untersuchungen vor, die zudem sehr unterschiedlich konzipiert wurden. Als Erklärung für die Defizite werden meist Beeinträchtigungen exekutiver Funktionen angeführt, die als Störungen von Selektion bzw. Inhibition von Informationen oder in Aufbau und Aufrechterhaltung von Kontextinformationen begriffen werden. Der Beitrag schließt mit Überlegungen zu einer künftigen Nutzung der vorliegenden Befunde.

This contribution gives an overview of research concerning the processing of ambiguous and figural language in patients with mild cognitive impairment (MCI) and mild Alzheimer's disease (AD): The results of the studies indicate that in both groups deficits exist in understanding ambiguous and figural language. However, there are only few studies available, with a broad range of research designs. Deficits are predominantly attributed to impaired executive functioning, more specifically, to impaired selection and / or inhibition of information and to impaired construction and maintenance of context information. The contribution concludes with considerations on possible applications of currently available findings.

1. Einleitung

> „Das eben, was wir gesehen haben, war die Jungfrau."
> „Oh, und wer war das zum Beispiel? Ich war's nicht, ich war's nicht."
> aus dem Film *Vergiss mein nicht* (Sieveking 2013)

Mutter und Sohn sind im Auto auf der Fahrt durch die Schweizer Alpen. Der Sohn zeigt nach vorn auf den höchsten Berg der Dreiergruppe Eiger, Mönch und Jungfrau. Als junge Frau wohnte die Mutter in der Schweiz und war in dieser Gegend öfter wandern. Den Hinweis ihres Sohnes auf den Eigennamen des Berges beantwortet sie jedoch mit der Referenz auf eine andere, häufiger verwendete Bedeutung: eine Frau, die noch keinen Geschlechtsverkehr hatte.

In dieser Szene des Dokumentarfilms *Vergiss mein nicht* entsteht aus dem Missverständnis Situationskomik – die an Alzheimer-Demenz erkrankte Mutter und ihr Sohn lachen, und auch als Zuschauer gibt man sich diesem Moment gern hin.

Doch das, was im Film in der kurzen Szene als Situationskomik aufscheint, verweist auf systematische Verständnisschwierigkeiten bei mehrdeutigen Begriffen, die bereits im leichten Stadien einer Alzheimer-Demenz (AD) auftreten und sich außerdem auch schon bei leichter kognitiver Beeinträchtigung abzeichnen können. Darüber hinaus kann auch das Verständnis von bildhafter Sprache schon sehr früh beeinträchtigt sein.

Diese Beeinträchtigungen, das Verständnis mehrdeutiger und bildhafter Sprache, stehen im Mittelpunkt dieses Beitrags und sollen anhand der folgenden Fragen im Sinne eines knappen Reviews beleuchtet werden:

(1) Was ist generell unter mehrdeutigen und bildhaften Ausdrücken zu verstehen und wie werden sie verarbeitet?
(2) Welche Hinweise liefern experimentelle Untersuchungen von leichter kognitiver Beeinträchtigung (Mild Cognitive Impairment, MCI) und Alzheimer-Demenz (AD) im leichten Stadium auf Beeinträchtigungen der Verarbeitung mehrdeutiger und bildhafter Sprache? Wie werden die Störungen erklärt?
(3) Wie können die vorliegenden Forschungsergebnisse nutzbar gemacht werden?

2. Formen und Verarbeitung mehrdeutiger und bildhafter Ausdrücke

Mehrdeutigkeit (Ambiguität) kann in verschiedenen Formen auftreten:

(1) Lexikalische Ambiguität entsteht z. B. bei der Verwendung mehrdeutiger Wörter (Homonyme) wie dem Wort *Bank*, das sowohl *Sitzgelegenheit* bedeu-

ten kann als auch *Geldinstitut*. Dabei handelt es sich um verschiedene Worte mit abgrenzbaren Bedeutungen. In anderen Fällen spielen eher Bedeutungsvarianten eines Wortes eine Rolle (Polysemie). Ein Beispiel hierfür ist das Wort *Pferd*: außer einem Tier wird damit auch ein Turngerät bezeichnet, das in seiner Gestalt an den Pferdekörper erinnert (vgl. Löbner 2015, 53 f.). Nicht immer sind diese Formen der Ambiguität klar voneinander zu trennen.

(2) Zu Mehrdeutigkeit wird mitunter auch die Ambiguität durch semantische Kompositionsprozesse gezählt, wie z. B. bei der Verwendung von Metonymien und Metaphern. Das bedeutet, dass Sprache auch durch Bildhaftigkeit mehrdeutig sein kann. Das unterschiedliche Verständnis von Mehrdeutigkeit spiegelt sich auch in den hier vorgestellten Untersuchungen wider. Im vorliegenden Beitrag werden Metonymien und Metaphern vorrangig der bildhaften Sprache zugeordnet.

Bei der kognitiven Verarbeitung von Ambiguität sind vor allem zwei Faktoren zentral: einerseits der Kontext, in dem ein Homonym erscheint, und andererseits das Verhältnis zwischen den relativen Häufigkeiten der jeweiligen Bedeutungen dieses Homonyms im allgemeinen Sprachgebrauch (Homonympolarität). So kann z. B. eine der Wortbedeutungen deutlich dominanter auftreten als die andere; es ist aber auch möglich, dass beide Bedeutungen gleich häufig vorkommen (vgl. Moritz et.al. 2001).

Generell wird angenommen, dass beim Lesen oder Hören anfangs beide Bedeutungen eines Homonyms mental aktiviert werden und dann, unter Einbezug von Kontextinformationen, die Selektion der kontextadäquaten Bedeutung erfolgt, was wiederum die gleichzeitige Inhibierung der nicht-kontextadäquaten Bedeutung einschließt (vgl. u. a. Simpson, Kang 1994, Swinney, Cutter 1979). Jedoch wies u. a. Tabossi darauf hin, dass ein gegebener Kontext, der die dominante Bedeutung eines Homonyms stark fördert, unter Umständen dazu führen kann, dass ausschließlich die weniger dominante Bedeutung „gebahnt" wird (Tabossi 1988).

Bildhafte Sprache kann sehr heterogene Formen annehmen. Es handelt sich hierbei ganz allgemein um Mehrwortkonstruktionen, deren übertragene (figurale) Bedeutung nicht oder nur teilweise durch die wörtliche Analyse der einzelnen Komponenten erschließbar ist. Dazu zählen neben Redewendungen und Sprichwörtern, die durch Prozesse von Konventionalisierung und Verfestigung entstehen, auch Metaphern und Metonymien, die zwar teilweise ebenfalls konventionalisiert sind, aber auch ad hoc entstehen können.

Der Unterschied zwischen Redewendungen und Sprichwörtern liegt hier vor allem in der unterschiedlichen Variabilität der Satzstruktur. Doch ist hier wiederum von einem fließenden Übergang auszugehen:

(1) Sprichwörter (*proverbs*) sind eher feste Wortverbindungen; sie bestehen aus formal und inhaltlich abgeschlossenen Sätzen wie z. B. *Der Apfel fällt nicht weit vom Stamm.*

(2) Anders verhält es sich bei Redewendungen (*idioms*) wie *jemanden auf den Arm nehmen* – eine solche Wendung kann syntaktisch unterschiedlich integriert werden *(Du willst mich wohl auf den Arm nehmen? Die nimmt den doch nur auf den Arm!).*

Der Unterschied zwischen Metaphern und Metonymien besteht darin, wie auf zugrunde liegende Begriffsfelder zugegriffen wird:

(3) Metonymie bedeutet, dass ein Ausdruck durch einen verwandten / benachbarten / ähnlichen Ausdruck ersetzt wird wie z. B. *Der Saal applaudiert* (*Saal* ersetzt *Publikum*). Die Beziehung wird also innerhalb eines Begriffsfeldes hergestellt.

(4) Dagegen geht es beim metaphorischen Sprechen um eine Ähnlichkeitsbeziehung, die zwischen zwei Begriffsfeldern hergestellt wird. So steht das *gebrochene Herz* für Liebeskummer: Der physiologisch krankhafte Zustand eines Körperorgans wird mit emotionaler Verletztheit in Verbindung gebracht (vgl. Löbner 2015, 62 f.).

Es bestehen – je nach theoretischem Modell – ganz unterschiedliche Auffassungen davon, wie figurale Sprache verarbeitet wird. Grundsätzlich geht es um die Frage, ob bereits in der initialen Verarbeitungsphase eine Schwerpunktsetzung zugunsten einer Bedeutung vorgenommen wird (*literal first hypothesis*, Bobrow, Bell 1973, bzw. *figurative first hypothesis*, Gibbs 1980). Ansätze, die von der Präferenz der figuralen Bedeutung ausgehen, basieren auf der Hypothese, dass die Verarbeitung der figuralen Bedeutung nicht durch „Abarbeiten" der Wortsequenz erfolgt, sondern dass der gesamte Ausdruck in seiner figuralen Bedeutung als *chunk* (Kempler et al. 1988) oder *longword* (Libben, Titone 2008) aktiviert und verarbeitet wird. Hybride Modelle basieren auf der Annahme, dass zunächst alle möglichen Bedeutungen (wörtlich und figural) aktiviert werden und erst im Verlauf (unter Kontextbezug) eine deutliche Favorisierung erfolgt (*lexical representation hypothesis* Cacciari, Tabossi 1988; Giora 1997) – also ähnlich wie bei der Aktivierung unterschiedlicher Wortbedeutungen von Homonymen.

Der Verarbeitungsmodus wird stark von der Form des bildhaften Ausdrucks bestimmt (Libben, Titone 2008). Generelle Einflussfaktoren sind u. a.

(1) die Kompositionalität (*compositionality*) eines Idioms, d. h. das Ausmaß, in dem ein Idiom anhand der Analyse der einzelnen Komponenten wörtlich erschließbar ist.

(2) Weiterhin spielt die Vertrautheit (familiarity) der Rezipienten mit der bildhaften Bedeutung eine Rolle: Wer ein bestimmtes Idiom nicht kennt, muss in höherem Maß auf Kontextinformationen und Weltwissen zurückgreifen sowie mögliche Bedeutungen explorieren als jemand, dem dieses Idiom vertraut ist, was in Untersuchungsanordnungen einen wesentlichen Einfluss auf die Ergebnisse haben kann (vgl. Rapp, Wild 2011, 213).
(3) Unterschieden von der individuell ausgeprägten Vertrautheit mit einem bildhaften Ausdruck ist die Salienz (salience), die man mit dem Grad der Konventionalität umschreiben könnte, also der Verbreitung eines bestimmten bildhaften Ausdrucks innerhalb einer Sprechergruppe. Auch hier ist zu vermuten, dass weniger verbreitete Ausdrücke potentiell in einem anderen Modus verarbeitet werden als eher weit verbreitete – aber es ist eben auch durchaus möglich, dass einer bestimmten Person ein nicht-salienter Ausdruck gut bekannt ist.

3. Beeinträchtigungen im Verständnis mehrdeutiger und bildhafter Sprache bei AD- und MCI-Patienten

3.1. Exkurs zum Verständnis kognitiver Defizite bei MCI und AD: Diagnosekriterien und Modellvorstellungen der kognitiven Psychologie

In Abgrenzung zum normalen Altern liegt bei Menschen mit leichter kognitiver Beeinträchtigung (Mild Cognitive Impairment, MCI) im Vergleich zu gesunden älteren Probanden eine messbare Verschlechterung der Gedächtnisleistungen vor, die aber noch nicht die gängigen Kriterien zum Vorliegen einer demenziellen Erkrankung erfüllt. Nach Petersen et al. (1999) liegt eine leichte kognitive Beeinträchtigung dann vor, wenn folgende Kriterien erfüllt sind:

(1) Die Gedächtnisleistungen (z. B. Spätabruf einer Wortliste) liegen mit mehr als 1,5 Standardabweichungen unter denen gesunder Kontrollpersonen gleichen Alters und sind vergleichbar mit den Leistungen von AD-Patienten. Die Gedächtnisprobleme werden von den Patienten selbst oder (idealerweise: und) von den Bezugspersonen der Patienten bestätigt.
(2) Tests in anderen kognitiven Bereichen erbringen Ergebnisse, die vergleichbar mit denen gesunder älterer Menschen sind.
(3) Die Fähigkeiten zur Bewältigung des Alltags sind vergleichbar mit denen gesunder älterer Menschen, und zwar sowohl in der Selbsteinschätzung als auch bei Erfassung durch normierte Skalen (z. B. ‚Instrumentelle Aktivitäten des täglichen Lebens', „IADL", nach Lawton, Brody 1969).

(4) Kriterien einer demenziellen Erkrankung – z. B. nach DSM-IV-TR (Saß et al. 2003) – sind nicht erfüllt.

Wesentliche Kriterien der Unterscheidung zwischen MCI und leichter (beginnender) Alzheimer-Demenz (AD) sind einerseits die gestörte Fähigkeit, den Alltag selbst bewältigen zu können, und andererseits eine deutlich beeinträchtigte kognitive Leistung in mindestens zwei Bereichen.

Nach DSM-IV-TR (Diagnostisches und Statistisches Manual Psychischer Störungen, Saß et al. 2003) gelten folgende Richtlinien zur Diagnose von Demenzen einschließlich AD:

(A) Entwicklung multipler kognitiver Defizite, die sich zeigen in sowohl
  (1) einer Gedächtnisbeeinträchtigung als auch
  (2) mindestens einer der folgenden kognitiven Störungen: Aphasie, Apraxie, Agnosie, Störungen der Exekutivfunktionen.
(B) Die kognitiven Defizite aus den Kriterien A1 und A2 verursachen jeweils in bedeutsamer Weise
  (1) Beeinträchtigungen in sozialen oder beruflichen Funktionsbereichen und stellen
  (2) eine deutliche Verschlechterung gegenüber einem früheren Leistungsniveau dar.
(C) Der Verlauf ist durch einen schleichenden Beginn und fortgesetzten kognitiven Abbau charakterisiert.
(D) Die kognitiven Einbußen in Kriterium A1 und A2 sind nicht zurückzuführen auf
  (1) andere Erkrankungen des Zentralnervensystems, die fortschreitende Defizite in Gedächtnis und Kognition verursachen (z. B. zerebrovaskuläre Erkrankungen, Parkinsonsche Erkrankung, Huntingtonsche Erkrankung, subdurale Hämatome, Normaldruckhydrocephalus, Hirntumor);
  (2) systemische Erkrankungen, die eine Demenz verursachen können (z. B. Hypothyreose, Vitamin-B12-Mangel oder Folsäure-Mangel, Niacinmangel, Hyperkalzämie, Neurolues, HIV-Infektion), substanzinduzierte Erkrankungen.
(E) Die Defizite treten nicht ausschließlich im Verlauf eines Delirs auf.
(F) Die Störung kann nicht durch eine Psychose (z. B. Schizophrenie) erklärt werden.

Was die Verarbeitung von mehrdeutiger und bildhafter Sprache betrifft, stehen sowohl die mentale Repräsentation bzw. Aktivierbarkeit möglicher Bedeutungen im Verlauf dieser Verarbeitungsprozesse als auch die Nutzung von Kontextinformationen im Mittelpunkt des Forschungsinteresses. In der Diskussion von Untersuchungsergebnissen wird deshalb häufig zwischen Repräsentation von Wortbedeutungen, im Sinne von Konzepten innerhalb eines semantischen Netzwerks, und der Aktivierbarkeit solcher Konzepte im Rahmen von Prozessen des Arbeitsgedächtnisses (*working memory*, Baddeley 1996, 2012) unterschieden.

Semantisches Wissen, so die Modellvorstellung, ist in einer komplexen Netzwerkstruktur miteinander verbundener Konzepte organisiert. Diejenigen Konzepte, die besonders viele Merkmale gemeinsam haben, sind semantisch enger miteinander verbunden als Konzepte, die wenige oder gar keine gemeinsamen Merkmale aufweisen. Solche eng verbundenen Konzepte, die zahlreiche gemeinsame Merkmale aufweisen, können als semantische Kategorie aufgefasst werden. Die „nichtgeteilten" Merkmale bilden dagegen die Grundlage dafür, dass innerhalb der gleichen Kategorie ein Konzept von einem anderen unterscheidbar ist (zu Netzwerktheorien vgl. Rumelhard, Lindsay, Norman 1972, Johnson-Laird et al. 1984).

Defizite der Sprachverarbeitung bei AD – die ansatzweise auch bei MCI vorliegen können – werden von manchen Autoren auf eine gestörte Struktur des semantischen Netzwerks zurückgeführt (vgl. u. a. Adlam et al. 2006, Chertkow, Bub 1990, Verma, Howard 2012). Andere Autoren gehen dagegen davon aus, dass die einzelnen Konzepte – konstruktivistisch gedacht – erst durch die Anforderung, spezifische Informationen abzurufen, „entstehen". Die Frage müsste dann also eher lauten: Was erschwert oder verhindert bei AD bzw. MCI die Aktivierung spezifischer Nervenzellverbindungen zur Etablierung von Konzepten, die den jeweiligen situativen Anforderungen bestmöglich entsprechen (vgl. auch Mac Donald et al. 2001, 38; Taler, Phillips 2008, 515 f.)?

Bei der Untersuchung einer solchen Frage rücken exekutive Prozesse ins Zentrum, die als kontrollierte (aber nicht notwendigerweise bewusste) Prozesse der Ausrichtung von Aufmerksamkeit zu verstehen sind. Je nach Anforderung kann der Aufmerksamkeitsmodus zu verstehen sein im Sinne verstärkender (selektiver) bzw. hemmender (inhibitorischer) Prozesse, im Sinne des Aufgabenwechsels (*switching* bzw. *shifting*) oder auch der Ressourcenaufteilung bei der Bearbeitung zweier oder mehrerer Aufgaben (*dual-task*). Es kann als gesichert gelten, dass bei MCI und AD exekutive Prozesse in ihrer Funktion beeinträchtigt sind (vgl. u. a. Saunders, Summers 2010).

Bei AD-Patienten legen Untersuchungsergebnisse nahe, dass insbesondere eine Schwächung der inhibitorischen Steuerung / inhibitorischer Steuerungsprozesse die Verarbeitung belasten, weil für die jeweilige Aufgabe irrelevante Informationen zu lange aktiviert bleiben und / oder weiterverarbeitet werden (vgl. u. a. Ridderinkhof, van der Molen 1997, Faust et al. 1997). Auch herabgesetzte

Verarbeitungsgeschwindigkeit (*cognitive slowing*) gilt als ein wesentliches Element: Sinkt die Geschwindigkeit, so verringert sich auch die Anzahl verarbeiteter relevanter Informationen in einem bestimmten Zeitfenster (Kail, Salthouse, 1994). Ausgehend von Verlangsamungsphänomenen weist Schecker (2000, 2002) auf die Möglichkeit hin, dass die zeitliche Synchronisierung ineinander greifender Prozesse nicht mehr ausreichend gewährleistet ist und erklärt kognitive Defizite bei AD dementsprechend anhand / ausgehend von der Desynchronisierungshypothese.

3.2. Verständnis von mehrdeutigen Ausdrücken (von lexikalischer Ambiguität)

3.2.1. Verständnis von mehrdeutigen Ausdrücken bei MCI

Zur Verarbeitung lexikalischer Ambiguität bei MCI liegen meines Wissens nur einige wenige Studien mit sehr unterschiedlichen Studiendesigns vor. Insgesamt sprechen die Ergebnisse dieser Studien aber für eine leichte Beeinträchtigung der Verarbeitung.

In einer Untersuchung von Azuma et al. (2013) schätzten MCI-Patienten und gesunde ältere Probanden nach der Präsentation mehrdeutiger Wörter die Anzahl der entsprechenden Bedeutungsvarianten ein. Sie benötigten dabei mehr Zeit und machten mehr Fehler als die Kontrollgruppe. Die Autoren gehen in der Diskussion ihrer Ergebnisse davon aus, dass die semantischen Konzepte bei MCI weitgehend intakt sind, und vermuten im Hinblick auf die Defizite eine langsamere und / oder schwächere Aktivierung semantischer Konzepte.

Der Befund, dass MCI-Patienten für die Verarbeitung lexikalischer Ambiguität mehr Zeit benötigen, findet sich auch bei Taler, Phillips (2008). Die Autoren legten allerdings ein anderes Untersuchungsdesign zugrunde, denn es ging ihnen vor allem darum, die Verarbeitung verschiedener Ambiguitätstypen (Homonyme, Metonyme und Metaphern) mittels eines komplexen Untersuchungsdesigns zu prüfen, und weniger um Gruppenunterschiede zwischen gesunden Kontrollpersonen, MCI-Patienten und AD-Patienten in der Bearbeitung der einzelnen Untersuchungsdurchgänge.

Von höheren Fehlerraten bei der Verarbeitung von Homonymen bei MCI berichtet auch Schumann (2008). Die Probanden (gesunde Kontrollpersonen, MCI- und AD-Patienten) erhielten Vorlagen mit je drei Schwarz-Weiß-Strichzeichnungen, unter denen ein Satz zu lesen war. Jeder Satz beinhaltete ein Homonym in der weniger dominanten Bedeutung. Ausgehend vom Kontext des vorgegebenen Satzes musste die jeweils passende Abbildung gewählt werden. Die Abbildungen referierten jeweils auf die kontextuell adäquate (weniger dominante) und kontextuell inadäquate (dominante) Bedeutung des Homonyms und enthielten außerdem einen Ablenker (eine Abbildung, die mit einem Wort aus dem Satz assoziiert werden konnte). Die Auswertung zielte auf Fehlerzahl und Fehlerart. Die Ergebnisse zeigen einen Anstieg der Fehlerraten von gesunden Kontrollpersonen über die MCI-Patienten hin zu den AD-Patienten; allerdings waren die Unterschiede, wohl aufgrund der geringen Personenzahl / Probandenzahl, statistisch nicht signifikant. Der Großteil der Fehler der MCI-Patienten besteht in der Wahl der kontextinadäquaten (dominanten) Bedeutung der Homonyme (richtig war jeweils die weniger dominante Bedeutung). Die Fehler können als Hinweis auf beginnende Störungen exekutiver Leistungen verstanden werden, die jedoch innerhalb des Testdesigns nur ansatzweise zum Tragen kommen.

3.2.2. Verständnis von mehrdeutigen Ausdrücken bei leichter AD

Bei Alzheimer-Demenz scheinen die Beeinträchtigungen der Verarbeitung lexikalischer Ambiguität stärker ausgeprägt zu sein, wenngleich auch hier die Datenbasis nicht umfangreich ist. In der zitierten Untersuchung von Schumann (2008) unterscheiden sich AD-Patienten in ihren Leistungen signifikant von der Kontrollgruppe. Neben der erhöhten Fehlerzahl kann man außerdem eine Zunahme von Fehlern beobachten, die auf die Wahl von unrelationierten Ablenkern zurückgehen.

Für diese Befunde werden zwei mögliche Ursachen diskutiert. Eine Möglichkeit besteht darin, dass die kontextrelevanten, aber weniger dominanten Bedeutungen des Homonyms nicht ausreichend aktiviert werden, so dass die Wahl eher auf die dominante (aber nicht dem Satzkontext entsprechende) Bedeutung fällt, und dass in anderen Fällen keine der Bedeutungen ausreichend aktiviert wird, so dass das Ablenkerbild gewählt wird. Das könnte auch bedeuten: Wenn AD-Patienten Kontextinformationen nutzen, dann eher punktuell und nicht umfassend wie Kontrollpersonen, bei denen keine Ablenker-Fehler auftreten (vgl. Schecker et al. 2014). Diese Vermutung findet sich ähnlich auch bei Faupel et al. (2000), die vergleichbares Untersuchungsmaterial benutzen, allerdings ohne die Ablenker-Variante.

Eine zweite Möglichkeit besteht darin, die Defizite auf eine gestörte inhibitorische Steuerung zurückzuführen. Demnach wären zwar mögliche Bedeutungsvarianten aktiviert, doch da irrelevante Informationen nicht ausreichend bzw. nicht schnell genug deaktiviert werden können, wird eine effektive, kontextsensitive Weiterverarbeitung behindert.

In einer neueren Studie (Piccirilli et al. 2015) wurden den Probanden (AD-Patienten und gesunde Kontrollpersonen) Homonyme mündlich als Einzelwörter dargeboten, mit der Aufforderung, so viele Bedeutungen wie möglich zu elaborieren. Eine solche Anforderung stellt im Gegensatz zu den Vorlagen bei

Schumann (2008) eine weit komplexere Aufgabe dar, da die Probanden erstens das Homonym mental präsent halten müssen, zweitens nicht auf Kontextinformationen zurückgreifen können, sondern verschiedene Kontexte selbst generieren müssen und drittens die Erklärung der einzelnen Bedeutungsvarianten sprachlich strukturieren müssen. Die Leistung der AD-Patienten unterschied sich signifikant von derjenigen der Kontrollgruppe. Konnte nur eine Bedeutung elaboriert werden, bezog sich diese auf die dominante Bedeutung. Als Grund werden Defizite der exekutiven Funktionen vermutet, die dazu führen, dass die Steuerung von Informationsselektion und -inhibition gestört wird. Außerdem gehen Piccirilli et al. (2015) von Defiziten der semantischen Netzwerkstruktur aus. Inwieweit diese Defizite auch als Leistungsminderung bei der Aktivierung semantischer Konzepte – also als Defizit exekutiver Leistungen – verstanden werden können, bleibt zu klären. Die Diskussion darüber kann hier aus Platzgründen nicht geführt werden.

Einige Forschungsgruppen nutzen bei ihren Untersuchungen das Priming-Paradigma: Durch eine (sehr kurze) Präsentation von Wörtern (*primes*) werden mentale Aktivierungen ausgelöst, die per Voraktivierung die Verarbeitung nachfolgender Wörter (*targets*) beschleunigen können. So beschleunigt das Primewort *Stuhl* die folgende Verarbeitung des Targetwortes *Tisch*; aufgrund der „konzeptuellen Nähe" kann also die Worterkennung schneller realisiert werden. Bei einem *prime* wie z. B. *Löwe* wäre dies nicht der Fall. Das heißt, mit Primingtests lassen sich kurzfristige Kontexteffekte im Zuge der Sprachverarbeitung mittels Reaktionszeitmessung untersuchen, weshalb bei der Untersuchung von mehrdeutiger und bildhafter Sprache häufig auf das Priming-Paradigma zurückgegriffen wird. Man kann auf diese Weise prüfen, inwieweit Probanden vom Kontext profitieren (*priming*), durch inadäquaten Kontext vergleichsweise höhere Verarbeitungskosten entstehen (*negative priming*) oder ob sich aufgrund einer krankheitsbedingten verminderten Aktivierbarkeit konzeptunterscheidender Merkmale einzelne Konzepte einer Kategorie einander soweit „annähern", dass ein verstärktes Priming zu beobachten ist (*hyperpriming*).

Ein solches Priming-Paradigma verwendeten u. a. Balota, Duchek (1991), um den Einfluss des Kontextes auf die Bedeutungsselektion zu prüfen. Vorgegeben wurden Sequenzen von drei Wörtern, die nacheinander auf einem Bildschirm präsentiert wurden und von den Probanden vorgelesen werden sollten. Diese Sequenzen waren nach verschiedenen Bedingungen angeordnet:

(1) kontextadäquat: music – organ – piano,
(2) kontextinadäquat: kidney – organ – piano
(3) kontextneutral: ceiling – organ – piano
(4) unrelationiert: kidney – ceiling – piano

Gemessen wurde die Lesezeit des dritten Wortes. Die gesunden Kontrollpersonen waren in der kontextadäquaten Bedingung signifikant schneller als in der kontextinadäquaten Bedingung, woraus die Autoren schließen, dass Kontextinformationen zur Bedeutungsselektion und -inhibition genutzt werden konnten. Dagegen wichen die Reaktionszeiten von AD-Patienten nur in der unrelationierten Bedingung, unter der sie mehr Zeit benötigten, deutlich von den anderen Bedingungen ab. Das bedeutet, dass für AD-Patienten kaum ein Unterschied zwischen kontextadäquater, kontextinadäquater und neutraler Bedingung bestand, sie also Kontextinformationen nicht in der Weise nutzen konnten wie Gesunde.

Die gleiche Arbeitsgruppe untersuchte einige Jahre später (Faust et al. 1997) den Zusammenhang zwischen Kontexteinbezug und Satzverständnis bei AD. Die Vermutung war: Wenn irrelevante Informationen zu lange aktiviert bleiben, könnte dies zu einer Verlangsamung der Verarbeitung und zu Intrusionen „fehlgeleiteter" Informationen führen. Die Probanden (AD-Patienten und gesunde Kontrollpersonen) sollten zunächst Sätze lesen und danach entscheiden, ob ein daraufhin präsentiertes Wort zur Satzbedeutung passte. Folgende Bedingungen wurden präsentiert:

- ambigous: He dug with the spade – test word: ace
- nonambigous: He dug with the shovel – test word: ace
- filler: She liked the rose– test word: flower

In den experimentellen *ambiguous*-Bedingungen endete der Satz mit einem mehrdeutigen Wort. Dieses Wort war dann jeweils mit der kontextuell nicht-adäquaten Bedeutung relationiert (wie *spade* in seiner Bedeutung als Pik im Kartenspiel mit *Ace* = *Ass*). AD-Patienten machten mehr Fehler und waren langsamer als die gesunden Probanden.

Die Autoren weisen auf ein weiteres Phänomen hin: Während die Gesunden im Lauf der Zeit irrelevante Informationen immer besser unterdrücken konnten, war bei AD-Patienten das Gegenteil der Fall. Gegen Testende machten sie eher mehr Fehler und wurden langsamer als zu Anfang. Das bedeutet, dass Defizite in der Steuerung von Inhibition (und Selektion) nicht statisch gedacht werden dürfen: „DAT [Dementia of Alzheimer's type] individuals experience a loss in there liability or efficiency of inhibitory processes rather than a general decrement in inhibitory capacity" (Faust et al. 1997, 239). In einer zweiten (geringfügig veränderten) Testanordnung wurde verglichen, wie viel Zeit die Probanden zur Einschätzung benötigten, ob ein Wort zum Kontext eines vorgegebenen Satzes passte. Beide experimentellen Bedingungen endeten nun mit einem Homonym – variiert wurde das Verb:

- biased: *He dug with the spade* – test word: *garden*
- unbiased: *He picked up the spade* – test word: *garden*
- filler: *She picked up the rose* – test word: *stand*

In der *biased*-Bedingung war ein Kontextbezug gegeben, in der *unbiased*-Bedingung wurde kein derartiger Bezug hergestellt. Hier zeigte sich, dass AD-Patienten durchaus von Kontextinformationen profitieren – und das sogar mehr als die Gesunden.

Dass AD-Patienten stärker vom Kontext profitieren, könnte aus einer anderen Perspektive auch als ein Problem erscheinen, kontextunabhängig Repräsentationen aufzubauen. In anderen Worten: AD-Patienten benötigen mehr Zeit, um ein Konzept samt möglichen kontextuellen Verbindungen zu aktivieren. Im Vergleich dazu kann die Bereitstellung kontextueller Informationen diesen Prozess beschleunigen.

Diese Ergebnisse und Interpretationen lassen sich mit denen der Priming-Studie von Chenery et al. (1998) vergleichen, in der es ebenfalls um die Bedeutung kontextueller Einflüsse auf die Verarbeitung lexikalischer Ambiguität geht. Die Interstimulus-Intervalle (ISIs) wurden in einem Durchgang auf 300 ms und in einem weiteren auf 1000 ms festgesetzt, um unterschiedliche Aktivationszustände zu überprüfen. Als Ergebnis zeigte sich bei Chenery et al. (1998) wie in den bereits oben zitierten Studien, dass die AD-Patienten in allen Bedingungen deutlich mehr Zeit als die Kontrollgruppe benötigten.

Bei kurzen ISIs zeigten AD-Patienten hinsichtlich der adäquaten und inadäquaten Bedingung Priming-Effekte, die mit denen bei den Kontrollpersonen vergleichbar waren. In der Interferenzbedingung war bei den Patienten – im Gegensatz zu gesunden Probanden – ein Hyperpriming zu beobachten, was auf eine schnelle, weiträumige Ausbreitung der initialen Aktivierung auf semantisch relationierte Konzepte hinweist: Da unterscheidende Merkmale immer schwerer zu aktivieren sind, werden sich die betreffenden Konzepte immer ähnlicher, und die „Wege" werden kürzer. Auf diese Weise kann sich die Aktivierung schneller ausbreiten. Die Autoren interpretieren dies als "disturbances in the function of the attention-dependent processes that elaborate a fully developed semantic representation of the homophone with recourse to discourse context" (Chenery et al. 1998; 406).

Die in diesem Abschnitt vorgestellten Studien variierten die Stimuli vor allem in der Art ihres Kontextbezugs (z. B. adäquater, inadäquater, neutraler oder gar kein Kontextbezug). Balota et al. (1999) dagegen variierten die Stärke der semantischen Relation zwischen Prime und Target. In der Diskussion ihrer Ergebnisse sprechen sie von der unmittelbaren Konkurrenz der beiden semantischen

Bedeutungen zu Ungunsten der weniger frequenten Bedeutung. Neben inhibitorischen Defiziten ziehen die Autoren auch die mangelnde Aktivierbarkeit der weniger dominanten Bedeutung in Betracht: „[…] low dominant interpretation may be relatively less available and hence more sensitive to semantic degradation produced by the disease" (Balota et al. 1999, 637).

In allen mir zugänglichen Veröffentlichungen zur Verarbeitung von Homonymen bei AD werden die signifikanten Defizite vorrangig auf Störungen exekutiver Prozesse zurückgeführt (Balota et al. 1999, Balota, Duchek 1991, Chenery et al. 1998, Faupel et al. 2000, Faust et al. 1997, Schumann 2008; ansatzweise auch bei Picirilli et al. 2015). Dabei sind die Schwerpunktsetzungen unterschiedlich.

Zusammenfassend lassen sich für die Defizite im Verständnis lexikalischer Ambiguität, die bei MCI im Ansatz zu beobachten und bei AD stärker ausgeprägt sind, die folgenden zwei Erklärungsansätze unterscheiden:

(1) Verminderung der Fähigkeit zur Aktivierung und Aufrechterhaltung von Konzepten (Bedeutungsvarianten) und Kontextinformationen (Azuma et al. 2013, Balota, Duchek 1991, Faupel et al. 2000, Schumann 2008).

An dieser Stelle muss offen bleiben, inwieweit auch Vermutungen über Defizite der Netzwerkstruktur unter diesen Punkt subsummiert werden können. Die Kontroverse darum wurde oben bereits angesprochen.

(2) Defizite der Inhibition bzw. Selektion, die die Aktivierung der kontextgemäßen Bedeutung erschweren (Chenery et al. 1998, Balota et al. 1999, Faust et al. 1997, Schumann 2008).

3.3. Verständnis von bildhaften Ausdrücken

Hier sollen schwerpunktmäßig Studien zur Verarbeitung von Redewendungen bei MCI und AD skizziert werden. Außerdem wird auf die Verarbeitung von Sprichwörtern und kurz auf die Verarbeitung von Metaphern eingegangen. Die in diesem Forschungsfeld genutzten Testverfahren lassen sich grob in zwei Kategorien einteilen: (1) Ein vorgegebener bildhafter Ausdruck muss mit entsprechendem Material abgeglichen werden. Klassischerweise handelt es sich um Zuordnungsaufgaben. Die Probanden werden aufgefordert, die kontextadäquate Erklärung oder Abbildung zu wählen, also diejenige, die die Bedeutung des vorab präsentierten bildhaften Ausdrucks wiedergibt. Alternativen referieren meist auf eine mögliche wörtliche Bedeutung oder / und lassen sich als assoziative Ablenker beschreiben. (2) Probanden werden aufgefordert, die Bedeutung bildhafter Ausdrücke mit eigenen Worten wiederzugeben.

Bei beiden Verfahren fallen spezifische Verarbeitungskosten an. Bei Zuordnungsaufgaben können die Probanden von den gegebenen Kontexten profitieren; allerdings setzt dies Selektions- und Inhibitionsleistungen voraus. Wenn Probanden einen bildhaften Ausdruck mit eigenen Worten erklären sollen, stehen sie vor der Aufgabe, entsprechende Konzepte und Kontexte mental zu aktivieren und ihre Erklärung sprachlich zu strukturieren; Selektion bzw. Inhibition in Bezug auf vorgegebene Informationen ist hingegen nicht gefordert.

3.3.1. Verständnis von bildhaften Ausdrücken bei MCI

In der erwähnten Arbeit von Schumann (2008) wurde bei gesunden älteren Menschen, bei MCI- und bei AD-Patienten neben der Verarbeitung von Homonymen auch das Verständnis von Redewendungen verglichen. Die Probanden wurden aufgefordert, eine vorgegebene Redewendung einer von drei möglichen Erklärungen zuzuordnen. Ausgewertet wurden Fehlerzahl und Fehlerart. Die Ergebnisse sind vergleichbar mit denen der Tests zum Verständnis von Homonymen. Gruppenunterschiede zwischen Kontrollgruppe und MCI sowie MCI und AD sind sichtbar, aber statistisch nicht signifikant. Fehler bestehen größtenteils in der Wahl der wörtlichen Bedeutung, was auch hier Störungen von Selektions- und Inhibitionsleistungen nahe legt und auch als Beeinträchtigung der Fähigkeit aufgefasst werden kann, relevante Kontextinformation aufzubauen.

Cardoso et al. (2014) prüften das Verständnis von Sprichwörtern und Redewendungen mit mehreren Tests und verglichen diese Ergebnisse mit denen von Tests für nicht-figurale Sprache. Neben einer Zuordnungsaufgabe (Zuordnung eines Sprichwortes zu einem anderen Sprichwort mit gleicher Bedeutung angesichts dreier Alternativen) wurde eine Aufgabe zur Erklärung einzelner Redewendungen gestellt; außerdem wurde das Textverständnis durch Fragen zu kurzen Textpassagen geprüft.

Die MCI-Patienten zeigten in allen genannten Tests zur bildhaften Sprache signifikante Defizite. Über die Tests hinweg wurde – vergleichbar mit den Ergebnissen bei Schumann (2008) – eine Tendenz zum wörtlichen Verständnis deutlich. Die Autoren gehen davon aus, dass zur Erklärung der Defizite von MCI-Patienten vor allem die kognitive Komplexität von Aufgaben der Sprachverarbeitung herangezogen werden muss, denn auch in einzelnen Aufgaben zur Verarbeitung nicht-figuraler Sprache fanden sich deutliche Einbrüche. Die Annahme gestörter exekutiver Steuerungsprozesse liegt nahe, auch wenn die Autoren ihr Konzept von Komplexität im Hinblick auf zugrunde liegende kognitive Leistungen nicht weiter spezifizieren.

Eine entsprechende Verbindung stellen Leye et al. (2011) bereits in der Überschrift ihrer Arbeit her: *Impairment in proverb interpretation as an executive function deficit in patients with amnestic Mild Cognitive Impairment and early Alzheimer's Disease* (vgl. auch Papagno et al. 2003). Die Probanden sollten die Bedeutung von zehn Sprichwörtern erklären; ausgewertet wurden Fehlerzahl und Fehlerart. Die Interpretationen wurden mit Hilfe von 5 Kategorien systematisiert:

- Type I: meaningful and abstract (= korrekt)
- Type II: meaningful and partially concrete
- Type III: meaningful and concrete
- Type IV: senseless and concrete
- Type V: senseless and abstract

Leye et al. (2011) bestätigen in ihrer Untersuchung, dass MCI- und AD-Patienten signifikante Beeinträchtigungen bei der Interpretation von Sprichwörtern erkennen lassen, und verweisen auf die Präferenz, eher die wörtliche Bedeutung zu wählen. Tendenziell liegt die Anzahl von *senseless*-Fehlern in der AD-Gruppe im Vergleich zur MCI-Gruppe höher, wenngleich dieser Unterschied statistisch nicht signifikant ist (vgl. auch Schumann 2008).

3.3.2. Verständnis von bildhaften Ausdrücken bei leichter AD

Zum Verständnis figuraler Sprache bei AD liegen inzwischen einige Studien vor. Schon in den 1980er Jahren wiesen Kempler et al. (1988) nach, dass AD-Patienten signifikante Defizite beim Interpretieren figuraler Sprache im Vergleich zu wörtlich zu verstehender Sprache zeigen: Zu jedem Satz wurden jeweils vier Bilder gezeigt, von denen eines die adäquate (figurale) Bedeutung darstellte. Von den drei abweichenden Alternativen bezog sich eine inhaltlich auf ein Wort des Satzes, eine zweite auf die figurale Bedeutung des Satzes; die verbleibende Alternative bot keinen solchen Bezug. In der Diskussion der Ergebnisse verweisen die Autoren auf die Spezifität der kognitiven Verarbeitung bildhafter Sprache: Im Gegensatz zur wörtlichen Bedeutung, die durch sequentielles Abarbeiten der Satzstrukturen erschlossen werde, bildeten figural zu verstehende Ausdrücke „psychological chunks similar to words" (Kempler et al. 1988, 44) und seien so auch als Ganzes zu verarbeiten. Möglicherweise, so die Autoren, ist für AD-Patienten das Erkennen dieser Einheiten und / oder das Aufrufen der damit verbundenen komplexen Bedeutungen problematisch.

Die oben bereits erwähnte Freiburger Studie (Faupel et al. 2000) beinhaltete auch die Überprüfung des Verständnisses von Redewendungen. Ähnlich wie in der Untersuchung von Schumann (2008) wurde eine Zuordnungsaufgabe präsentiert. Die Versuchspersonen sollten entscheiden, welcher der drei Sätze die Bedeutung der Redewendung wiedergab. Die Defizite im Vergleich zu gesunden Probanden waren signifikant (vgl. auch Schecker et al. 2014, Schumann 2008) und mit dem Schweregrad der Erkrankung assoziiert. Ähnlich wie Kempler et al. (1988) geht die Freiburger Arbeitsgruppe um Faupel von Defiziten in der Etablierung und Aufrechterhaltung von Kontextrepräsentationen aus.

Neben Vergleichsstudien mit gesunden Probanden liegen Longitudinalstudien vor, die die Möglichkeit bieten, einzelne Symptome in ihrer Ausprägung über einen bestimmten Zeitraum hinweg zu beobachten. So erwies sich in einer Studie von Papagno (2001) das Verständnis idiomatischer Ausdrücke nach Ablauf von 6 bis 8 Monaten als störungsresistenter als die Leistung in Tests zur wörtlichen Sprache (z. B. *verbal fluency*). Sie folgert daraus, „that non-literal language is a relatively preserved function" (Papagno 2001, 1458). Möglicherweise, so Papagno weiter, sind zumindest gewisse Idiome durch den häufigen Alltagsgebrauch noch so gut verfügbar, dass die „übertragene" Bedeutung Priorität gegenüber der wörtlichen Bedeutung der in den Idiomen verwendeten lexikalischen Einträge hat. Wenn jedoch Fehler in der Interpretation von Idiomen gemacht wurden, dann – ähnlich wie bei Kempler et al. (1988) und Schumann 2008 – am ehesten in Form einer wörtlichen Interpretation.

Im Gegensatz dazu verschlechterten sich in derselben Studie die Leistungen im Verständnis von Metaphern signifikant. Die Autorin sieht dies als Beleg für die Heterogenität bildhafter Sprache, die offensichtlich mit verschiedenen Verarbeitungsstrategien einhergeht. Amanzio et al. (2008) betonen darüber hinaus (bereits in der Überschrift ihres Artikels), dass „*novelty matters*". AD-Patienten haben im Vergleich zur Kontrollgruppe nur im Verständnis kaum konventionalisierter, neuer Metaphern signifikante Defizite; bei konventionalisierten Metaphern bleibt dieser Effekt aus. Dies lässt sich mit dem Faktor Vertrautheit erklären, von dem im Zusammenhang mit Redewendungen und Sprichwörtern die Rede war: Die Verarbeitungskosten steigen erheblich, wenn die bildhafte Struktur wenig bekannt ist, da in diesem Fall mehr Kontextinformationen und -bezüge hergestellt und abgeglichen werden müssen (vgl. aber die Ergebnisse von Maki et al. 2012).

Um die zugrunde liegenden Mechanismen der gestörten Interpretation von Idiomen – insbesondere von solchen, die nicht wörtlich interpretierbar sind – differenzierter beschreiben zu können, wurde den Probanden in einer Untersuchung von Papagno et al. (2003) Bildmaterial vorgelegt. Sie sollten entscheiden, welches der Bilder die Bedeutung eines auditiv präsentierten Idioms wiedergab. Um den Einfluss der wörtlichen Bedeutung differenzierter zu erfassen, wurde das Bildmaterial in zwei Varianten angeboten. Einmal bestand die Alternative zur richtigen figuralen Bedeutung in der wörtlichen Interpretation, das andere Mal wurde mit der Abbildung auf ein Wort innerhalb des idiomatischen Ausdrucks Bezug genommen. Dies soll hier als assoziative Bedingung bezeichnet werden. Wenn die wörtliche Darstellung der Abbildung den AD-Patienten plausibel erschien, wurde sie der figuralen gegenüber bevorzugt. War die Alternative zur figuralen Bedeutung jedoch die Darstellung der assoziativen Interpretation, dann wurde eindeutig die richtige Bedeutung gewählt. Die Autoren schließen daraus, dass AD-Patienten durchaus die figurale Bedeutung von Idiomen erfassen. Doch kommt es besonders dann zu inhibitorisch motivierten Defiziten, wenn die wörtliche Bedeutung als Alternative angeboten wird und im Verarbeitungsprozess aktiv unterdrückt werden muss:

> „In the case of an absolutely implausible expression or an expression that contains a syntactic violation, the literal meaning is less salient and can be easily rejected even when the central executive is damaged, but when the literal interpretation is acceptable or is overtly suggested, suppression is necessary" (Papagno et al. 2003, 2427).

An dieser Stelle kommt die Bedeutung des Faktors *compositionality* zum Tragen, der eingangs bereits angesprochen wurde, denn je mehr ein bildhafter Ausdruck auch wörtlich verstanden werden kann, desto stärker wird auch die Tendenz zur Ambiguität eines solchen Ausdrucks. Die Arbeitsgruppe um Papagno nahm dieses Faktum / diese Gegebenheit als Ausgangspunkt einer weiteren Untersuchung (Rassiga et al. 2009), in der insbesondere das Verständnis von ambigen Idiomen mittels zweier Zuordnungsaufgaben geprüft werden sollte (Satz-Wort und Satz-Bild). Zwar schnitten die AD-Patienten erwartungsgemäß in beiden Testanordnungen schlechter ab als die Gesunden. Fehler bestanden vor allem in der auf das letzte Wort des idiomatischen Ausdrucks bezogenen Wahl eines semantisch assoziierten Wortes bzw. einer semantisch assoziierten Abbildung (die Varianten schlossen keine Alternative ein, die eine direkte wörtliche Interpretation nahelegte). Das heißt, bei AD-Patienten wurde während der Satzverarbeitung auch die wörtliche Bedeutung mental repräsentiert, aber es gelang ihnen weniger gut, diese Bedeutung zu inhibieren – und das, obwohl mit Bedacht neben der korrekten Alternative nur ein semantisch assoziiertes Wort und zwei unrelationierte Ablenker angeboten wurden (und keine Alternative, die mit der wörtlichen Bedeutung verbunden war). Außerdem korrelierten diese Fehler mit den Ergebnissen des Stroop-Tests, eines klassischen Tests zur Überprüfung von Selektions- und Inhibitionsleistungen. Die Autoren sprechen darüberhinaus von semantischen Defiziten, weil sich keine Korrelation mit Maßen der kognitiven Beeinträchtigungen ergab. Das müsste aber, so die Autoren, der Fall sein, wenn nur exekutive Leistungen für die Ergebnisse von Belang wären.

Wenn Sprichwörter im Vergleich zu Redewendungen eher feststehende Konstruktionen sind und beide Sprachfiguren mental als *chunks* oder *longwords* repräsentiert werden, ist zu vermuten, dass das „Erkennen" dieser *chunks* den AD-Patienten bei Sprichwörtern etwas leichter gelingen könnte. Jedoch lassen die vorliegenden Untersuchungsergebnisse darauf schließen, dass auch im Verständnis von Sprichwörtern bereits bei MCI und in leichten Stadien einer AD Defizite nachweisbar sind und dass sich hier Tendenzen zeigen, die auch in Studien zum Verständnis von Redewendungen und Metaphern zu beobachten waren.

Beispielsweise konnten Andree et al. (1992) in einer Studie mit AD-Patienten belegen, dass beim Erklären von Sprichwörtern die Erkennensleistungen sehr viel besser erhalten waren als die Wiedergabeleistungen, was mit dem Befund von Papagno et al. (2003) übereinstimmt, dass AD-Patienten figurale Bedeutungen an sich durchaus erfassen können. Außerdem dürfte die Vertrautheit mit Sprichwörtern deren Interpretation erleichtern (vgl. Chapmann et al. 1997), da bei vertrauten bildhaften Ausdrücken vermutlich Muster aktiviert werden können, während nicht-vertraute Ausdrücke eine weiträumige Aktivierung von Kontextinformationen und Weltwissen erforderlich machen. Ähnlich beschreiben dies Amanzio et al. (2008) für die Verarbeitung metaphorischer Ausdrücke. Zu diskutieren ist, inwieweit jeweils die Untersuchungsmethoden einen wesentlichen Einfluss haben. So scheint es AD-Patienten leichter zu fallen, Sprichwörter zu erklären, als eine Auswahl aus vorgegebenen Items zu treffen, wie die Befunde von Chapmann et al. (1997) nahelegen. Dagegen fanden Leye et al. (2014), die differenzierte Auswertungskriterien verwendeten, auch beim Erklären von Sprichwörtern signifikante Leistungsunterschiede.

Zusammenfassend lässt sich Folgendes feststellen:

(1) Wenn MCI-und AD-Patienten Störungen im Verständnis bildhafter Sprache zeigen, dann ist dies mit der Tendenz verbunden, bildhafte Ausdrücke eher wörtlich zu interpretieren. Dies betrifft Redewendungen und Sprichwörter wie auch metaphorische Ausdrücke (Andree et al. 1992, Cardoso 2014, Kempler et al. 1988, Leye et al. 2010, Maki et al. 2010, Papagno 2001, Papagno et al. 2003, Rassiga et al. 2009, Schumann 2008; ansatzweise auch bei Amanzio et al. 2008).

(2) Mehr noch als in Studien zur Verarbeitung von Mehrdeutigkeit werden in den Untersuchungen zur Verarbeitung bildhafter Sprache beeinträchtigte exekutive Funktionen im Sinne beeinträchtigter inhibitorischer Steuerungsprozesse als Erklärung für die Defizite herangezogen: Geht man bei der Verarbeitung von einer initialen Aktivierung von potenziellen Bedeutungsvarianten aus, bleibt bei verminderter Inhibition auch die kontextinadäquate, wörtliche

Bedeutung länger aktiviert und wird schließlich als Interpretation präferiert (Amanzio et al. 2008, Leye et al. 2010, Papagno 2001, Papagno et al. 2003, Rassiga et al. 2009, Schumann 2008; ansatzweise auch beiCardoso 2014).

(3) Denkbar ist jedoch auch, dass bei der Verarbeitung von ambigen Formen oder von Formen, die weniger konventionalisiert sind, in besonderem Maße die Etablierung und die Aufrechterhaltung von Kontextinformationen notwendig werden (Faupel et al. 2000, Schumann 2008, Kempler et al. 1988).

4. Zusammenfassung und Ausblick

Es soll an dieser Stelle ausdrücklich auf die Unterschiedlichkeit der einzelnen hier vorgestellten Untersuchungen hingewiesen werden – in Anzahl der Probanden, Untersuchungsmaterial und Untersuchungs- und Auswertungsmethoden. Die Ergebnisse und Erklärungsmuster sind deshalb unter Vorbehalt zu betrachten. Trotzdem sollen wesentliche Punkte hier nochmals fokussiert werden.

Neben Störungen exekutiver Funktionen insbesondere von Selektion und Inhibition werden zur Erklärung von Störungen in der Verarbeitung von mehrdeutiger und bildhafter Sprache Defizite in der Etablierung und Aufrechterhaltung von Kontextinformationen herangezogen. Beide Erklärungsmuster hängen eng miteinander zusammen, weil durch ungenügenden Kontexteinbezug zugleich auch die zielgeleitete Selektion und Inhibition von Informationen erschwert wird. Das trifft auch auf das Ursache-Wirkungs-Verhältnis zwischen der Verlangsamung kognitiver Prozesse einerseits und der beeinträchtigten Selektion bzw. Inhibition zu: Zum einen kann die Verlangsamung zur ineffizienten Verarbeitung führen, zum anderen aber es ist es ebenso denkbar, dass gestörte Prozesse die Verlangsamung erst bedingen.

Zum Schluss soll es um die Frage gehen, wie die vorliegenden Ergebnisse nutzbar gemacht [und angewendet] werden können. Die Frage kann aus verschiedenen Perspektiven beantwortet werden, was jeweils andere Konsequenzen nach sich zieht.

Die Grundlagenforschung zeigt, dass die Defizite exekutiver Funktionen im Kontext der Progression von MCI und AD zweifellos einen zentralen Faktor bilden. Was den Aufbau und den Einbezug kontextrelevanter Informationen bei der Verarbeitung von mehrdeutiger und bildhafter Sprache angeht, kommt bei der Ausprägung der Defizite der kognitiven Verlangsamung eine besondere Rolle zu (vgl. auch Dagermann et al. 2006, Kail, Salthouse 1994, Nebes, Brades 1992). Schecker (2000) hat bereits ein Modell vorgelegt, wie diese Faktoren zusammenspielen könnten. Er geht, kurz gesagt, davon aus, dass bei der Sprachverarbeitung neben der *bottom-up*-Verarbeitung sensorischer Informationen je nach Aufgabe und Situation in unterschiedlichem Maße *top-down*-Prozesse „zugeschaltet" werden müssen, die als exekutive Funktionen konzeptualisierbar sind. Nimmt man eine krankheitsbedingte zunehmende Verlangsamung dieser (und zunächst nur dieser) Prozesse an, dann wird die Synchronisierung der beteiligten Prozesse immer schwieriger; die laufende Verarbeitung wäre nur noch mit Einbußen oder schließlich gar nicht mehr möglich. Solche Einbußen könnten beispielsweise in einer Präferenz für wörtliche Bedeutungen resultieren.

Hier bedarf es weiterer Forschung anhand von Untersuchungsdesigns, die eine Prüfung dieser Hypothese ermöglichen. In diesem Zusammenhang wäre es von Interesse, den Zusammenhang zwischen den Beeinträchtigungen und der Progression der Erkrankung genauer zu untersuchen, denn wenn die Verlangsamung fortschreitet, sollte das Ausmaß der Defizite mit Maßen der Progression korrelieren (wie z. B. bei Faupel et al. 2000, Kempler et al. 1988; vgl. aber auch Rassiga et al. 2009).

Obwohl im klinischen Alltag bereits Tests zum Verständnis bildhafter Sprache genutzt werden, z. B. in Form der Aufforderung, eine Interpretation eines Sprichworts zu geben, geschieht dies laut Rapp & Wild (2010) noch ohne zureichende Reliabilität und Spezifität. Die Autoren raten dazu, an alltagstauglichen Testverfahren zu arbeiten, denn nicht alle Testverfahren aus Forschungskontexten lassen sich im klinischen Alltag einsetzen. In diesem Sinne könnte versucht werden, an die Entwicklung der PMA©-Tests anzuknüpfen, die in Freiburg zur Diagnostik der Sprachverarbeitung bei AD entwickelt wurden (vgl. Faupel et al. 2000). Denkbar ist außerdem, Kategoriensysteme weiterzuentwickeln und klinisch zu erproben, die mündliche Erklärungen von Patienten zu Bedeutungsvarianten von Homonymen und zur figuralen Bedeutung bildhafter Sprache interpretierbar machen, in ähnlicher Weise, wie Leye et al. (2010) sie bereits eingesetzt haben (vgl. auch Santos et al. 2009).

Hinsichtlich der Möglichkeiten therapeutischer Interventionen stellt sich die Frage, auf welche Weise MCI- und AD-Patienten im Verständnis doppeldeutiger und mehrdeutiger Sprache gefördert und unterstützt werden könnten. Das „Erfragen" von Sprichwörtern und Redewendungen ist zwar bereits gängige Praxis im Rahmen von Gedächtnistrainings oder Spielaktivitäten, doch weisen z. B. Lindholm, Wray (2011) in einer qualitativen Studie auf Situationen hin, die für Patienten mit der Gefahr eines potenziellen Gesichtsverlusts verbunden sein können. Bisher liegen offenbar keine Studien vor, die das Verständnis mehrdeutiger und bildhafter Sprache in Alltagsgesprächen qualitativ untersuchen. Das bedeutet auch, dass wir noch zu wenig über das Verstehen und vor allem das Missverstehen solcher Sprachelemente in alltäglichen Interaktionen und somit über den Umgang der Gesprächsbeteiligten mit solchen Situationen wissen. Gleiches gilt für die Fähigkeit von MCI- und AD-Patienten, im Gespräch mehrdeutige und figurative Ausdrücke nicht nur zu erfassen, sondern selbst zu gebrauchen (vgl. aber Sachweh 2008, 49). Dies wäre jedoch Voraussetzung dafür, unterstützende Angebote für die Betroffenen zu entwickeln – und auch für die Betreuenden, die, wenn man so will, für das Verständnis von Sprache / sprachlichen Äußerungen einen wesentlichen Teil des „Kontextes" liefern bzw. ihn schaffen können.

5. Literatur

Eingangszitat aus: Sieveking, David (Regisseur): *Vergiss mein nicht – Wie meine Mutter ihr Gedächtnis verlor und meine Eltern die Liebe neu entdeckten*. Dokumentarfilm, Deutschland 2013.

Adlam AL, Bozeat S, Arnold R, Watson P, Hodges JR (2006). Semantic knowledge in mild cognitive impairment and mild Alzheimer's disease. In: *Cortex* 42, 675–684.

Amanzio M, Geminiani G, Leotta D, Cappa S (2008). Metaphor comprehension in Alzheimer's disease: novelty matters. In: *Brain and Language* 107, 1–10.

Andree B, Hittmair M, Benke T (1992). Erkennen und Erklären von Sprichwörtern bei Patienten mit Alzheimer-Demenz. In: *Neurolinguistik: Zeitschrift für Aphasieforschung und -therapie* 6, 179–189.

Azuma T, Sabbagh MN, Connor DJ (2013). The effect of healthy aging and mild cognitive impairment on semantic ambiguity detection. In: *Journal of Neurolinguistics* 26, 271–282.

Baddeley A (2012). Working Memory: Theories, Models, and Controversies. In: *Annual Review of Psychology* 63, 1–29.

Baddeley A, Della SS (1996). Working memory and executive control. In: *Philosophical Transactions of the Royal Society B: Biological Sciences* 351, 1397–1403.

Balota DA, Duchek JM (1991): Semantic priming effects, lexical repetition effects, and contextual disambiguation effects in healthy aged individuals and individuals with senile dementia of the Alzheimer type. In: *Brain & Language* 40, 181–201.

Balota DA, Watson JM, Duchek JM, Ferraro FR (1999). Cross-modal semantic and homograph priming in healthy young, healthy old, and in Alzheimer's disease individuals. In: *Journal of the International Neuropsychological Society* 5, 626–640.

Bobrow SA, Bell SM (1973). On catching on to idiomatic expressions. In: *Memory & Cognition* 1, 343–346.

Cacciari C, Tabossi P (1988). The comprehension of idioms. In: *Journal of Memory and Language* 27, 668–683.

Cardoso S, Silva D, Maroco J, DeMendonça A, Guerreiro M (2014). Non-literal language deficits in mild cognitive impairment. In: *Psychogeriatrics* 14, 222–228.

Chapman S.B, Ulatowska, HK, Franklin L R, Shobe AE, Thompson JL, McIntire DD (1997): Proverb interpretation in fluent aphasia and Alzheimer's disease: implications beyond abstract thinking. In: *Aphasiology* 11(4–5), 337–350.

Chenery HJ, Ingram JC, Murdoch BE (1998). The resolution of lexical ambiguity with reference to context in dementia of the Alzheimer's type. In: *International Journal of Language & Communication Disorders* 33, 393–412.

Chertkow H, Bub D (1990). Semantic memory loss in dementia of Alzheimer's type. What do various measures measure? In: *Brain* 113, 397–417.

Dagerman KS, MacDonald MC, Harm MW (2006). Aging and the use of context in ambiguity resolution: complex changes from simple slowing. In: *Trends in Cognitive Sciences* 30(2), 311–45.

Faupel M, Maisch S, Möller G (2000). Kontextverarbeitung bei dementiellen Syndromen. In: Hock C, Hüll M, Schecker M (Hgs), *Die Alzheimer-Krankheit*. Tübingen: Narr, 67–90.

Faust ME, Balota DA, Duchek JM, Gernsbacher MA, Smith S (1997). Inhibitory control during sentence comprehension in individuals with dementia of the Alzheimer type. In: *Brain & Language* 57, 225–253.

Gibbs R (1980). Spilling the beans on understanding and memory for idioms in conversation. In: *Memory & Cognition* 8, 149–156.

Giora R (1997). Understanding figurative and literal language: the graded salience hypothesis. In: *Cognitive Linguistics* 8, 183–206.

Hodges JR, Patterson K (1995). Is semantic memory consistently impaired early in the course of Alzheimer's disease? Neuroanatomical, and diagnostic implications. In: *Neuropsychologia* 33, 441–459.

Johnson-Laird PN, Herrmann DJ, Chaffin R (1984). Only connections: A critique of semantic networks. In: *Psychological Bulletin* 96(2), 292–315.

Kail R, Salthouse TA (1994). Processing speed as a mental capacity. In: *Acta Psychologica* 86, 199–225.

Kempler D, Van Lancker D, Read S (1988). Proverb and idiom comprehension in Alzheimer disease.In: *Alzheimer Disease & Associated Disorders* 2, 38–49.

Lawton MP, Brody EM (1969). Assessment of older people: Self-maintaining and instrumental activities of daily living. In: *Gerontologist* 9, 179–186.

Leyhe T, Saur R, Eschweiler GW, Milian M. (2011). Impairment in proverb interpretation as an executive function deficit in patients with amnestic mild cognitive impairment and early Alzheimer's disease. In: *Dementia and Geriatric Cognitive Disorders* 1(1), 51–61.

Libben MR, Titone DA (2008). The multidetermined nature of idiom processing. In: *Memory & Cognition* 36(6), 1103–1121.

LindholmC & Wray A (2011). Proverbs and formulaic sequences in the language of elderly people. In: *Dementia* 10(4), 603–623.

Löbner S (2015): *Semantik. Eine Einführung.* Berlin, New York: de Gruyter.

MacDonald MC, Almor A, Henderson VW, Kempler D, Andersen ES (2001). Assessing working memory and language comprehension in Alzheimer's disease. In: *Brain & Language* 78, 17–42.

Maki Y, Yamaguchi T, Koeda T, Yamaguchi H (2012). Communicative competence in Alzheimer's disease: metaphor and sarcasm comprehension. In: *American Journal of Alzheimer's Disease & Other Dementias* 28(1), 69–74.

Moritz S, Mersmann K, Quast C, Andresen B (2001). Assoziationsnormen für 68 deutsche Homonyme. In: *Zeitschrift für Experimentelle Psychologie* 48, 226–238.

Nebes RD, Brady CB (1992). Generalized cognitive slowing and severity of dementia in Alzheimer's disease: implications for the interpretation of response-time data. In: *Journal of Clinical and Experimental Neuropsychology* 14, 317–326.

Papagno C (2001). Comprehension of metaphors and idioms in patients with Alzheimer's disease: a longitudinal study. In: *Brain* 124, 1450–1460.

Papagno C, Lucchelli F, Muggia S, Rizzo S (2003). Idiom comprehension in Alzheimer's disease: the role of the central executive. In: *Brain* 126, 2419–2430.

Petersen RC, Smith GE, Waring SC, Ivnik RJ, Tangalos EG, Kokmen E (1999). Mild cognitive impairment: clinical characterization and outcome. In: *Archives of Neurology* 56, 303–308.

Piccirilli M, D'Alessandro P, Micheletti N, Macone S, Scarponi L, Arcelli P, Petrillo SM, Silvestrini M, Luzzi S (2015). Impairment of homonymous processing in Alzheimer's disease. In: *Neurological Sciences* 36(8), 1331–1336.

Rapp AM & Wild B (2011). Nonliteral Language in Alzheimer Dementia: A Review. In: *Journal of the International Neuropsychological Society* 17, 207–218.

Rassiga C, Lucchelli F, Crippa F, Papagno C (2009). Ambiguous idiom comprehension in Alzheimer's disease. In: *Journal of Clinical and Experimental Neuropsychology* 31(4), 402–411.

Ridderinkhof KR, van der Molen MW (1997). Mental resources, processing speed, and inhibitory control: a developmental perspective. In: *Biological Psychology* l(45), 241–261.

Rumelhard DE, Lindsay PH, Norman DA (1972). A process model for long-term memory. In: Tulving E, Donaldson W (Hgs): *Organization and memory.* New York: Academic press, 198–246.

Sachweh S (2008). *Spurenlesen im Sprachdschungel. Kommunikation und Verständigung mit demenzkranken Menschen.* Bern: Huber.

Santos, MTF, Sougey EB, Alchieri JC (2009). Validity and reliability of the Screening Test for Alzheimer's disease with Proverbs (STADP) for the elderly. In: *Arquivos de Neuropsiquiatria* 67(3-B), 836–842.

Saß H, Wittchen U, Zaudig M, Houben I (2003). *Diagnostisches und Statistisches Manual Psychischer Störungen – Textrevision – DSM-IV-TR*. Göttingen: Hogreve.

Saunders NL, Summers MJ (2010). Attention and working memory deficits in mild cognitive impairment. In: *Journal of Clinical and Experimental Neuropsychology* 32(4), 350–357.

Schecker M (2000). Die Alzheimer-Krankheit – ein Desynchronisationssyndrom. In: Hock C, Hüll M, Schecker M (Hgs.). *Die Alzheimer-Krankheit*. Tübingen: Narr (cognition 9), 91–104.

Schecker M (2002). Prozesse der Aktivierung des mentalen Lexikons (anhand von Auffälligkeiten des Benennens bei Alzheimer-Demenz). In: Schecker M (Hg.), *Wortfindung und Wortfindungsstörungen*. Tübingen: Narr, 109–132.

Schecker M, Kochler C, Schmidtke K, Rauh, R (2014). Are there connections between language deficits and cognitive slowing in Alzheimer's disease? In: *Dementia and Geriatric Cognitive Disorders Extra* 4, 442–449.

Schumann E (2008). *Gibt es einen Zusammenhang zwischen kognitiver Verlangsamung und Sprachdefiziten bei leichter Alzheimer-Demenz? Eine Pilotstudie.* Diss Freiburg (https://www.freidok.uni-freiburg.de/data/6730, Betreuer Schecker M, Freiburg im Breisgau, Germany).

Simpson GB, Kang H (1994). Inhibitory processes in the recognition of homograph meanings. In: Dagenbach D, Carr TH (Hgs.), *Inhibitory processes in attention, memory, and language*. San Diego, CA: Academic Press, 359–378.

Swinney DA, Cutter A (1979). The access and processing of idiomatic expressions. In: *Journal of Verbal Learning and Verbal Behavior* 18, 523–534.

Tabossi P (1988). Accessing lexical ambiguity in different types of sentential context. In: *Journal of Memory and Language* 27, 324–340.

Taler V, Klepousniotouc E, Phillips NA (2009). Comprehension of lexical ambiguity in healthy aging, mild cognitive impairment, and mild Alzheimer's disease. In: *Neuropsychologia* 47, 1332–1343.

Taler V, Phillips NA (2008). Language performance in Alzheimer's disease and mild cognitive impairment: A comparative review. In: *Journal of Clinical and Experimental Neuropsychology* 30(5), 501–556.

Verma M & Howard RJ (2012). Semantic memory and language dysfunction in early Alzheimer's disease: a review. In: *International Journal of Geriatric Psychiatry* 2(27), 1209–1217.

Britta Wendelstein (Heidelberg)

Konnektorengebrauch als Hinweis auf kognitive Reserve bei Alzheimer-Demenz

0. Zusammenfassung / Summary

Keywords: Some recent studies on Alzheimere disease (AD) show that there are differences in language already in preclinical stages of AD (this is checked here in spoken language). Thus the linguistic surface can be linked to the risk of AD, but also to the concept of cognitive reserve.

Sprachabbauerscheinungen treten bei fast allen Alzheimer-Patienten auf. Es gibt erste Hinweise darauf, dass Differenzen und Veränderungen des Sprachgebrauchs im Vergleich zu Gesunden bereits im Vorfeld einer Alzheimer-Demenz auftreten. Anhand des Gebrauchs von Konnektoren (Satzverknüpfer) werden Besonderheiten der gesprochenen Sprache in präklinischen Stadien analysiert. Damit wird im vorliegenden Buchbeitrag ein Phänomen auf der Sprachoberfläche mit dem Alzheimer-Risiko und damit dem Konzept der kognitiven Reserve in Verbindung gebracht.

1. Einleitung

Die Alzheimer-Demenz (AD) ist eine Erkrankung, die primär mit dem Verlust von Erinnerungsfähigkeiten in Verbindung gebracht wird. Jedoch sind im Rahmen des kognitiven Leistungsabbaus im Verlauf der Erkrankung auch weitere Fähigkeiten betroffen (vgl. etwa Schecker 2000, 2010 und Schmidtke im vorliegenden Band). So sind etwa Beeinträchtigungen der Sprache ein Symptom, das in Verbindung mit Gedächtnisstörungen bei nahezu allen AD-Patienten auftritt und zunehmend zu Kommunikationsschwierigkeiten führt. Diese bringen im Alltag teils erhebliche Belastungen mit sich – gerade in späteren Stadien, wenn AD-Patienten auf Unterstützung durch Angehörige oder professionell Pflegende angewiesen sind und Sprachdefizite die Kommunikation mit den Unterstützenden massiv erschweren.

Die Studienlage insbesondere zur *gesprochenen* Sprache bei AD ist dürftig und Studien kommen meist aus dem englischen Sprachraum. Dabei können mit der Analyse des Sprachgebrauchs bei AD nicht nur Kommunikationsdefizite aufgedeckt werden, sondern es können auch Hinweise auf die zugrundeliegende kognitive Verarbeitung von Phänomenen, die auf der Sprachoberfläche sichtbar werden, gegeben werden. Sprachveränderungen und -differenzen können jedoch auch Hinweise auf das Ausmaß *kognitiver Reserve* sein – der Fähigkeit, alzheimertypische neuropathologische Abbauerscheinungen zu kompensieren. Hierfür sind jedoch genaue Analysen zu verschiedenen sprachlichen Oberflächenphänomenen im Zusammenhang mit dem Verlauf einer AD nötig. Dabei ist zu berücksichtigen, dass Veränderungen auf verschiedenen sprachlichen Ebenen zu unterschiedlichen Zeitpunkten in präklinischen und klinischen Stadien der AD auftreten. So können diese Veränderungen im Sprachgebrauch zur Identifikation von Risikopatienten und als Hinweis auf die Konversion von präklinischen Stadien zur manifesten AD genutzt werden.

Am Beispiel der Verwendung von Konnektoren in der gesprochenen Sprache wird in diesem Kapitel dargestellt, wie sich kognitive Abbauerscheinungen und auch das Maß kognitiver Reserve am Sprachgebrauch zeigen. Für differenzierte Untersuchungen des Gebrauchs von Konnektoren bei leichter AD und auch im Vorfeld ist die Studienlage nicht nur dürftig, sondern ausgesprochen mangelhaft. Das vorliegende Buchkapitel möchte diese Lücke auf der Grundlage der umfassenderen Untersuchung von gesprochener Sprache im Vorfeld der Alzheimer-Demenz (Wendelstein 2016) schließen.

2. Alzheimer-Demenz und kognitive Reserve

Im Folgenden wird nicht im Detail auf Symptome und Stadien der Alzheimer-Demenz eingegangen, hierzu sei auf die einschlägige Ursachen-Forschung verwiesen (dazu auch Schmidtke in diesem Band). Jedoch soll das Phänomen diskutiert werden, dass sich die neuropathologischen Veränderungen einer Alzheimer-Krankheit nicht bei allen Betroffenen gleich schwer und gleich schnell auswirken. Hier ist ganz entscheidend, was die Patienten an kognitiver Reserve einbringen – was ist mit ‚kognitiver Reserve' gemeint?

Das Konzept der kognitiven Reserve beschreibt das Ausmaß der Fähigkeit, alzheimertypische neuropathologische Abbauerscheinungen zu kompensieren. Mit einem hohen Ausmaß an kognitiver Reserve steigt diese Fähigkeit (Stern 2002, Whalley et al. 2004). Dabei gibt es eine Reihe von Risiko- und protektiven Faktoren, die auf die Kompensationsfähigkeit einwirken (z. B. Sattler et al. 2011, Sattler et. al. 2012). Diese Faktoren sind zum Teil biologisch wie etwa genetische Polymorphismen, Geschlecht oder körperliche Erkrankungen. Andere Faktoren beziehen sich etwa auf soziale oder Umweltbedingungen. Das Zusammenspiel dieser Faktoren wird im Konzept der kognitiven Reserve zusammengefasst (vgl. Abbildung 1). Ein höheres Maß an kognitiver Reserve ist mit einem geringeren AD-Risiko bzw. mit einem späteren Zeitpunkt der Manifestation einer AD assoziiert.

Abbildung 1: Faktoren, die die kognitive Reserve beeinflussen. Übernommen aus Wendelstein (2016); Inhalte aus Sattler et al. (2012).

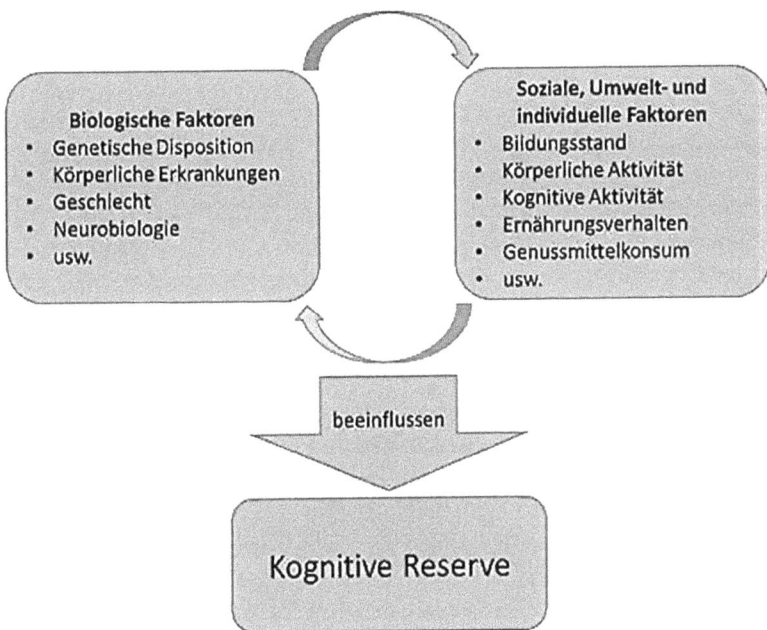

Die Faktoren, die auf das Ausmaß der kognitiven Reserve einwirken, sind dabei nicht strikt voneinander abgrenzbar und beeinflussen sich zum Teil maßgeblich wechselseitig. Beispielsweise lässt sich etwa das Volumen bestimmter Hirnregionen durch körperliche oder kognitive Aktivität beeinflussen (Maguire et al. 2006, Erickson et al. 2011).

Einen starken und stabilen Einfluss auf die kognitive Reserve hat der Bildungsstand. Dabei ist ein höherer Bildungsgrad mit einem geringeren AD-Risiko assoziiert (Sattler et al. 2011, 119 ff.; Schröder & Pantel 2011, 34 ff.). Zudem wirken sich kognitive Aktivität – wie etwa das Lesen von Büchern, das Lösen von Kreuzworträtseln oder das Lernen einer Fremdsprache – sowie auch körperliche Aktivität positiv auf die kognitive Reserve aus und sind mit einem Rückgang des AD-Risikos assoziiert (Sattler et al. 2011, 119 ff.; Schröder & Pantel 2011, 34 ff. und 187 ff.).

Einige der Faktoren, die auf die kognitive Reserve einwirken, sind nicht (genetische Disposition) oder nur schwer (Bildung) zu beeinflussen. Präventions- und Interventionsmaßnahmen bei AD setzen daher an den Faktoren an, die auch im

Alter noch beeinflussbar bleiben wie etwa Ernährung, Genussmittelverhalten, körperliche und kognitive Aktivität.

3. Sprache und Alzheimer-Demenz

Bereits der Entdecker der AD, Alois Alzheimer selbst, beschreibt bei seiner ersten Patientin Sprachdefizite: „Beim Sprechen gebraucht sie häufig Verlegenheitsphrasen, einzelne paraphasische Ausdrücke (Milchgießer statt Tasse), manchmal beobachtet man ein Klebenbleiben." (Alzheimer 1907, 147). Solche Veränderungen der Sprache – Sprachabbauphänomene – treten bei allen AD-Patienten auf und sind bereits in frühen Stadien der AD zu beobachten (Ahmed et al. 2013). Diese Defizite beziehen sich auf verschiedene linguistische Ebenen wie die lexikalische, die syntaktische oder auch die Ebene der (auch mündlichen) Textorganisation in Sprachproduktion und -rezeption (Schecker 2010 & 2014, Wendelstein 2016). Als Ursachen werden Beeinträchtigungen des semantischen Systems, Beeinträchtigungen von Arbeitsgedächtnisleistungen und die Verlangsamung kognitiver Verarbeitungsprozesse (v. a. Exekutivfunktionen) diskutiert (vgl. Schecker 2010, Wendelstein 2016). Letztere kann nach Schecker (2014) zu einer Überbelastung des Arbeitsgedächtnisses oder auch zu einer Desynchronisation kognitiver Verarbeitungsprozesse führen.

Störungen der gesprochenen Sprache haben für die Betroffenen eine hohe Alltagsrelevanz. Die alltägliche verbale Kommunikation spielt sich primär in gesprochener Sprache ab. Trotzdem ist die Studienlage zu ‚natürlicher' gesprochener Sprachproduktion eher dünn. Bei ‚natürlicher' gesprochener Sprachproduktion produziert der Proband gesprochene Sprache im Gegensatz zur Sprachproduktion in experimentellen Testsituationen relativ frei, nur ausgelöst durch einen vorgegebenen Reiz. Einerseits kann der Sprecher hierbei eventuell auftretende Defizite kompensieren, etwa durch ein Ausweichen auf eine alternative Formulierung. Andererseits werden gerade in der linearen zeitlich sensiblen mündlichen Kommunikation zahlreiche Anforderungen an kognitive Fähigkeiten gestellt. So spielen etwa Arbeitsgedächtnisprozesse eine Rolle, um z. B. auch längere Sätze sinnvoll abschließen zu können. Zudem müssen auch gesprochene Texte für Hörer strukturiert werden und es muss abgewogen werden, was für den Hörer implizit erschließbar ist und was explizit formuliert werden muss. Mündliche Kommunikation ist daher ständigen Monitoring- und Abgleichprozessen unterworfen, welche für AD Patienten aufgrund kognitiver Defizite erschwert sind und somit eine Beeinträchtigung pragmatischer Fähigkeiten im Sinne einer hörerorientierten Sprachproduktion zur Folge haben können.

Besonders in frühen Stadien oder im Vorfeld können Sprachabbauerscheinungen Hinweise auf kognitive Veränderungen geben und so zu einer AD-Früherkennung oder auch zum Erkennen von Risikopersonen beitragen. Jedoch stellt sich die Frage, ob nicht bereits in präklinischen Stadien – noch bevor sich erste klinisch auffällige Symptome der AD zeigen – Differenzen oder Veränderungen im Sprachgebrauch auftreten können, die als Hinweis auf das Ausmaß der kognitiven Reserve gesehen werden können.

3.1. Sprache im Vorfeld der Alzheimer-Demenz

Veränderungen und Differenzen in der gesprochenen Sprachproduktion in präklinischen Stadien, noch vor ersten klinischen Symptomen der AD, können ein Ausdruck des Ausmaßes der kognitiven Reserve oder auch Frühsymptome einer AD sein. Sprachgebrauch im Vorfeld der AD ist bislang wenig erforscht. Aufgrund der geringen Studienlage, welche sich zu einem großen Teil aus methodischen Herausforderungen der Datenerhebung ergibt, werden im Folgenden auch Studien hinzugezogen, die als Forschungsgegenstand geschriebene Sprache im Vorfeld der AD haben.

Für die Untersuchung von Sprache im Vorfeld einer Demenz werden prospektiv erhobene Daten benötigt, die zu einem Zeitpunkt erhoben wurden, bevor absehbar war, dass die Betroffenen eine Demenz entwickeln werden. Eine Möglichkeit, solche Daten zu erhalten, ist z. B. die Analyse von Romanen später erkrankter Autoren oder von Aufzeichnungen, wie sie von berühmten Personen existieren.

In drei Romanen von Iris Murdoch (1919–1999), die Mitte der 1990er an AD erkrankte, untersuchten Garrard et al. (2005) die Reichhaltigkeit des Wortschatzes, die syntaktische Komplexität sowie die Verwendung von Wortarten. Analysiert wurden hierbei Murdochs erster Roman „Under the Net" (1954), „The Sea, The Sea" (1978), ein Roman auf dem Höhepunkt ihrer Schaffensphase, und „Jackson's Dilemma" (1995), der zu einer Zeit verfasst wurde, zu der schon erste kognitive Beeinträchtigungen vermutet werden. Die Wortschatzreichhaltigkeit war bei dem Roman auf dem Höhepunkt ihrer Schaffensphase am höchsten und in ihrem letzten Roman am niedrigsten. Auf syntaktischer Ebene zeigte sich ein ähnliches Muster: Auch hier erreichte der mittlere Roman die höchsten Werte, gefolgt vom ersten Roman, wobei der letzte Roman wiederum die niedrigsten Werte aufwies. Im Gebrauch der Wortarten konnte kein signifikanter Unterschied zwischen den Romanen festgestellt werden.

In den Romanen von Agatha Christie (1890–1976) konnten Lancashire & Hirst (2009) im Zeitverlauf einen Rückgang in der Wortschatz-Reichhaltigkeit nachweisen. Bei Agatha Christie wird eine Demenzerkrankung jedoch lediglich vermutet. Garrard (2009) untersuchte die Mitschriften von Reden des englischen Premierministers Harold Wilson (1916–1995), der mit einer AD diagnostiziert wurde. In drei Abschnitten in einem Zeitraum von ca. 11 Jahren wurden Worthäufigkeiten im Vergleich zu anderen Sprechern analysiert. Zwischen den drei Zeitabschnitten konnte kein Unterschied in der Entwicklung des Gebrauchs der 30 häufigsten Inhaltswörter festgestellt werden, jedoch zeigten sich im ersten und letzten Zeitabschnitt Unterschiede zu anderen Sprechern.

Bei den drei oben genannten Studien handelt es sich um Einzelfallstudien, die zudem Personen behandeln, bei denen wahrscheinlich nicht von einem durchschnittlichen Sprachgebrauch auszugehen ist. Für aussagekräftige verallgemeinerbare Ergebnisse braucht es Studien, die größere Gruppen von Probanden einschließen.

In der „Nun Study" (Snowdon et al. 1996) wurden Nonnen aus einer Ordensgemeinschaft in den USA zu protektiven und Risikofaktoren der AD untersucht. Von 93 der Probandinnen konnte ein handschriftlicher Lebenslauf, der im frühen Erwachsenenalter verfasst worden war, linguistisch analysiert und mit dem kognitiven Leistungsstand im Alter von 75–87 Jahren verglichen werden. Es konnte ein Zusammenhang zwischen kognitiver Leistung im Alter und dem schriftlichen Sprachgebrauch Jahrzehnte zuvor festgestellt werden, dahingehend, dass eine geringere inhaltliche Dichte und eine geringere grammatische Komplexität mit geringerer kognitiver Leistungsfähigkeit im Alter zusammenhingen (Snowdon et al. 1996). In post-mortem Untersuchungen zeigte sich zudem ein Zusammenhang zwischen AD-typischer Neuropathologie und niedriger propositionaler Dichte in den Texten des frühen Erwachsenenalters (Snowdon et al. 1996; Snowdon et al. 2000; Riley et al. 2005).

In Wendelstein (2016) wurde gesprochene Sprache im Vorfeld der AD – bis zu 12 Jahre vor Diagnosestellung – und im Verlauf bis hin zur Konversion zu einer leichten AD – untersucht. In transkribierten biographischen Interviews wurde gesprochene Sprache auf den Ebenen Lexik, Syntax und Pragmatik untersucht. In der Wortschatzreichhaltigkeit zeigte sich bei AD-Patienten tendenziell eine herabgesetzte Diversität des Wortschatzes erst ab dem Stadium einer leichten AD. Auch eine häufigere Verwendung von Pronomina zeigte sich erst bei Konversion zur AD.

Auf syntaktischer Ebene konnte zwischen späteren AD-Patienten und gesunden Kontrollprobanden im Vorfeld und in frühen Stadien kein Unterschied hinsichtlich Komplexität und Länge syntaktischer Konstruktionen festgestellt werden, jedoch kam es bei AD-Probanden mit Konversion zur AD häufiger zu syntaktisch unvollständigen Strukturen im Vergleich zu Gesunden. Dieser Unterschied zeigte sich tendenziell bereits in präklinischen Stadien. Die Differenzen in präklinischen Stadien zwischen gesunden Kontrollprobanden und Probanden, die zu einem späteren Zeitpunkt an AD erkrankten, beziehen sich primär auf Defizite in pragmatischen Fähigkeiten. Die Befunde zur propositionalen Dichte in Wendelstein (2016) entsprechen den Befunden von Snowdon et al. (1996) dahingehend, dass bei späteren AD-Patienten bereits Jahre vor einer Diagnosestellung in der Sprachproduktion eine niedrigere inhaltliche Dichte beobachtet werden kann im Vergleich zu gesunden Kontrollprobanden. Auch im Bereich der Nutzung von Konnektoren treten bereits in präklinischen Stadien Unterschiede zwischen AD-Patienten und Gesunden auf (Wendelstein 2016), worauf im Folgenden näher eingegangen wird.

3.2. Sprachdifferenzen im Vorfeld der Alzheimer-Demenz und das Konzept der kognitiven Reserve

Die oben genannten Studien zeigen unterschiedliche Herangehensweisen an die Analyse der Sprache im Vorfeld der AD. Eine große Hürde besteht hierbei in der Zugänglichkeit zu prospektiven Sprachdaten, was eine Erklärung für die mangelhafte Studienlage zu gesprochener Sprache in präklinischen Stadien ist. Die wenigen Studien, die sich mit diesem Thema befasst haben, belegen jedoch Sprachveränderungen im Verlauf auch in präklinischen Stadien (Garrard et al. 2005; Lancashire & Hirst 2009; Garrard 2009; Wendelstein 2016) und Sprachdifferenzen zwischen an AD Erkrankenden und gesunden Kontrollprobanden (Snowdon et al. 1996; Wendelstein 2016). Teilweise sind diese Untersuchungen jedoch nur begrenzt verallgemeinerbar, wenn es sich um Fallstudien handelt, die die Sprache von in der Öffentlichkeit stehenden Personen analysieren oder auch literarische Werke, bei denen häufige Überarbeitungsschritte oder auch der Einfluss von Lektoren nicht ausgeschlossen werden können.

Die Ergebnisse der Nonnenstudie für geschriebene Sprache (Snowdon et al. 1996; Snowdon et al. 2000; Riley et al. 2005) und die Ergebnisse aus Wendelstein (2016) für gesprochene Sprache belegen jedoch einen Zusammenhang zwischen Indikatoren des Sprachgebrauchs bereits Jahre oder gar Jahrzehnte vor einer Diagnosestellung und dem Risiko, an AD zu erkranken. Besonderheiten auf der Sprachoberfläche auf pragmatischer und inhaltlicher Ebene können so mit dem Maß der kognitiven Reserve in Verbindung gebracht werden. Bessere Werte pragmatischer Fähigkeiten und inhaltlicher Dichte deuten auf eine höhere kognitive Reserve und damit auf eine bessere Fähigkeit hin, AD-typische Abbauerscheinungen zu kompensieren, bzw. auf ein niedrigeres Risiko, an AD zu erkranken. Dabei bleibt offen, inwiefern Differenzen im Sprachgebrauch auf frühe neuronale Abbauprozesse zurückzuführen sind oder ob pragmatische Fähigkeiten vielmehr mit einer generell höheren kognitiven Leistungsfähigkeit im Bereich der Exekutivfunktionen zusammenhängen und dadurch eine erhöhte Kompensationsfähigkeit besteht.

4. Konnektoren als Mittel zur Hörerorientierung

Konnektoren fungieren als „Bindeglieder" zwischen Sätzen und Teilsätzen. Sie setzen zwei (Teil-)Sätze in eine bestimmte semantische Beziehung und tragen damit zur Hörerorientierung bei. Zudem zeigen Konnektoren unterschiedliche Komplexitätsgrade, worauf weiter unten noch näher eingegangen wird. Aus diesem Grund liegt die Vermutung nahe, dass der Konnektorengebrauch bei AD-Patienten beeinträchtigt ist.

Zu den Konnektoren gehören Konjunktionen, Satzadverbien und Partikeln. Mit ihnen wird nicht auf eine Entität in der Welt verwiesen, sondern es werden zwei Sachverhalte, die in zwei syntaktischen Konstruktionen ausgedrückt sind, miteinander verbunden. Konnektoren setzen „die Bedeutungen zweier Sätze zueinander in eine spezifische Relation, welche eine spezifische Beziehung zwischen den von den Sätzen beschriebenen und bezeichneten Sachverhalten identifiziert" (Pasch et al. 2003, 1). Das „Handbuch der deutschen Konnektoren" formuliert folgende Merkmale für Konnektoren (Pasch et al. 2003, 1):

- Konnektoren sind nicht flektierbar.
- Sie vergeben keine Kasusmerkmale an die syntaktische Umgebung.
- Ihre Bedeutung ist eine zweistellige Relation.
- Die Relate sind Sachverhalte.
- Die Relate müssen als Sätze bezeichnet werden können (auch Ellipsen).

Konnektoren sind wichtige Verbindungselemente in der Sprachproduktion und können semantische Relationen über die Satzebene hinaus ausdrücken. Sie tragen somit zum Zusammenhang eines Textes auf der sprachlichen Oberfläche – also zur Kohäsion – bei (z. B. Schwarz 2001). Konnektoren sind neben referenziellen Bezügen der Wiederaufnahme bereits genannter Begriffe oder textdeiktischen Ausdrücken häufige Kohäsionsmittel.

Der inhaltliche Zusammenhang eines Textes, der „rote Faden", wird als Kohärenz bezeichnet. Kohärenz und Kohäsion stehen in Beziehung, bedingen sich jedoch nicht unbedingt gegenseitig. So können Aussagen ohne Kohäsionsmittel kohärent oder auch Aussagen mit Kohäsionsmitteln inkohärent sein. Konnektoren als Kohäsionsmittel können in Texten meist weggelassen werden, ohne dass die Kohärenz beeinträchtigt ist, wie das folgende Beispiel illustriert.

Beispiel kohärente Aussage ohne Konnektor als Kohäsionsmittel (1), kohärente Aussage mit Kohäsionsmittel (2) und inkohärente Aussage mit Kohäsionsmittel (3):

(1) Ich habe keinen Hunger. Ich habe schon gegessen.
(2) Ich habe keinen Hunger, weil ich schon gegessen habe.
(3) Ich habe keinen Hunger, aber es regnet.

Aussage (1) versteht ein Leser oder Hörer als eine kohärente – zusammenhängende und in sich stimmige – Aussage, obwohl kein Konnektor enthalten ist. In (2) wurde der semantische Zusammenhang auf der sprachlichen Oberfläche mittels eines kausalen Konnektors expliziert. Aus (3) wird deutlich, dass das Vorhandensein eines Konnektors nicht zwangsläufig mit Kohärenz gleichzusetzen ist. Hier kann ein Leser oder Hörer nur schwerlich Kohärenz zwischen beiden Teilsätzen herstellen. Ohne weitere Informationen können die beiden Teilsätze nicht in einen sinnvollen Zusammenhang gebracht werden.

Trotzdem sind Kohärenz und Kohäsionsmittel nicht als völlig losgelöst voneinander zu betrachten. Die Textstruktur, die auch durch Kohäsionsmittel gebildet wird, trägt „die notwendigen Informationshinweise zum Aufbau einer kohärenten Repräsentation des Textinhalts" (Schwarz 2001, 157).

Auch wenn Konnektoren sich nicht zu den Wörtern der geschlossenen Klasse im strengen Sinne zählen lassen (vgl. Waßner 2002, zitiert nach Pasch et al. 2003, 594), da es zur Entwicklung neuer Konnektoren kommt, lassen sie sich dennoch zu den Funktionswörtern zählen. Aus diesem Grund sind sie nach Caron (1997) direkt mit grundlegenden kognitiven Prozessen verbunden (Caron 1997, 53). Dabei haben Konnektoren neben der semantischen Funktion, zwei Relate inhaltlich miteinander zu verbinden, auch eine pragmatische Funktion: Sie liefern dem Hörer Informationen darüber, wie ein dem Konnektor folgender Sachverhalt in den Kontext einzuordnen ist. Sie kennzeichnen damit den Wechsel oder auch die Beibehaltung eines Kontexts. So transportieren Konnektoren nicht nur einen semantischen Zusammenhang zweier Relate, sondern tragen mit prozeduralen Informationen zur Bildung einer Textrepräsentation bei (vgl. Caron 1997, 70; Frohning 2007, 47 ff.) und können sogar zu einer Verringerung des Verarbeitungsaufwand beim Hörer beitragen (Loureda et al. 2015).

Die Konnektoren lassen sich in verschiedene semantische Kategorien einteilen. Zumeist findet sich die Einteilung in additive, temporale, kausale und adversative Konnektoren (Halliday & Hasan 1976, zitiert nach Charon 1997). Eine feinere semantische Kategorisierung nimmt das Handbuch der deutschen Konnektoren vor (Breindl et al. 2014). Nach Bloom et al. (1980) (auch zitiert in Caron 1997) können die Konnektoren nach ihrer semantischen Komplexität geordnet werden. Dabei sind die am wenigsten komplexen Konnektoren die additiven, gefolgt von den temporalen und anschließend den kausalen. Die adversativen Konnektoren werden als die komplexesten betrachtet (Bloom et al. 1980; Caron 1997; vgl. auch Goldman & Murray 1992, die eine höhere Schwierigkeit für die Verarbeitung adversativer und sequenzieller im Vergleich zu additiven und temporalen Konnektoren beschreiben). Zu den additiven Konnektoren gehören u. a. *und, sowie, auch, zudem*; die temporalen Konnektoren beinhalten u. a. *bevor, bis, danach, seit, woraufhin*; als kausale Konnektoren gelten u. a. *weil, da, aufgrund dessen (...), dass*; unter die adversativen Konnektoren sind u a. *aber, dagegen, wiederum, doch, indessen* zu zählen.

5. Konnektorengebrauch im Vorfeld und bei leichter AD

Zu Konnektoren im Sprachgebrauch bei AD ist die Studienlage dürftig. Ripich & Terrell (1988) untersuchten sechs AD-Patienten mit unterschiedlichem Schweregrad im Vergleich zu gesunden Kontrollprobanden. Auch bei den AD-Patienten, die leicht bis schwer sprachlich beeinträchtigt waren, kamen nur wenige inkohärente Textstellen vor. Auf der Ebene der Kohäsionsmittel und im Besonderen in Bezug auf die adäquate Verwendung von Konjunktionen wurden keine Gruppenunterschiede beschrieben. Auch in einer größeren Studie (Ripich et al. 2000), in der 60 Probanden mit leichter bis moderater AD untersucht wurden, konnte im Gebrauch von Konjunktionen im Vergleich zu einer gesunden Kontrollgruppe kein Unterschied nachgewiesen werden. Jedoch zeigte sich in einer Teilstichprobe bei den AD-Patienten im Verlauf von 18 Monaten ein Rückgang im Gebrauch von Konjunktionen. Dijkstra et al. (2004) beschreiben bei leicht bis schwer an AD Erkrankten eine Herabsetzung der Verwendung kausaler Kohäsion im Vergleich zu gesunden Kontrollpersonen. Eine differenzierte Analyse des Konnektorengebrauchs im Vorfeld und in frühen Stadien der AD erfolgte in Wendelstein (2016). Die Methode und Ergebnisse aus dieser Untersuchung werden im Folgenden dargestellt.

5.1. Material: Biografische Interviews aus der ILSE

Der Gebrauch von Konnektoren im Vorfeld der Alzheimer-Demenz lässt sich nur anhand einer prospektiven Langzeitstudie untersuchen. Die Grundlage für die vorliegende Untersuchung sind semistandardisierte biographische Interviews aus der interdisziplinären Langzeitstudie des Erwachsenenalters ILSE (Überblick

Sattler et al. im Druck). Die ILSE ist eine prospektive Langzeitstudie im Kohortendesign. Seit Beginn der 1990er wurden in den Zentren Heidelberg/Mannheim und Leipzig zu bisher drei abgeschlossenen Messzeitpunkten (T1: 1993–1996; T2: 1997–2000; T3: 2005–2008; T4: 2013-laufend) Probanden zweier Alterskohorten (1930–32 und 1950–52) umfassend untersucht, mit dem Ziel, „Bedingungen für ein gesundes, befriedigendes Alter" (Lehr et al. 2000, 1) zu identifizieren.

Die Probanden wurden sehr ausführlich untersucht und befragt, um die Einflussfaktoren auf den Alternsprozess möglichst umfassend abbilden zu können. Die Erhebung deckte dabei viele verschiedene Bereiche ab: Es wurden u. a. soziodemographische Daten erhoben, medizinische Untersuchungen durchgeführt, ein neuropsychologisches Profil wurde erstellt, die Probanden beantworteten u. a. Fragebögen zu Psychologie, Ernährung und Aktivitäten. Eine Besonderheit der ILSE stellt das ausführliche biografische Interview dar, das zu allen Messzeitpunkten durchgeführt und aufgezeichnet wurde und die Grundlage der vorliegenden Untersuchung ist.

Zum dritten Messzeitpunkt traten unter den Probanden der Alterskohorte 1930–32 der ILSE erstmals demenzielle Erkrankungen auf. Insgesamt 7 % der damals durchschnittlich 74,3 ± 1,2 Jahre alten Probanden wurden nach den NINCDS-ADRDA-Kriterien (McKhann et al. 1984) mit AD diagnostiziert. Bei 29 % der älteren Alterskohorte lag nach dem Konzept der AACD (aging-associated cognitive decline, Levy 1994; Schröder et al. 1998) eine LKB vor (siehe Abbildung 2).

Abbildung 2: Prävalenz kognitiver Beeinträchtigungen in der ILSE zu T3 nach Toro et al. (2009) und Sattler et al. (2011).

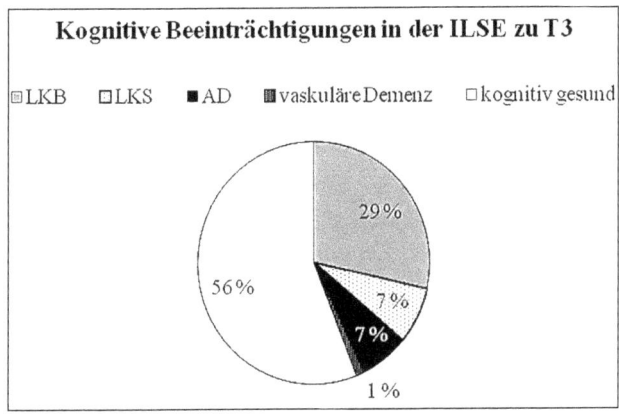

Aus den zum dritten Messzeitpunkt an AD erkrankten Probanden wurde eine Substichprobe gewählt. Da gesprochene Sprache im Vorfeld der AD, also noch vor ersten klinischen Symptomen im Verlauf untersucht werden sollte, wurden nur Probanden ausgewählt, die zum ersten Messzeitpunkt kognitiv gesund waren und von denen ein Interview zu mindestens T1 und T2 vorhanden war. Als Ausschlusskriterien galten andere demenzielle Erkrankungen als AD, akute psychiatrische Erkrankungen (z. B. Depression), ein nicht deutschsprachiger Geburtsort und eine zu schlechte Qualität der Tonaufnahmen des biografischen Interviews (aufgrund des Alters der Tonkassetten waren einige der Aufnahmen unverständlich geworden). Zu diesen Probanden, die zum dritten Messzeitpunkt an AD erkrankt waren (T3AD), wurden Kontrollprobanden ausgewählt, die zu allen drei Messzeitpunkten gesund waren. Diese wurden nach Alter, Geschlecht, Bildungsjahre, Schulabschluss, Haushaltseinkommen und Untersuchungsregion sorgfältig gematched (Stichprobe siehe Tabelle 1).

Die Interviews der ILSE wurden mithilfe eines semistandardisierten Interviewleitfadens durchgeführt. Der Interviewleitfaden wurde nach den Grundsätzen einer psychologischen biografischen Exploration (vgl. Kruse 1987) entwickelt. Den Probanden wurden offene Fragen gestellt, auf die sie frei antworten konnten und so ihre eigenen Schwerpunkte setzen konnten. Bei Bedarf wurden zu den Themen noch vertiefende Fragen gestellt. In den biografischen Interviews der ILSE wurde zu T1 die gesamte Biographie bis zum aktuellen Zeitpunkt erfragt. Zusätzlich wurden weitere Themenbereiche ausführlich behandelt wie u. a. die berufliche Situation, das soziale Netzwerk, die Gesundheit, die finanzielle Situation, die Wohnsituation und Wünsche und Vorstellungen für die Zukunft. Zu den weiteren Messzeitpunkten wurden Veränderungen und Ereignisse seit dem vorherigen Messzeitpunkt erfragt und ebenfalls die zu T1 behandelten Bereiche thematisiert. Die durchschnittliche Dauer eines Interviews der gewählten Substichprobe war zu T1 4,37 (± 1,352) Stunden, zu T2 2,53 (± 0,956) Stunden und zu T3 1,40 (± 0,464) Stunden.

Die biografischen Interviews der ILSE, die zum ersten und zweiten Messzeitpunkt auf Tonkassetten aufgenommen wurden, wurden zunächst digitalisiert und dann transkribiert. Auf der Grundlage etablierter Systeme wurde ein Transkriptionssystem entwickelt, das sich zur ökonomischen Transkription großer Textmengen eignet, zur interdisziplinären Nutzung verständlich und elektronisch durchsuchbar ist (Entwicklung in Zusammenarbeit mit dem Projekt „Heidelberger Korpus, Teilkorpus ‚Bioethik'" mit Marcus Müller und Franziska Köder). Die Transkription erfolgte orthographisch mit der Annotation von relevanten außersprachlichen Phänomene und markierten Pausen (ausführliche Beschreibung in Wendelstein 2016). Für die Analysen, die nicht vollständig elektronisch durchgeführt wurden, wurde ein thematisches Teilkorpus gebildet, dass die Bereiche „aktuelle Gesundheit", „Wohnen" und „sozioökonomische Situation" umfasst (ausführlicher zum Inhalt der Interviews und zur Korpuserstellung siehe Wendelstein 2016).

Tabelle 1: Stichprobe (aus Wendelstein 2016)

M ± SD/N	Kontrollen	AD zu T3	Gesamt
N	8	8	16
Geschlecht m/w	75 %/25 %	75 %/25 %	75 %/25 %
Bildungsjahre	13,50 (± 3,586)	13,00 (± 3,117)	13,25 (± 3,256)
Alter zu T1	62,75 (± 0,886)	63,38 (± 0,916)	63,06 (± 0,929)
Alter zu T2	66,50 (± 1,069)	66,88 (± 1,126)	66,69 (± 1,078)
Alter zu T3	73,63* (± 0,916)	75,25* (± 1,488)	74,44 (± 1,459)
Diagnose zu T1	Kontr. = 8	Kontr. = 8	Kontr. = 16
Diagnose zu T2	Kontr. = 8	Kontr. = 3 LKB =5	Kontr. = 11 LKB =5
Diagnose zu T3	Kontr. = 8	AD = 8	Kontr. = 8 AD = 8
Dauer Interview in Stunden T1	4,52 (± 0,925) N = 8	4,22 (± 1,735) N = 8	4,37 (± 1,352) N = 16
Dauer Interview in Stunden T2	2,49 (± 0,799) N = 8	2,56 (± 1,148) N = 8	2,53 (± 0,956) N = 16
Dauer Interview in Stunden T3	1,40 (± 0,531) N = 5	1,40 (± 0,391) N = 5	1,40 (± 0,464) N = 10

Anmerkungen: M = Mittelwert, SD = Standardabweichung, N = Anzahl, Kontr. = zum jeweiligen Messzeitpunkt kognitiv gesunde Probanden, LKB = zum jeweiligen Messzeitpunkt Probanden mit leichter kognitiver Beeinträchtigung, AD = zum jeweiligen Messzeitpunkt Probanden mit Alzheimer-Demenz, * = signifikant (U-Test (Mann/Whitney)): $p < 0,05$.

5.2. Methode

In diesem Abschnitt wird zunächst die Methode zur Ermittlung des Konnektorengebrauchs dargestellt. Anschließend werden die im Rahmen der ILSE erhobenen für die vorliegende Analyse ausgewählten kognitiven Parameter aufgeführt und zuletzt Hinweise zur statistischen Berechnung gegeben.

5.2.1. Ermittlung des Konnektorengebrauchs

Konnektoren wurden mithilfe des grammatischen Informationssystems des Instituts für Deutsche Sprache grammis 2.0 (Institut für Deutsche Sprache 2014) identifiziert (vgl. Felder 2012). Da eine semantische Unterscheidung zwischen adversativen und konzessiven Konnektoren teils nicht eindeutig zu treffen ist, wurden adversative und konzessive Konnektoren zusammengefasst (vgl. Felder 2012, 153). Für die Analyse wurde eine Liste mit den semantisch komplexen konzessiven und adversativen, den weniger komplexen kausalen Konnektoren und dem unspezifischen Konnektor „da" erstellt (Wendelstein 2016; vgl. Bloom et al. 1980; Caron 1997). Die adversativen Konnektoren beinhalten u. a. *aber, allerdings, dagegen,* die konzessiven u. a. *obwohl, trotzdem, wobei,* die kausalen u. a. *denn, weil, zumal* und als unspezifisch gilt *da.* Die Annotation der Konnektoren erfolgte über eine automatische Suche und anschließende Überprüfung ihrer Verwendung als Konnektor. Zur Annotation wurde MAXQDA (VERBI GmbH 2014) genutzt und zur Überprüfung der Reliabilität wurde bei 20 % der Texte durch eine unabhängige Person ein Co-Rating mit einer Übereinstimmung von 98,57 % durchgeführt. Es wurden nur Konnektoren, die vollständige *Phrasen* verbunden haben, in die Analyse einbezogen (Segmentierung in Phrasen nach Huber et al. 2005). In den folgenden Beispielen sind die annotierten Konnektoren in Textausschnitten beispielhaft dargestellt.

Beispiel Textausschnitte mit markierten Konnektoren:

T3AD-Proband 8 T2

```
u: ja ja und wie war das für sie wie ging es ihnen dann als
sie da raus sind

p: [da⁴ haben sie eben festgestellt [dass ich es mit dem her-
zen habe]V [und nicht mit der luft [was ich früher angenom-
men habe]V durch die lungenoperation]V]V [nun da⁴ musste ich
eben tabletten einnehmen]V [und da⁴ haben sie viel versucht]V
[und da⁴ habe ich kopfschmerzen gekriegt von vielen tablet-
ten]V aber⁵ [und jetzt habe ich die richtigen herzkreislauf]
V [und dann hatten sie eben schilddrüse festgestellt]V [und
da⁴schilddrüse sollte ich zur operation immer]V [aber² jetzt
habe ich immer nein gesagt]V [oder ich überlege mir es noch]V
```

Kontrollproband 7

```
u: und wie finden sie ihre wohngegend

p: ja [das kann man eigentlich nicht gut finden [weil³ dort
rundrumbaustelle ist]V]V [aber² ich bin absichtlich sind
```

```
wir dahin gezogen [weil³ es etwas außerhalb der stadt liegt]
V [und weil³ wir in engelsdorf den garten haben]V]V [da⁴ kann
man zur not mit dem fahrrad hinfahren]V [nicht zur not]U [da⁴
kann man überhaupt mit dem fahrradda⁵ hinfahren]V [bloß² geht
es jetzt nicht durch diese große baustelle dort]V [ich finde
es trotzdem¹ gut da⁵ draußen]V
```

¹Konnektor konzessiv; ²Konnektor adversativ; ³Konnektor kausal; ⁴Konnektor unspezifisch; ⁵nicht als Konnektor gewertet; „[...]" kennzeichnet die Phrasenklammerung; V = vollständige Phrasen; U = unvollständige Phrasen.

Nach Annotation wurde das anteilige Vorkommen der Konnektoren-Kategorien in den thematischen Textausschnitten berechnet. Die Anzahl der Konnektoren einer jeweiligen Kategorie wurde durch die Anzahl der vollständigen Phrasen in einem Textausschnitt geteilt. Zusätzlich zu dieser einfachen Häufigkeitsangabe wurde ein Konnektoren-Index (KI) berechnet, der zudem das Verhältnis komplexer zu unspezifischen Konnektoren berücksichtigt. Der Anteil unspezifischer Konnektoren wurde vom Anteil der komplexen Konnektoren subtrahiert und durch die Summe von unspezifischen und komplexen Konnektoren geteilt.

KI = (komplex − unspezifisch) / (komplex + unspezifisch)

Durch diese Formel können auch Fälle einbezogen werden, bei denen keine unspezifischen Konnektoren vorkommen. Bei einer einfachen Berechnung des Anteils der komplexen Konnektoren durch den Anteil unspezifischer Konnektoren wäre dies nicht möglich, da durch „0" geteilt werden müsste.

5.2.2. Kognitive Maße für Korrelationen

Aus den Daten der neuropsychologischen Untersuchung der ILSE wurden sprachassoziierte und nicht sprachliche kognitive Leistungen ausgewählt, deren Zusammenhang zum Konnektorengebrauch untersucht wurde. Die sprachassoziierten Leistungen waren der Wortflüssigkeitstest „Wörter finden" (Leistungsprüfsystem – LPS, Horn 1983), bei dem innerhalb einer Minute möglichst viele Wörter mit dem Anfangsbuchstaben „S" genannt werden sollen, und der Benenntest Boston-Naming-Test (BNT, Kaplan et al. 1983), bei dem fünfzehn schwarz-weiße Strichzeichnungen benannt werden sollen. Aus den nicht sprachbezogenen kognitiven Leistungstests wurden drei Tests ausgewählt: Der Zahlenverbindungstest zur Erfassung der Informationsverarbeitungsgeschwindigkeit, Zahlennachsprechen vorwärts und rückwärts zur Erfassung von Arbeitsgedächtnisleistungen (beides aus dem Nürnberger-Alters-Inventar –

NAI, Oswald & Fleischmann 1986) und der Trail-Making-Test zur Erfassung der Umstellungsfähigkeit (Reitan 1992).

5.2.3. Statistik

Die statistischen Berechnungen wurden mit der Statistiksoftware IBM SPSS Statistics 21 (IBM Corporation 1989, 2012) durchgeführt. Gruppenunterschiede wurden mit dem nonparametrischen Mann-Whitney-U-Test, Unterschiede zwischen Messzeitpunkten mit dem nonparametrischen Wilcoxon-Test berechnet. Korrelative Zusammenhänge zwischen Konnektorengebrauch und kognitiven Maßen wurden mittels nonparametrischer Korrelation nach Spearman mit zweiseitiger Signifikanz berechnet.

5.3 Ergebnisse

Bei Betrachtung der einzelnen Konnektoren-Kategorien (siehe Abbildung 3) zeigen sich hinsichtlich des Gebrauchs von konzessiven und kausalen Konnektoren zwischen gesunden Kontrollprobanden und Probanden, die zum dritten Messzeitpunkt eine AD entwickeln, keine Unterschiede. Bei den adversativen Konnektoren zeigt sich zum ersten Messzeitpunkt eine signifikant niedrigere Verwendung bei den T3AD-Probanden (p = 0,032), die im weiteren Verlauf noch tendenziell knapp unter dem Signifikanzniveau bestehen bleibt. Vom ersten bis zum dritten Messzeitpunkt nimmt die Verwendung adversativer Konnektoren in beiden Gruppen ab, wobei lediglich der Rückgang in der Kontrollgruppe zwischen T1 und T2 das Signifikanzniveau erreicht (p = 0,039). Der Gebrauch unspezifischer Konnektoren unterscheidet sich erst zum dritten Messzeitpunkt, wobei die T3AD-Probanden tendenziell häufiger unspezifische Konnektoren nutzen als die gesunden Kontrollprobanden (p = 0,075). Im Verlauf ändert sich der Gebrauch unspezifischer Konnektoren bei der gesunden Kontrollgruppe nicht (p > 0,2). Bei den T3AD-Probanden zeigt sich zwischen T2 und T3 ein tendenzieller Anstieg des Gebrauchs von unspezifischen Konnektoren (p = 0,063), der über den gesamten Zeitraum von T1-T3 signifikant ist (p = 0,031).

Mit dem Konnektoren-Index (siehe Abbildung 4) wurde ein Wert errechnet, der den Gebrauch von komplexen und unspezifischen Konnektoren im Verhältnis zueinander abbildet. Dabei sagt ein niedriger Wert einen höheren Gebrauch unspezifischer im Verhältnis zu komplexen Konnektoren aus. Ein höherer Wert entspricht einem höheren Gebrauch von komplexen Konnektoren im Verhältnis zu unspezifischen Konnektoren. Abbildung 4 zeigt einen tendenziell höheren Wert im Konnektoren-Index bei den gesunden Kontroll-

Konnektorengebrauch als Hinweis auf kognitive Reserve

probanden zu T1 (p = 0,076). Dieser Unterschied bestand zum 2. Messzeitpunkt nicht. Zum dritten Messzeitpunkt jedoch zeigten die T3AD-Probanden einen signifikant niedrigeren Wert im Konnektoren-Index als die Kontrollprobanden (p = 0,016).

Im Verlauf zeigen die Kontrollprobanden nur zwischen T1 und T2 eine tendenzielle Abnahme des Konnektoren-Index (p = 0,055), die über den Gesamtverlauf jedoch nicht zu bestätigen ist. Die Abnahme im Wert des Konnektoren-Index ist für die T3AD-Probanden deutlicher, erreicht jedoch nur einen tendenziellen Wert im Verlauf T2-T3 und im Gesamtverlauf T1-T3 (p = 0,063).

Zwischen dem Konnektorengebrauch und ausgewählten neuropsychologischen Leistungen, die in der ILSE erfasst wurden, konnten *korrelative Zusammenhänge* festgestellt werden. Zum ersten Messzeitpunkt zeigte sich ein Zusammenhang von niedrigen Leistungen im Arbeitsgedächtnistest, Zahlennachsprechen rückwärts und einem niedrigen Wert des Konnektoren-Index (r = 0,558; p < 0,01).

Abbildung 3: Konnektorengebrauch bei T3AD- und Kontrollprobanden über drei Messzeit- Punkte. Angabe der Konnektoren in % der Phrasen. M = Mittelwert, N = Probandenanzahl, SD = Standardabweichung, p = Signifikanzwert.

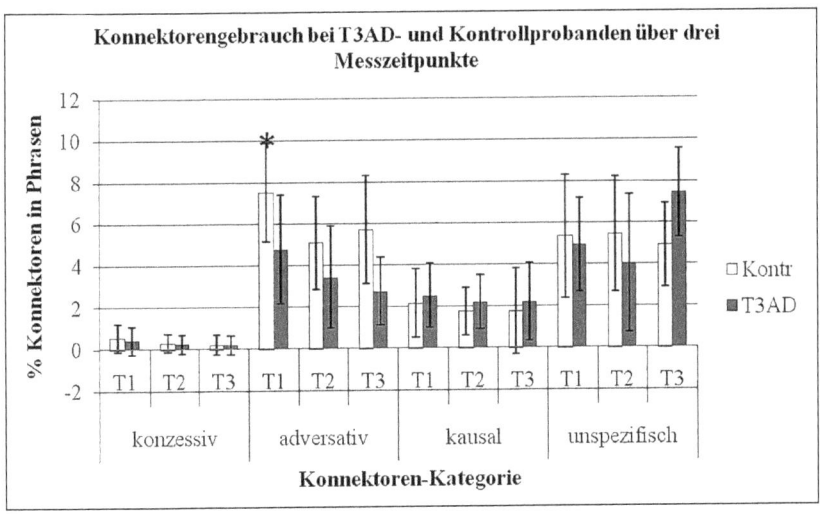

Diag_t3		konzessiv			adversativ			kausal			unspezifisch		
		T1	T2	T3	T1	T2	T3	T1	T2	T3	T1	T2	T3
Kontroll-probanden	M	0,5	0,3	0,2	7,5	5,1	5,7	2,1	1,7	3,3	5,3	5,4	4,9
	N	8	8	5	8	8	5	8	8	5	8	8	5
	SD ±	0,7	0,4	0,5	2,4	2,2	2,6	1,6	1,1	2,1	3,0	2,8	2,0
AD	M	0,4	0,2	0,2	4,8	3,4	2,7	2,5	2,2	2,0	4,9	4,0	7,4
	N	8	8	5	8	8	5	8	8	5	8	8	5
	SD	0,7	0,4	0,4	2,6	2,4	1,6	1,5	1,3	1,9	2,3	3,3	2,2
	p	0,353	0,500	0,500	**0,032**	0,093	0,075	0,221	0,287	0,111	0,306	0,164	0,075

Zu T2 zeigte sich ein Zusammenhang zwischen niedrigen Leistungen im Test Wörter finden, der Arbeitsgedächtnisleistungen und Aspekte des lexikalischen Abrufs beinhaltet, und einem geringeren Anteil von adversativen Konnektoren ($r = 0{,}558$; $p < 0{,}05$). Beim Kurzzeitgedächtnistest Zahlennachsprechen vorwärts zeigte sich ein negativer Zusammenhang: Eine hohe Leistung im Test war mit einem niedrigen Wert beim Konnektoren-Index assoziiert ($r = -0{,}499$; $p < 0{,}05$).

Zu T3 gab es einen korrelativen Zusammenhang zwischen niedrigen Leistungen im Trail-Making-Test B, der Verarbeitungsgeschwindigkeit und Umstellungsfähigkeit erfasst, und einem niedrigen Wert im Konnektoren-Index ($r = -0{,}717$; $p < 0{,}05$).

Zu Bildungsjahren zeigte sich zu keinem der drei Messzeitpunkte ein korrelativer Zusammenhang.

Abbildung 4: Konnektoren-Index bei T3AD- und Kontrollprobanden: Mann-Whitney-U-Test: T1: Kontrollprobanden M 0,267 SD ± 0,390; T3AD-Probanden M 0,003 SD ± 0,285; p = 0,076, n. s.; T2: Kontrollprobanden M −0,013 SD ± 0,425; T3AD-Probanden M −0,112 SD ± 0,530; p = 0,439, n. s.; T3: Kontrollprobanden M 0,092 SD ± 0,253; T3AD-Probanden M −0,456 SD ± 0,367; **p = 0,016**. *Verlauf Kontrollprobanden: Wilcoxon T1-T2: p = 0,055, n. s.; T2-T3: p = 0,500, n. s.; T1-T3: p = 0,156, n. s.; Verlauf T3AD-Probanden Wilcoxon T1-T2: p = 0,250, n. s.; T2-T3: p = 0,063, n. s.; T1-T3: p = 0,063, n. s.*

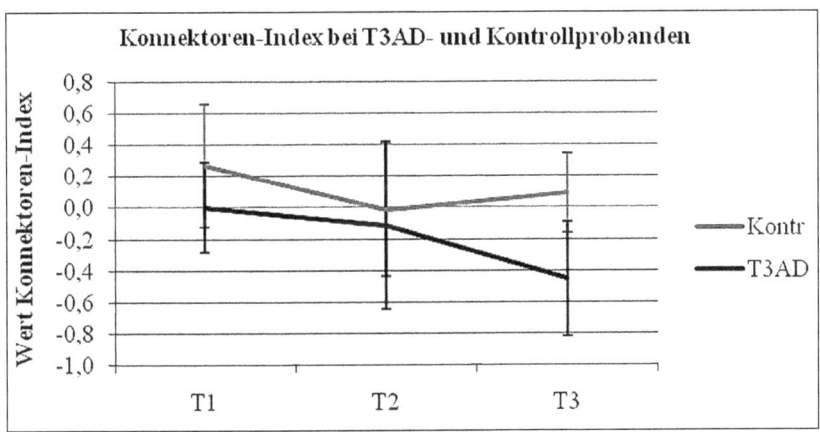

5.4. Diskussion

Bisher gibt es nur wenige Studien zum Konnektorengebrauch in der gesprochenen Sprache bei AD. Meist werden Konnektoren dabei nicht differenziert hinsichtlich ihrer semantischen Komplexität betrachtet. In der vorliegenden Studie konnte unter Berücksichtigung der semantischen Komplexität verschiedener Konnektoren-Kategorien gezeigt werden, dass bereits in vorklinischen Stadien Unterschiede zwischen später an AD erkrankenden Probanden und gesunden Kontrollprobanden in der gesprochenen Sprache hinsichtlich des Gebrauchs von Konnektoren auftreten. Im Verlauf hin zur Konversion zu einer leichten AD verdeutlichte sich dieser Unterschied.

Im Gegensatz zu der Studie von Dijkstra et al. (2004), die eine Herabsetzung kausaler Kohäsion beschrieben, konnte hier keine Herabsetzung kausaler Konnektoren bei AD-Patienten festgestellt werden. Ein Grund hierfür könnte sein, dass es zu einer solchen Herabsetzung erst in weiter fortgeschrittenen Stadien kommt. Die Probanden in der vorliegenden Analyse hatten alle eine nur leichte AD. Eine Herabsetzung zeigte sich jedoch für die komplexen adversativen Konnektoren bzw. für das Verhältnis komplexer zu unspezifischen Konnektoren.

Für den Verlauf zeigten Ripich et al. (2000) einen Rückgang in der Verwendung von Konjunktionen. Ein solcher globaler Rückgang im Verlauf der AD ist in der vorliegenden Studie nicht zu bestätigen. Auch hier könnte eine Erklärung für die unterschiedlichen Befunde im geringeren Schweregrad der Probanden in der vorliegenden Untersuchung liegen, und es müsste untersucht werden, ob es bei Progression der AD zu einem generellen Rückgang der Verwendung von Konnektoren kommt. In der vorliegenden Studie kann jedoch ein Rückgang von komplexen mit einem gleichzeitigen Anstieg unspezifischer Konnektoren beschrieben werden, was eher auf eine „Verschiebung" vom Komplexen zum Unspezifischen hindeutet als auf einen generellen Rückgang des Konnektorengebrauchs.

Die Verwendung von Konnektoren mit Berücksichtigung der semantischen Komplexität macht auf der sprachlichen Oberfläche bereits im Vorfeld als auch im Verlauf bis hin zur Konversion zu einer AD Unterschiede zwischen T3AD-Probanden und gesunden Kontrollprobanden deutlich.

Die korrelativen Zusammenhänge mit neuropsychologischen Testleitungen deuten auf einen Zusammenhang mit höheren kognitiven Fähigkeiten wie Arbeitsgedächtnisleistungen, lexikalischer Abruf und Verarbeitungsgeschwindigkeit hin. Reine Kurzzeitgedächtnisleistungen scheinen hingegen nicht zu einem höheren Konnektoren-Index beizutragen; hier gab es sogar einen negativen Zusammenhang. Die mit dem Konnektorengebrauch zusammenhängenden kognitiven Fähigkeiten fallen unter die exekutiven Funktionen. Um diesen Zusammenhang zu spezifizieren, besteht noch Forschungsbedarf. Jedoch lassen sich diese Ergebnisse entsprechend Schecker (2010) und Schecker et al. (2014) deuten, wo als zugrundeliegendes Defizit für die Sprachabbauerscheinungen eine Verlangsamung der Verarbeitungsgeschwindigkeit und ein daraus resultierendes Defizit der Exekutivfunktionen diskutiert wird.

Zwischen Bildungsstand und Konnektorenverwendung konnte kein korrelativer Zusammenhang gefunden werden. Bildung gilt als sehr robuster Marker für kognitive Reserve. Da der Gebrauch von Konnektoren von der Bildung unabhängig ist, kann er als zusätzlicher Marker gesehen werden, der neben dem Bildungsstand Hinweise auf die kognitive Reserve gibt.

Der Gebrauch von Konnektoren kann damit als früher Hinweis auf eine AD gesehen werden, und da er sich im Verlauf weiter verändert, könnte eine Veränderung hin zu einer häufigeren Verwendung von unspezifischen im Verhältnis zu komplexen Konnektoren auch Hinweis auf eine Konversion zu einer leichten AD sein.

6. Schluss

Sprachveränderungen und -differenzen – wie sie im vorliegenden Buchbeitrag am Beispiel des Konnektorengebrauchs dargestellt wurden – können Hinweise auf die Entwicklung einer AD liefern. Dabei sind bereits in präklinischen Stadien Unterschiede zwischen AD-Patienten und gesunden Kontrollprobanden festzustellen. Diese Differenzen beziehen sich meist auf pragmatische Fähigkeiten und somit auf die *Verwendung* gesprochener Sprache. Dabei ist vor allem eine hörerorientierte Sprachproduktion betroffen. Bestimmte Aspekte des Sprachgebrauchs unterscheiden sich bereits im Vorfeld der AD zwischen den später Erkrankenden und den gesunden Kontrollprobanden. So werden, wie im vorliegenden Buchbeitrag ausgeführt, Konnektoren, die dem Hörer eine Orientierung bieten, wie ihnen folgende Äußerungen einzuordnen sind, in unterschiedlicher Art und Weise verwendet.

Eine differenzierte Betrachtung der Konnektoren unter Berücksichtigung der unterschiedlichen semantischen Kategorien ergab eine weniger häufige Nutzung komplexer Konnektoren bereits im Vorfeld der AD. Im weiteren Verlauf konnte mit Konversion zur AD eine „Verschiebung" von komplexen hin zu unspezifischen Konnektoren beobachtet werden. Aus unspezifischen Konnektoren können vom Hörer weniger Informationen abgleitet werden, womit eine Sprachproduktion mit mehr unspezifischen Konnektoren als weniger hörerorientiert bezeichnet werden kann. Es ist davon auszugehen, dass sich bereits in präklinischen Stadien hochkomplexe kognitive Verarbeitungsprozesse auf der Sprachoberfläche abbilden, die einen Hinweis auf das Maß der kognitiven Reserve geben und damit auf das Risiko, an einer AD zu erkranken.

7. Literatur

Ahmed S, Haigh AMF, De Jager CA, Garrard P (2013): Connected speech as a marker of disease progression in autopsy-proven Alzheimer's disease. In: Brain. Online im Internet: URL: http://www.ncbi.nlm.nih.gov/pubmed/24142144 (abgerufen am: 18.10.2014).

Alzheimer A (1907): Über eine eigenartige Erkrankung der Hirnrinde. In: *Allgemeine Zeitschrift für Psychiatrie* 64, 146–148.

Breindl E, Volodina A, Waßner UH (2014). *Handbuch der deutschen Konnektoren, Band 2: Semantik*. Berlin, New York: De Gruyter.

Bloom L, Lahey M, Hood L, Lifter K, Fiess K (1980): Complex sentences: Acquisition of syntactic connectives and the semantic relations they encode. In: *Journal of Child Language* 7(2), 235–261.

Caron J (1997): Toward a procedural approach of the meaning of connectives. In: Costermans J, Fayol M (eds.): *Processing intercausal relationships. Studies in the production and comprehension of text*. Mahwah, New Jersey: Lawrence Erlbaum Associates, 53–73.

Dijkstra K, Bourgeois MS, Allen RS, Burgio LD (2004): Conversational coherence: discourse analysis of older adults with and without dementia. In: *Journal of Neurolinguistics* 17(4), 263–283.

Erickson KI, Voss MW, Prakash RS, Basak C, Szabo A, Chaddock L, Kim JS, Heo S, Alves H, White SM, Wojcicki TR, Mailey E, Vieira VJ, Martin SA, Pence BD, Woods JA, McAuley E, Kramer AF (2011): Exercise training increases size of hippocampus and improves memory. In: *Proceedings of the National Academy of Sciences* 108(7), 3017–3022.

Felder E (2012): Pragma-semiotische Textarbeit und der hermeneutische Nutzen von Korpusanalysen für die linguistische Mediendiskursanalyse. In: Felder E, Müller M, Vogel F (eds.): *Korpuspragmatik. Thematische Korpora als Basis diskurslinguistischer Analysen*. Berlin, New York: De Gruyter, 115–174.

Frohning D (2007): *Kausalmarker zwischen Pragmatik und Kognition. Korpusbasierte Analysen zur Variation im Deutschen*.Tübingen: Niemeyer.

Garrard P, Maloney LM, Hodges JR, Patterson K (2005): The effects of very early Alzheimer's disease on the characteristics of writing by a renowned author. In: *Brain: A Journal of Neurology* 128(2), 250–260.

Garrard P (2009): Cognitive archaeology: Uses, methods, and results. In: *Journal of Neurolinguistics* 22(3), 250–265.

Goldman SR, Murray JD (1992) Knowledge of Connectors as Cohesion Devices in Text: A Comparative Study of Native-English and English-as-a-Second-Language Speakers. In: *Journal of Educational Psychology* 84(4), 504–519.

Halliday MAK, Hasan R (1976): *Cohesion in English*. London: Longman.

Horn WC (1983): *Leistungsprüfsystem*. Göttingen: Hogrefe.

Huber W, Grande M, Springer L (2005): *Aachener Sprachanalyse (ASPA). Handanweisung*. Version 1.0 November 2005. Aachen: Programmierung, Verlag und Vertrieb: Delta Systems.

IBM Corporation (1989, 2012): IBM SPSS Statistics Version 21.

Institut für Deutsche Sprache (2014): Das grammatische Informationssystem des Instituts für deutsche Sprache (IDS). Mannheim. Online im Internet: URL: http://hypermedia.ids-mannheim.de/ (abgerufen am: 09.11.2014).

Kaplan E, Goodglass H, Weintraub S (1983): *Boston naming test*. Philadelphia: Lea &Febiger.

Kruse A (1987): Biographische Methode und Exploration. In: Jüttemann G, Thomae H (eds.): *Biographie und Psychologie*. Berlin, Heidelberg, New York, London, Paris, Tokyo: Springer-Verlag, 119–137.

Lancashire I, Hirst G (2009): Vocabulary Changes in Agatha Christie's Mysteries as an Indication of Dementia: A Case Study. http://ftp.cs.toronto.edu/pub/gh/Lancashire+Hirst-extabs-2009.pdf. Online im Internet: (abgerufen am: 07.03.2013).

Lehr U, Thomae H, Schmitt M, Minnemann E (2000): Interdisziplinäre Längsschnittstudie des Erwachsenenalters: Geschichte, theoretische Begründung und ausgewählte Ergebnisse des 1. Messzeitpunktes. In: Martin P, Ettrich KU, Lehr U, Roether D, Martin M, Fischer-CyruliesA (eds.): *Aspekte der Entwicklung im mittleren und höheren Lebensalter. Ergebnisse der Interdisziplinären Längsschnittstudie des Erwachsenenalters (ILSE)*. Darmstadt: Steinkopff, 1–16.

Levy R (1994). Aging-Associated Cognitive Decline. In *International Psychogeratrics* 6/1, 63–68.

Loureda O, Cruz A, Rudka M, Nadal L, Recio I, Borregouero Zuloaga M (2015): Focus Particles in Information Processing: An Experimental Study on Pragmatic Scales with Spanish incluso. In: Linguistik online 71(2), 129–151.

Maguire E, Woollett K, Spiers HJ (2006). London taxidrivers and busdrivers: A structural MRI and neuropsychological analysis. In: *Hippocampus* 16(12), 1091–1101.

McKhann G, Drachman D, Folstein M, Katzman R, Price D, Stadlan EM (1984): Clinical diagnosis of Alzheimer's disease: Report of the NINCDS-ADRDA Work Group under the auspices of Department of Health and Human Services Task Force on Alzheimer's Disease. In: *Neurology* 34, 939–944.

Oswald WD, Fleischmann UM (1986): *Nürnberger-Alters-Inventar*. Erlangen-Nürnberg: Universität Erlangen-Nürnberg.

Pasch R, Brauße U, Breindl E, Waßner U (2003). *Handbuch der deutschen Konnektoren. Linguistische Grundlagen der Beschreibung und syntaktische Merkmale der deutschen Satzverknüpfer (Konjunktionen, Satzadverbien und Partikeln)*. Berlin, New York: De Gruyter.

Reitan RM (1992): *The Trail Making Test: Manual for administration and scoring*. Tucson: The Reitan Neuropsychological Laboratory.

Riley KP, Snowdon DA, Desrosiers MF, Markesbery WR (2005): Early life linguistic ability, late life cognitive function, and neuropathology: findings from the Nun Study. In: *Neurobiology of Aging* 26(3), 341–347.

Ripich DN, Terrell BY (1988): Patterns of discourse cohesion and coherence in Alzheimer's disease. In: *Journal of Speech and Hearing Disorder* 53(1), 8–15.

Ripich DN, Carpenter BD, Ziol EW (2000): Conversational cohesion patterns in men and women with Alzheimer's disease: a longitudinal study. In: *International Journal of Language and Communication Disorders* 35(1), 49–64.

Sattler C, Erickson KI, Toro P, Schröder J (2011): Physical Fitness as a Protective Factor for Cognitive Impairment in a Prospective Population-Based Study in Germany. In: *Journal Alzheimer's Disease* 26, 709–718.

Sattler C, Wendelstein B, Schröder J (2012): Prävention demenzieller Erkrankungen im Alter. In: Wahl H-W, Tesch-Römer C, Ziegelmann JP (eds.): *Angewandte Gerontologie in Schlüsselbegriffen*. 2., vollständig überarbeitete und erweiterte Auflage. Stuttgart: Kohlhammer, 182–187.

Sattler C, Wahl H-W, Schröder J, Kruse A, Schönknecht P, Kunzmann U, Braun T, Degen C, Nitschke I, Rahmlow W, Rammelsberg P, Siebert JS, Tauber B, Wendelstein B, Zenthöfer A (im Druck). Interdisciplinary Longitudinal Study on Adult Development and Aging (ILSE) In: N. Pachana (ed.), *Encyclopedia of Geropsychology*. New York: Springer.

Schecker M (2000): Sprachverarbeitung und Kommunikationsverhalten bei früher Alzheimer Krankheit. In: HockC, Hüll M, Schecker M (eds.): *Die Alzheimer Krankheit*. Tübingen: Gunter Narr Verlag, 43–66.

Schecker M (2010): Pragmatische Sprachstörungen bei Alzheimer-Demenz. In: *Sprache Stimme Gehör* 34(02), 63–72.

Schecker M, Kochler C, Schmidtke K, Rauh R (2014). Are There Any Connections between Language Deficits and Cognitive Slowing in Alzheimer's Disease? In: *Dementia and Geriatric Cognitive Disorders Extra* 4, 442–449.

Schmidtke K (2006): *Demenzen. Untersuchung und Behandlung in der Facharztpraxis und Gedächtnissprechstunde*. Stuttgart: Kohlhammer.

Schröder J, Kratz B, Pantel J, Minnemann E, Lehr U, Sauer H (1998). Prevalence of mild cognitive impairment in an elderly community sample. In: *J Neural Transm Suppl*. 54, 51–59.

Schröder J und Pantel J (2011): *Die leichte kognitive Beeinträchtigung. Klinik, Diagnostik, Therapie und Prävention im Vorfeld der Alzheimer-Demenz*. Stuttgart: Schattauer.

Schwarz M (2001): Kohärenz: Materielle Spuren eines mentalen Phänomens. In: Bräunlich M (ed.) *Gesprochene Sprache – transdisziplinär. Festschrift zum 65. Geburtstag von Gottfried Meinhold*. Frankfurt am Main: Europäischer Verlag der Wissenschaften, 151–159.

Snowdon DA, Kemper SJ, Mortimer JA, Greiner LH Wekstein DR, Markesbery WR (1996): Linguistic ability in early life and cognitive function and Alzheimer's disease in late life: Findings from the Nun Study. In: *Journal of the American Medical Association* 275(7), 528–532.

Stern Y (2002): What is cognitive reserve? Theory and research application of the reserve concept.In: *Journal of the International Neuropsychological Society* 8, 448–460.

Toro P, Schönknecht P, Pantel J, Kruse A, Schröder J (2009). Prävalenz und Verlauf der leichten kognitiven Beeinträchtigung in der Interdisziplinären Längsschnittstudie des Erwachsenenalters (ILSE): Vorläufige Ergebnisse der dritten Untersuchungswelle. In: Adler G, Gutzmann H, Haupt M, Kortus R, Wolter DK (eds.), *Seelische Gesundheit und Lebensqualität im Alter*. Stuttgart: W. Kohlhammer, 132–136.

VERBI GmbH (2014). MAQDA *Version 11, Computer Software*. VERBI Software. Consult. Sozialforschung. GmbH, Berlin.

Waßner UH (2002). Geschlossene Klassen? In: Rapp R (ed.). *Sprachwissenschaft auf dem Weg in das dritte Jahrtausend. Akten des 34. Linguistischen Kolloquiums in Germersheim 1999. Teil II: Sprache, Computer, Gesellschaft*. Bern etc.: Peter Lang, 635–643.

Wendelstein B, Felder E (2012): Sprache als Orientierungsrahmen und als Defizitindikator: Sprachliche Auffälligkeiten und Alzheimer-Risiko. In: Schröder J, Pohlmann M (eds.): *Gesund altern: Individuelle und gesellschaftliche Herausforderungen*. Heidelberg: Universitätsverlag Winter, 139–173.

Wendelstein B, Schröder J (2015). Veränderung verbaler Kommunikation bei Alzheimer-Demenz: Zwischen Früherkennung und Ressourcenorientierung. In: Busch A, Spranz-Fogasy T (eds.): *Handbuch Sprache in der Medizin*. Berlin, Boston: De Gruyter, 317–332.

Wendelstein B (2016): *Gesprochene Sprache im Vorfeld der Alzheimer-Demenz. Linguistische Analysen im Verlauf von präklinischen Stadien bis zur leichten Demenz*. Heidelberg: Winter.

Whalley LJ, Deary IJ, Appleton CL, Starr JM (2004): Cognitive reserve and the neurobiology of cognitive aging. In: *Ageing Research Reviews* 3(4), 369–382.

Acknowledgment

Dieser Beitrag basiert auf Daten der "Interdisziplinären Längsschnittstudie des Erwachsenenalters" (ILSE), die derzeit von der Dietmar-Hoppe-Stiftung gefördert wird und vormals mit Mitteln des Bundesministeriums für Familie, Senioren, Frauen und Jugend unterstützt wurde. Ich danke allen Projektbeteiligten, insbesondere den Leitern Prof. Dr. Hans-Werner Wahl und Prof. Dr. Johannes Schröder. Mein Dank geht ebenfalls an das Marsilius-Kolleg der Universität Heidelberg für die Unterstützung und Einbindung in das Projekt "Perspectives of Ageing" und zusätzliche Unterstützung bei der Digitalisierung des ILSE-Korpus.

Teil III

Nils Lürmann, BDH-Klinik, Elzach

Didaktische Aspekte der stationären Aphasietherapie

0. Zusammenfassung / Summary

Keywords: For the therapeutic approach of aphasia, we present didactic considerations which combines general aspects of adult learning with the ICF-model of the WHO. We see this as a first step towards a general theory of didactics in aphasia therapy.

Lernen in der Aphasietherapie in der stationären neurologischen Rehabilitation wird von zahlreichen Variablen beeinflusst. Therapeuten und Patienten müssen bei der didaktischen Operationalisierung vielfältiger Daten und Informationen unter Beachtung dieser Variablen gemeinsam die Ausgestaltung der Therapie in didaktischer Hinsicht aushandeln und erarbeiten. Grundsätzliche Überlegungen zum Lernen erwachsener Menschen einbeziehend, bietet sich dafür ein am ICF-Modell der WHO orientiertes Vorgehen an, das hypothesengeleitet von der Befunderhebung bis zur Therapieevaluation diesem didaktischen Operationalisierungsprozess eine zentrale Stellung bei der Planung und Gestaltung der Therapie einräumt. Die didaktisch-theoretische Entwicklung der Aphasietherapie ist eine wichtige Herausforderung der Zukunft.

Learning in aphasia therapy is influenced by numerous variables. Therapists and patients cooperatively work out a way of didactic operationalisation for the process of therapy taking these variables into account. Considering general aspects of learning in adults and adressing the ICF-model by the WHO, an approach is suggested, that is guided by a didactic hypothesis. It is supposed to be an important challange for future research to develop a theory of didactics in aphasia therapy, that can guide practical clinical work.

1. Einleitung

Mit der breiten Anwendung des ICF-Modells als Bezugsrahmen für die neurologische Rehabilitation haben sich die Perspektiven und der Fokus der Aphasietherapie verschoben. Während in den achtziger bis zweitausender Jahren die sprachlichen Teilleistungen im Zentrum des Interesses und der Therapiebemühungen standen, beziehen sie sich in den vergangenen 10 bis 15 Jahren zunehmend auf die Bereiche der Alltagsaktivitäten und der sozialen Teilhabe. Das macht ein Umdenken auch in didaktischer Hinsicht erforderlich und es haben sich dadurch neue Erfordernisse und Ausrichtungen ergeben.

Nach Tietgens (1992, 10) ist Didaktik die Reflexion über Lernsituationen. Die Aphasietherapie in der stationären neurologischen Rehabilitation stellt eine Lernsituation dar, in der für Bauer und Kaiser (1997) die didaktischen Überlegungen im Rahmen der Befunderhebung und Therapieplanung den spezifisch therapeutischen Aspekt ausmachen. Der Prozess der Therapieplanung ist ein Prozess der Didaktisierung. Für Therapeuten und auch für die Patienten steht also neben der Frage danach, „was" genau gelernt werden soll, vor allem die Frage, „wie" unter den gegebenen Bedingungen gelernt werden kann, im Zentrum der gemeinsamen Aufgabe, und oft ist dies die größere Herausforderung bei der Planung und Durchführung der Sprachtherapie.

Was in der Sprachtherapie gelernt werden soll, ist weitreichend institutionell vorgezeichnet und umfasst im weitesten Sinne die Themenbereiche „Sprache", „Verständigung" und „Kommunikation". Zur detaillierteren Ermittlung der inhaltlichen Aspekte in der Therapieplanung sind zahlreiche Formen des diagnostischen Vorgehens bekannt und liegen Tests sowie Untersuchungsmöglichkeiten vor (vgl. Bauer et al. 2002 DGN Leitlinien).

Die Frage des „wie" hingegen ist in der konkreten Situation den Therapeuten und dem Patienten zur Aushandlung und Ausgestaltung überlassen. Diese Frage muss immer wieder neu und individuell auf den konkreten Fall und die aktuelle Situation bezogen beantwortet werden und eine Vielzahl von Einflussfaktoren einbeziehen.

In diesem Beitrag sollen Voraussetzungen und Einflussfaktoren für den Didaktisierungsprozess im Rahmen der stationären neurologischen Rehabilitation erläutert und die konkreten Schritte dabei betrachtet werden. Es wird in erster Linie aus der Perspektive und den Erfahrungen des praktischen therapeutischen Alltags einer neurologischen Rehabilitationsklinik argumentiert.

2. Grundlagen des Lernens im Erwachsenenalter und älterer Menschen

Erwachsene Menschen lernen überwiegend selbstgesteuert im Rahmen der Entwicklung ihrer sozialen Rolle. Dabei profitieren sie stark vom Lernen „voneinander", also vom Lernen im sozialen Handeln (Isenberg 2013). Die Motivation dazu kommt in der Regel aus ihnen selbst heraus, und sie wollen das Erlernte unmittelbar im Sinnzusammenhang zur Problemlösung einsetzen. Für die Problemlösung können sie dann Regeln erarbeiten, die verfeinert und stabilisiert werden und deren Anwendung im Alltag erprobt wird (Naß, Metzdorf 2007). So werden die erworbenen Informationen zu sinnvollen Einheiten verknüpft. Dabei spielen aber auch die eigene Einstellung, Gefühle und die „innere Haltung" eine Rolle. Aus neurowissenschaftlicher Sicht folgt das Lernen Erwachsener vor allem drei Prinzipien. Es braucht emotionale Sicherheit, einen angemessenen und angepassten Schwierigkeitsgrad der Aufgabe, und es muss möglich sein, die Bedeutung des zu Erlernenden selbst zu entwickeln („self constructed meaning"). Diese eigene Konstruktionsleistung kann am besten kontextgebunden im Rahmen des situierten Lernens erbracht werden.

Die zu bewältigenden Aufgaben sollten in komplexen Anwendungskontexten bearbeitet werden, wie sie soziale Situationen darstellen. Zentral sind dabei die Interaktionsprozesse, die ein kooperatives Arbeiten ermöglichen (Konrad, Taub 2005). Die kooperative Konstruktion von Sinn und Bedeutung entsteht insbesondere bei der gemeinsamen Zielfindung, in die der Lernende eingebunden wird und die auf diese Weise für ihn eine subjektive Relevanz erhält. Insbesondere die Ausrichtung der Aufmerksamkeit auf das gewünschte Ergebnis, das gemeinsame Ziel, ist elementar. Jill Taylor, Hirnforscherin mit Aphasie, formulierte ihre wichtigste Forderung an die Rehabilitation so: „Ich brauche Menschen, die an meine vollständige Rehabilitation glauben" (Zit. nach Isenberg 2013). Mit einem gemeinsamen Ziel kann auch die passende Lernstrategie gemeinsam bestimmt werden und Teilziele im Verlauf modifiziert und adaptiert werden. Das impliziert gewisse Freiheitsgrade beim Lernen und ein entsprechendes Rollenverständnis des Lehrenden.

Es gibt starke Hinweise, dass die Intensität des Trainings der entscheidende Aspekt für das Lernen ist (Marschner-Preuth 2011, Boghal 2003 a, b, Pulvermüller et al 2001), allerdings ist noch unklar, welches die „ideale Dosis" ist. Elementar für das Sprachlernen im Alter sind weiterhin die Aufmerksamkeits- und Gedächtnisleistungen, aber auch negative Faktoren wie Angst oder Stress. Grundsätzlich sind die Lernkurven älterer Menschen aber nicht anders, als die jüngerer Menschen.

Die folgende Aufzählung von Faktoren, die die Möglichkeiten des Lernens bei Erwachsenen beeinflussen, ist nicht vollständig, und für jeden Faktor bedarf es jeweils einer Gewichtung für den individuellen Fall. Sie zeigt aber die Komplexität des Lernvorganges bei Erwachsenen nach neurologischen Erkrankungen auf, für den besondere, in der Erkrankung liegende und ggf. auch zusätzliche Variablen in der Didaktisierung berücksichtigt werden müssen.

Im Folgenden gehe ich auf die besonderen Bedingungen für Menschen mit einer erworbenen Sprachstörung ein. Viele der genannten Faktoren werden durch die spezifischen Voraussetzungen nach einer Hirnschädigung verschoben oder müssen anders gewichtet werden.

3. Voraussetzungen der Lernsituation von Menschen mit Aphasie in der stationären Rehabilitation

3.1 Situative und persönliche Voraussetzungen

3.1.1 Die neue Rolle des Erkrankten

Menschen, die mit einer neurologischen Erkrankung in die stationäre Rehabilitation kommen, befinden sich in einer Ausnahmesituation. Sie sind meist plötzlich aus ihrem Alltag gerissen worden und mit dem Notarzt in ein Akutkrankenhaus gekommen. Innerhalb sehr kurzer Zeit vollzieht sich für sie ein abrupter Wechsel aus dem aktiven und selbst bestimmten Leben hinein in eine Lage nahezu vollständiger Abhängigkeit. In der ersten akuten Phase, die oft nur wenige Tage oder Wochen andauert, ist es meistens noch nicht möglich, diese neue Lage zu erfassen, zu verstehen und zu verarbeiten. Der eigentliche Rollenwechsel aus der vertrauten Teilhabe am sozialen Leben hin zur Rolle des kranken und von fremder Hilfe abhängigen Menschen findet großteils im Rahmen der postakuten stationären neurologischen Rehabilitation statt. Dieser Rollenwechsel ist ein zentraler Teil im Prozess der Krankheitsverarbeitung.

3.1.2 Krankheitsverarbeitung

Der Prozess der Krankheitsverarbeitung ist prägend für die stationäre neurologische Rehabilitation. Er findet individuell in unterschiedlichen Zeiträumen und in unterschiedlichem Tempo mit unterschiedlicher Intensität, aber regelhaft in bestimmten Phasen statt (Hager & Ziegler 1998). Die Krankheitsverarbeitung ist auch von den durch die neurologische Erkrankung veränderten neuropsychologischen Möglichkeiten der Betroffenen abhängig. Wahrnehmungsstörungen, Gedächtnisstörungen oder auch Sprachstörungen wirken sich hier unmittelbar aus und bilden den Hintergrund, vor dem die stationäre Rehabilitation abläuft. Dabei sehen sich die Patienten nach und nach mit den nachhaltig veränderten Bedingungen des eigenen Körpers und den eigenen kognitiv-neuropsychologischen Fähigkeiten konfrontiert. Was ein Leben lang selbstverständlich war, fehlt oder ist nur eingeschränkt und verlangsamt verfügbar. Dabei können die (offensichtlicheren) motorischen Beeinträchtigungen oft schneller akzeptiert werden als die (weniger offenbaren) kognitiven Einschränkungen und Probleme in der Verständigung. In jedem Fall bedroht diese Situation aber das Selbstbild der Betroffenen und setzt sie psychosozialem Stress aus. Die neue Lebensrealität muss langsam in das eigene Selbstbild integriert werden. Im Zentrum dieses als ‚coping'

Didaktische Aspekte der stationären Aphasietherapie

beschriebenen Prozesses steht ein Trauerprozess, der in Stadien abläuft (Hager & Ziegler,1998).

3.1.3 Institutioneller Rahmen der stationären Rehabilitation

Der Rollenwechsel geht auch mit einem radikalen Wechsel des Alltags einher, der vor der Erkrankung meist im häuslichen (oder ggf. beruflichen) Bereich selbstverantwortlich und auch selbstbestimmt im vertrauten Umfeld stattfand. Im Rahmen der stationären Rehabilitation tritt an dessen Stelle ein weitgehend fremdbestimmter Alltag, der vom zeitlichen Rhythmus und Tagesablauf über die Inhalte des Tagesprogramms bis hin zum Essen und den Hilfspersonen (und deren Verfügbarkeit) durch den institutionellen Rahmen vorgegeben wird. In diesen neuen Alltag müssen die Betroffenen sich eingewöhnen. Er stellt den Rahmen dar, in dem Lernen und Wiedererlernen in der Rehabilitation stattfindet und steht meist in starkem Kontrast zum vertrauten Alltag.

3.1.4 Motivation, Vorwissen, Lernstil

Wie gut dieser Eingewöhnungsprozess gelingt, hängt auch von Voreinstellungen ab, die der Patient bereits prämorbid gewonnen hat. Dazu gehören Erwartungen an den Behandlungsverlauf (Dauer, Ablauf, Ergebnis) genauso wie Erwartungen an das Personal in der Rehaklinik (Verfügbarkeit, Aufgaben). Auch frühere Erfahrungen mit Erkrankungen und dem Gesundheitssystem haben diese Einstellung mitgeprägt.

Das Vorwissen des Patienten über die akute Erkrankung, den erwartbaren Verlauf und die erwartbaren Folgen spielt ebenfalls eine Rolle. Hat der Patient Kenntnisse über den bisherigen Krankheitsverlauf und den aktuellen Stand und kann er sie sprachlich und kognitiv überhaupt verstehen? Hat er Vorwissen aus der eigenen Erfahrungswelt (Betroffene im Familien- / Bekanntenkreis), möglicherweise sogar fachliche Vorkenntnisse aus der Berufswelt? Dieses ggf. vorhandene Vorwissen beeinflusst die Erwartungen und die grundsätzliche Motivation des Betroffenen für die Therapie. Es kann sich auf das Lernen in der Rehabilitation sowohl als Ressource auswirken (wenn sie sich positiv auf die Motivation auswirken) als auch als Barriere (wenn sie die Motivation dämpfen).

Schließlich bringt jeder Patient einen eigenen „Lernstil" mit, der sich eng mit den individuellen Lernerfahrungen des bisherigen Lebens verknüpft. Dazu gehören unterschiedliche Wahrnehmungs- und Arbeitspräferenzen genauso wie die eigene Grundeinstellung zum Lernen allgemein.

3.1.5 Begleitende Erkrankungen

Auch die begleitenden Erkrankungen (und bereits prämorbid bestehenden Vorerkrankungen) haben ggf. erheblichen Einfluss auf die Lernsituation des Patienten. Diese stehen eventuell zeitweise im Vordergrund, weil sie z. B. Schmerzen verursachen oder eine weitere akute Bedrohung und Belastung darstellen, die den Bereich der zu rehabilitierenden Beeinträchtigungen überlagert. Sie beeinflussen unmittelbar die Vigilanz und Belastbarkeit des Patienten. Anstehende Operationen können den gesamten Rehabilitationsprozess auch zeitlich auseinanderreißen und so Lernprozesse unterbrechen. Starke Schmerzen oder auch Ängste vor bedrohlichen Entwicklungen rücken manchmal so weit in den Vordergrund, dass sie (zumindest zeitweise) neurologisch-rehabilitatives Lernen stark beeinträchtigen oder sogar unmöglich machen.

3.1.6 Angehörige

Die Angehören spielen eine wichtige Rolle im Rehabilitationsprozess. So ist die (zeitweise) Anwesenheit wichtiger Personen des persönlichen sozialen Umfelds für viele Patienten eine Ressource der psychosozialen Unterstützung in einer schwierigen Lebenslage. Meist stellen die besuchenden Angehörigen die einzige konkrete Verbindung zum häuslichen Umfeld dar. In die Therapie einbezogen, können sie die Lernprozesse erleichtern, positive Impulse setzen und haben teils erheblichen Einfluss auf die Stimmungslage, die Motivation und die gesamte Krankheitsverarbeitung der Patienten. Sie – die Angehörigen – sind Teil des häuslichen Alltags und stellen dadurch den relevanten Kontext für die Verständigung mit direktem Bezug zum Patienten dar. Ob dieser sich mit ihnen verständigen kann, ist wirklich wichtig, und es nicht zu können, erzeugt Leid, aber möglicherweise auch die Motivation, sich in der Therapie zu engagieren. Sie – die Angehörigen – können sich auch aktiv in die Therapie einbringen und beispielsweise unter fachlicher Anleitung mit dem Patienten üben.

Seltener kommt es vor, dass Angehörige auch als Barriere wirken, wenn hohe Ansprüche an den Patienten und die Rehabilitation eher zur Vergrößerung der psychosozialen Belastung führen oder unangepasstes Verhalten der Angehörigen die Ressourcen des Patienten eher erschöpfen als schonen. Die Verarbeitung der neuen Situation, die eben auch die Angehörigen sehr belastet und vor veränderte Rollen und Aufgaben stellt, ist manchmal der Hintergrund für kontraproduktives Verhalten. Der Beratung und dem Einbezug von Angehörigen in die Therapie werden durch den Gesetzgeber und die Kostenträger in der stationären neurologischen Rehabilitation leider kein gesonderter Platz zugewiesen. Sie müssen jedoch in das sprachtherapeutische Handeln und Gestalten einbezogen werden.

3.2 Neuropsychologische Voraussetzungen

Lernen findet für Menschen mit einer neurologischen Erkrankung unter veränderten neuropsychologischen Voraussetzungen statt. Bei der didaktischen Betrachtung und Planung der Aphasietherapie stellen sie großteils die Bedingungen dar, die die didaktischen Möglichkeiten determinieren.

3.2.1 Wachheit, Antrieb und Belastbarkeit

Insbesondere in der Phase der Frührehabilitation kann die Wachheit und Belastbarkeit von Menschen mit neurologischen Erkrankungen beeinträchtigt sein. Oft schwankt die Wachheit anfangs von Tag zu Tag oder sogar innerhalb einer Therapieeinheit. Hier gilt es, die Grenzen der Belastbarkeit genau zu beobachten. Auch das allgemeine kognitive Verarbeitungstempo kann herabgesetzt sein. Vor allem die zeitliche Gestaltung der Therapie (Länge der Therapieeinheiten, Häufigkeit des Angebotes, Terminierung der Therapie im Tagesablauf und im Verhältnis zu anderen therapeutischen und pflegerischen Angeboten) muss daher individuell und flexibel geplant und auf die Bedürfnisse des Patienten abgestimmt werden. Ggf. sind z. B. mehrere kürzere Therapieangebote über den Tag verteilt mit Ruhephasen dazwischen besser als eine längere Einheit. Auch Antriebsstörungen beeinflussen die Lernvoraussetzungen negativ. Sie wirken sich direkt auf die zeitliche Planung der Therapie aus, verändern aber auch unmittelbar das Rollengefüge zwischen Patient und Therapeut. Die Therapeuten müssen hier die deutlich aktivierendere Rolle übernehmen.

3.2.2 Aufmerksamkeit

Aufmerksamkeitsstörungen sind eine häufige Begleitsymptomatik bei Menschen mit neurologischen Erkrankungen in der akuten und frühen postakuten Phase. Bei schwereren Ausprägungen der Störung sind die Voraussetzungen für das Lernen in der Aphasietherapie unmittelbar betroffen. Dann ist die therapeutische Zielsetzung zunächst das Schaffen der Voraussetzungen für eine Verständigung, d. h. die Aufmerksamkeit auf einen Gesprächspartner auszurichten und zu halten (Kaiser et al. 2013). Leichtere Formen wirken sich im Rahmen der Therapie insofern aus, als dass Lenken und Ausrichten der Aufmerksamkeit unmittelbare Relevanz für den Verlauf des (therapeutischen) Gesprächs oder der Übungssituation haben und ggf. thematisiert werden müssen. Auch genuin sprachliche Teilleistungen – wie z. B. das auditive Sprachverstehen – hängen direkt mit der Fähigkeit zusammen, die Aufmerksamkeit zu lenken und zu halten.

3.2.3 Gedächtnis und Orientierung

Beim Vorliegen schwerer Gedächtnisstörungen, wie sie z. b. im Rahmen von Demenzen auftreten, ist die Lernfähigkeit oft stark beeinträchtigt. Hier ist ggf. zu klären, ob überhaupt (schon oder noch) eine ausreichende Lernfähigkeit für die Therapie besteht oder ob – wie bei schweren Beeinträchtigungen der Wachheit, Aufmerksamkeit oder des Antriebs – der therapeutische Schwerpunkt im Rehateam zunächst auf die Schaffung der Voraussetzungen für das Lernen gelegt werden muß. Es ist dann möglicherweise sinnvoll, eine intensive neuropsychologische (oder ggf. ergotherapeutische) Behandlung der eigentlichen sprachtherapeutischen Intervention voranzustellen. In Stadien fortgeschrittener demenzieller Prozesse ist die Indikation für die Sprachtherapie im Hinblick auf die Lernmöglichkeiten der Betroffenen gut zu prüfen. Unter Umständen muss ein speziell auf demente Patienten abgestimmtes Vorgehen unter Einbezug des Umfeldes und der wichtigsten Kontaktpersonen gewählt werden (vgl. Gutzmann & Brauer 2007).

3.2.4 Verständigungsfähigkeit und Aphasie

Schließlich stellt die sprachliche Beeinträchtigung bei Menschen mit Aphasie nicht nur den Gegenstand des (sprach-)therapeutischen Handelns dar, sondern beeinflusst auch die Lernbedingungen des Patienten unmittelbar. Es stehen sprachliche Kanäle wie das Lesen oder Schreiben, die sonst lernend genutzt werden, nicht oder nicht vollständig zur Verfügung. Das Sprachverständnis und mit ihm das Aufgabenverständnis sind oft beeinträchtigt. Der zeitliche Rahmen des Lernprozesses wird durch die Hindernisse in der Verständigung verändert (meist deutlich gestreckt) und Missverständnisse oder Fehler beim Lesen und Verstehen können zusätzliche Barrieren im Lernprozess in der Sprachtherapie aufbauen.

3.2.5 Wechselwirkungen der Barrieren

Für die meisten betroffenen Patienten treten die genannten Hindernisse und Beeinträchtigungen nicht einzeln, sondern in Kombination auf. Aus dieser Kombination ergeben sich in Verbindung mit den bereits prämorbid bestehenden Lernvoraussetzungen der Patienten die Bedingungen, unter denen das Lernen in der Sprachtherapie stattfinden kann. Darüber hinaus können sich diese Bedingungen gegenseitig beeinflussen und eine Wechselwirkung eingehen (z. B. Wachheit, Sprachverstehen und Gedächtnis) und können sich im Verlauf des Rehabilitationsprozesses verändern, sind also in ihrer Ausprägung und Zusammensetzung dynamisch.

3.3 Institutionelle Voraussetzungen und Rahmenbedingungen

In der stationären neurologischen Rehabilitation unterliegt die Sprachtherapie bestimmten institutionellen Vorgaben. So hat z. B. die Personalausstattung der Einrichtung direkte Auswirkungen auf die Dauer und Intensität der Therapie. Unter Umständen sind auch bestimmte Vorgehensweisen bis hin zum Einsatz konkreter Materialien und Instrumente (z. B. des Aachener Aphasie Tests (AAT) oder computergestützter Therapieangebote) oder Therapieformen (Gruppentherapien, maximale Dauer einer Therapieeinheit) vorgegeben (bzw. gar nicht vorhanden) und schränken die freie Wahl der therapeutischen Mittel und Rahmenbedingungen ein.

Unmittelbare Auswirkung auf die didaktische Planung in der Aphasietherapie hat insbesondere das eigene Rollenverständnis der Therapeuten. Institutionell sind sie in didaktischer Hinsicht in der Rolle der mit Fachkenntnissen und Erfahrungen ausgestatteten Lehrenden. In ihrer Zuordnung zur Klinik können sie den Planungsrahmen der Therapie direkt beeinflussen (Indikationsstellung, Dauer und Intensität der Therapie, Inhalte der Therapie, Beginn und Ende der Therapie). Je nach therapeutischem Ansatz kann diese Rolle aber auch eher als die eines Beraters oder Coaches interpretiert werden und die Begleitung des Patienten in den Vordergrund stellen. Dies wirkt sich dann auch unmittelbar auf die Gesprächssituationen zwischen Therapeut und Patient aus. Es ergibt sich die didaktisch sehr wichtige Frage, wie sich die Ausgangssituation – hier der (aufgrund seiner Beeinträchtigung – Aphasie) in seiner sprachlichen Kompetenz marginalisierte Patient, dort der (aufgrund seiner institutionalisierten Rolle, aber auch aufgrund seiner ungestörten Sprachkompetenz besonders) kompetente Sprachtherapeut – verändern lässt in Richtung (annähernd) gleichberechtigter Gesprächspartner, die kooperativ die Gesprächs- und Verständigungssituation gestalten.

4. Gestaltung des Lernprozesses

4.1 Didaktische Aspekte der Befunderhebung

Alan Baddeley hob 1993 hervor, dass die zentrale therapeutische Frage ist, *wie* eine Veränderung im Zusammenhang mit der Sprachtherapie zustande kommt. Viele der diskutierten Modelle der Sprachverarbeitung können sprachliche Probleme und deren Veränderungen nur verorten. Sie können aber nicht erklären, wie die beobachtete Veränderung einer bestimmten Leistung vonstatten geht. Die Kästchen (black boxes) in den Modellen tragen zwar Bezeichnungen, können aber die zugrunde liegenden Prozesse nicht erklären, sondern nur Wege im Modell. Die beobachtbaren Defizite in der Sprachverarbeitung können aber durchaus auf verschiedenen Wegen entstehen, und gerade die Erklärung der zugrunde liegenden Prozesse ist von zentralem therapeutischen Interesse und sollte die Grundlage einer didaktischer Planung darstellen (vgl. Baddeley 1993).

Seit den frühen neunziger Jahren hat sich das Betrachtungsspektrum in der Sprachtherapie erweitert und mit dem ICF-Modell (DIMDI 2005) einen neuen Bezugsrahmen bekommen. Die Ausrichtung sprachtherapeutischen Handelns an sprachlichen Funktionsmodellen (modellgeleitetes Vorgehen) steht nicht mehr alleine im Zentrum der Betrachtung. Der Fokus hat sich auf das sprachliche (und Verständigungs-) Handeln im Alltag und die Möglichkeiten der sozialen Teilhabe verschoben und bezieht nun auch das soziale Umfeld, die vorhandenen Barrieren und Ressourcen mit ein. Die Bedeutung von Sprachverarbeitungsmodellen – und damit der rein neurolinguistischen Betrachtung – ist so auch neu verortet worden und stellt nun einen Aspekt neben den zentralen Bezugspunkten der funktionalen Betrachtung (Aktivitäten des Alltags) und der didaktischen Betrachtung (Operationalisierung in der Therapie) dar.

Dabei muss hinsichtlich der Partizipation am sozialen Leben die Wechselwirkung von modellbezogenem, neurolinguistisch orientiertem Arbeiten, sprachlichen (und nichtsprachlichen) Handlungsmöglichkeiten und Strategien im Alltag sowie deren Bedeutung für die soziale Teilhabe theoretisch begründet und im therapeutischen Alltag deutlich erkennbar werden. Bereits in der Diagnostik muss dies berücksichtigt werden, und es müssen die Gesprächspartner und die Gesprächsbedingungen mitbetrachtet und in der Therapie mit einbezogen werden. Das heißt, dass schon das erste Gespräch soweit wie möglich kooperativ und verständigungsorientiert geführt werden soll, sowie auch möglichst alle folgenden Alltagsgespräche. Auf diese Weise ist Partizipation in der Verständigung unmittelbar im Rehabilitationsalltag umsetzbar und (er)lebbar, wenngleich auch unter erschwerten Bedingungen.

4.2 Die Ausrichtung und steuernde Funktion der Befunderhebung

Bauer und Kaiser (1997) haben ein Vorgehen beschrieben, das die Befunderhebung an den therapierelevanten Didaktisierungsprozessen ausrichtet. Im Kontrast zu eher klassifikatorisch ausgerichteten Instrumenten (wie dem AAT) stellt die dort beschriebene Systematik in der Phase der Befunderhebung funktionale Aspekte der Verständigungs- und Ausdrucksmöglichkeiten in einen konkreten Zusammenhang mit neurolinguistischen Befunden. Die didaktischen Überlegungen, die die Untersuchungen begleiten, stellen dabei den spezifisch therapeutischen Aspekt dar und führen zu einer Operationalisierung der Erkenntnisse für die

Therapie. Die therapiebezogene Befunderhebung wird als Prozess beschrieben, in dem aus der Analyse der ersten Verständigungsversuche im Gespräch unter Einbezug anamnestischer, sozialer, funktionaler, neurolinguistischer und neuropsychologischer Informationen drei zentrale Hypothesen aufgestellt werden können. Eine *funktionale* Hypothese zu den aktuellen Möglichkeiten und Grenzen des sprachlichen und nichtsprachlichen kommunikativen Handelns im Alltag, eine *neurolinguistische* Hypothese zur individuellen Ausprägung der sprachlichen Beeinträchtigungen und deren Erklärung (modellorientiert) und eine *didaktische* Hypothese zu den Fragen der Möglichkeiten und Grenzen des weiteren gemeinsamen Vorgehens in der Therapie (also den Fragen des „wie") (vgl. Bauer & Kaiser 1997).

In die didaktische Hypothese fließen alle verfügbaren Daten zur Frage des „wie" in der Therapie ein. Aus der Zusammenschau heraus – der zahlreichen genannten Einflussfaktoren und der im konkreten Fall erhobenen Daten im Hinblick auf deren Wirkung als Ressource oder Barriere – bewertet und beurteilt sodann der Therapeut die kognitive Lernfähigkeit, den psychischen Status, das Störungsbewusstsein, die Qualität des Fehlerbewusstseins und den motivationalen Status). Dies führt auch zu einer Einschätzung des Schweregrades im Hinblick auf die Therapiefähigkeit und die Möglichkeiten der therapeutischen Zusammenarbeit. Die Hypothese ist der Startpunkt, um gemeinsam einen Weg zu erarbeiten, die Verständigungsbedingungen strategisch so zu modifizieren, dass es zu einer erfolgreichen Absicherung der Verständigung kommen kann.

Die Überprüfung der didaktischen Hypothese wie auch der funktionalen und der neurolinguistischen Hypothesen erfolgt im Rahmen eines Therapieversuchs.

4.3 Therapieplanung

4.3.1 *Therapieversuch*

Im Therapieversuch beginnt das gemeinsame Arbeiten, und es werden diagnostische Fragen, der Prozess der gemeinsamen Zielfindung und erstes therapeutisches Handeln miteinander verknüpft. Hier werden die Annahmen überprüft, bestätigt oder ggf. widerlegt, korrigiert und angepasst. Er ist insofern eine Fortführung und Verfeinerung der Diagnostik und gleichzeitig der Einstieg in das gemeinsame therapeutische Handeln. Der strategische Einsatz erhaltener Fähigkeiten kann erprobt werden und detaillierte Kenntnisse über die Problemquellen gewonnen werden. Aufgrund des hypothesengeleiteten Ansatzes ergibt sich ein schrittweises Vorgehen, in dem sich Befunderhebung und Therapie sukzessive aufeinander zu bewegen (Bauer & Kaiser 1997). Ein Therapieversuch muss zeitlich begrenzt werden und bedarf zum Abschluss eine Analyse, die die Überprüfung der Hypothesen einschließt und Grundlage für die weitere konkrete Therapieplanung ist.

4.3.2 Zielformulierung

Das primäre Ziel der therapieorientierten Befunderhebung ist es, gemeinsam erste konkrete Therapieziele formulieren zu können. Die Therapieziele leiten also das Erkenntnisinteresse bei der Befunderhebung. Schon in der frühen Phase des gemeinsamen Arbeitens ergibt sich hier die Notwendigkeit, die klassische Rolle der Therapeuten als scheinbar neutrale Lehrpersonen mit Interpretations- und Planungshoheit aufzubrechen und in einen kooperativ ausgerichteten Prozess (näherungsweise) gleichberechtigter Aushandlung überzugehen. Der Patient hat das Recht, die Informationen so präsentiert zu bekommen, dass er sie verstehen und verarbeiten kann. Er soll bei der Zielfindung aktiv mitarbeiten und vor allem mit*bestimmen*. Therapeutin und Patient sollen gemeinsame Schlüsse aus der Befunderhebung und dem Therapieversuch ziehen und konkrete Ziele formulieren.

Dabei ist die Orientierung an den sogenannten SMART-Regeln hilfreich, nach denen spezifische, messbare Ziele formuliert werden, die zeitlich definiert und in dieser Zeit erreichbar sind, insbesondere aber relevant für den Alltag des Betroffenen sind. Vor allem in Bezug auf den Relevanzaspekt ist die Mitarbeit des Betroffenen elementar (da nur er die Relevanz eines Zieles für seinen Alltag tatsächlich beurteilen kann). Die Konkretisierung dieser Zielsetzung ist in Bezug auf die Therapieplanung auch deshalb ein wesentlicher didaktischer Aspekt, weil er die Selbststeuerung und Sinnzuschreibung durch den Patienten in der Therapie sicherstellt (vgl. Kap. 2). Dies hat unmittelbare Auswirkung auf die Lernmotivation des Betroffenen und integriert das zentrale Ziel neurologischer Rehabilitation, nämlich Selbständigkeit und Selbstbestimmung zu ermöglichen und zu erhöhen, bereits von Anfang an in die Gestaltung des Therapierahmens.

Erst in Bezug auf ein solches von Therapeut und Patient kooperativ ausgehandeltes Ziel macht es Sinn, die weiteren Aspekte der Therapieplanung – wie den zeitlichen Rahmen, Herangehensweise und Methodik bis hin zu konkreten Übungs- und Erarbeitungsformen – zu konkretisieren. Das Ziel (oder die Ziele) stehen dabei nicht isoliert, sondern finden ihre Einbettung in der gesamtheitlichen Betrachtung der Ebenen der Schädigungen (Impairment), der Alltagsaktivitäten und der Teilhabe unter Einbezug der persönlichen Faktoren, also der Lebensqualität auf allen Ebenen. Kagan et al. (2008) haben dafür mit A-FROM (Living with Aphasia – Framework for Outcome Measurement) einen konzeptionellen Rahmen vorgeschlagen, der den Zusammenhang zwischen ICF, Lebensqualität (QOL – Quality of Life) und Ergebnismessung herstellen kann. In diesem Rahmen können Messinstrumente eingesetzt und ihre Ergebnisse verortet werden. Kagan will zu nicht-linearem Denken anregen, das die direkte Linie zwischen (Teilleistungs-)Training und Überprüfung der geübten Leistung im Test verlässt und statt dessen in einem breiter aufgestellten Bezugsrahmen evaluiert, der Alltagsaktivitäten mit den partizipativen Bezugspunkten wie Konversation, Beziehungen und Rollen im Alltag, Verantwortung und Selbstbestimmung einbezieht.

Aus der Sicht des Teams aus Patient und Therapeutin wird so der Grad, zu dem ein Ziel erreicht wird, ein wichtiges Maß, das die relevanten Fortschritte in der Therapie erfassen und abbilden kann. Für Ziele in der stationären neurologischen Rehabilitation bedeutet dies auch, dass sie sich in erster Linie auf den Klinikalltag beziehen müssen. Dieser weicht zwar weitgehend vom häuslichen Alltag ab (vgl. Kap. 2.1.3), muss aber für die Zielsetzung der erste Bezugsrahmen sein, denn wenn Ziele zeitlich definiert werden sollen, dann erscheint das nur sinnvoll für überschaubare Zeiträume (wenige Wochen), und wenn die Überprüfbarkeit des Zieles gewährleistet sein soll, dann muss es sich auf Alltagshandlungen in der Klinik beziehen. Nur hier kann gemeinsam beobachtet und das Erreichen des Zieles überprüft werden. Die Teilhabe an der Rehabilitation ist dabei der partizipative Aspekt. Die Möglichkeit, Ziele später auch in den häuslichen Alltag zu übertragen, schließt das aber nicht aus.

4.3.3 Zeitliche Auflösung und Intensität

Die Therapieplanung umfasst auch die zeitliche Planung. Der Beginn der Therapie ist im klinischen Rahmen einerseits durch die Indikationsstellung des Stationsarztes und deren Verifizierung durch die Sprachtherapie gegeben. Den Leitlinien zur Aphasietherapie der Deutschen Gesellschaft für Neurologie (DGN) von 2015 folgend, soll die Aphasietherapie bereits in der frühe Phase, also im Rahmen der Akutbehandlung oder der neurologischen Frührehabilitation beginnen. Allerdings sind hier besondere didaktische Bedingungen zu beachten (vgl. Kaiser et al 2013), und es geht oft eher um die Erarbeitung der Voraussetzungen für Aphasietherapie im engeren Sinne. Die Dauer des Therapiezeitraumes ist meist durch die Dauer des Aufenthaltes in der stationären Rehabilitation definiert. Nur selten wird noch im Rahmen des Klinikaufenthaltes die Indikation für die (reguläre) Beendigung der Sprachtherapie gestellt, für die es gleichwohl klar definierte Regeln geben sollte.

So stellen sich vor allem die Fragen nach der Therapiefrequenz und der zeitlichen Therapiemenge. Grundsätzlich besteht hier inzwischen Einigkeit darüber, dass nur für hochfrequente, tägliche Therapie mit 5–10 Stunden pro Woche die Wirkung nachgewiesen werden konnte (DGN 2015). Dabei scheint die Dosis entscheidender zu sein als die inhaltliche Ausrichtung (Varley 2011, Neininger 2004). D.h. es kommt darauf an, die Therapie in konzentrierter Form und massiver Intensität anzubieten (Pulvermüller et al. 2001). Dieses Grundprinzip muss jedoch in der stationären therapeutischen Realität durchaus didaktischen Bedingungen und vor allem der konkreten Situation des Patienten angepasst werden. Belastungsschwankungen und -grenzen, Ermüdungsschwellen, aber auch allgemein rehabilitative Schwerpunktverschiebungen können hier ggf. entgegenstehen, und mangelnde Kooperationsfähigkeit lässt oft in der Phase der Frührehabilitation noch keine wirklich intensive Behandlung zu.

4.3.4 Therapiesetting

Welche Form der Therapie gewählt wird, steht ebenfalls in engem Zusammenhang mit den dahinter stehenden didaktischen Überlegungen. Die weiter oben erläuterten Grundsätze des Lernens im Erwachsenenalter sowie der in der Verständigung immanente soziale Aspekt legen nahe, dass rehabilitatives Lernen in der Sprachtherapie in soziale Situationen eingebettet werden muss, in denen kooperatives Handeln erforderlich wird. Die wichtigste Alltagssituation, in der Verständigung realisiert wird, ist das Gespräch. Dementsprechend ist das wichtigste Bezugssetting für die Sprachtherapie die Gesprächssituation in der klassischen Einzeltherapiesituation. Diese Einzelsituation wird in den meisten klinischen Einrichtungen durch Gruppentherapie ergänzt. Beide Settings stellen mit ihren Rahmenbedingungen besondere Anforderungen an die Teilnehmer und bringen verschiedene Rollen mit sich, die den Teilnehmern zugewiesen werden bzw. die sie einnehmen.

So sind die Anforderungen an die Aufmerksamkeitsleistungen der Teilnehmer im Gruppensetting höher, wo dem wechselnden inhaltlichen Fokus auch über mehrere Sprecherwechsel und über mehrere Sprecher hinweg gefolgt werden muss, während es im dialogischen Setting der Einzeltherapie bei nur einem Gesprächspartner bleibt. Hier (in der Einzeltherapie) erscheinen die Rollen (mit Therapeut und Patient) zunächst klarer, wohingegen in der Gruppe unter den Mitpatienten die (Gesprächs-)Rollen erst nach und nach ausgehandelt werden. Auch die Rolle des Therapeuten weicht dadurch in der Gruppe deutlich von der im dialogischen Gespräch ab. Psychosoziale Aspekte wie die Frage nach Höflichkeit, Gesichts-("face")Wahrung oder Bedrohung, die eigenen Fähigkeiten zum Gesprächsmanagement und zur Verständigungssicherung, aber auch die Bedeutung linguistischer (Teil-)Leistungen (z. B. Lexikalisierung, auditives Verstehen) spielen in den unterschiedlichen Kontexten eine unterschiedliche Rolle und fallen mehr oder weniger ins Gewicht für das Gelingen der Verständigung.

Deshalb werden beide Settings komplementär eingesetzt. Meist werden Einzel- und Gruppentherapie zusätzlich durch Übungssettings in der Einzeltherapiesituation einerseits und im Sinne des selbständigen Übens als eine Art „Hausaufgabe" andererseits ergänzt. Hier findet das Lernen dann unter eher „schulischen" Bedingungen im Sinne des Übens, Wiederholens und Kontrollierens statt. Die individuelle Zusammensetzung der Anteile an Einzel-, Gruppen- und Übungssetting sind gemeinsam mit dem Patienten vor dem Hintergrund der jeweiligen Rahmenbedingungen zur erarbeiten und hängen von den Möglichkeiten des Patienten und vor allem von der Zielsetzung ab. Sie muss Gegenstand der didaktischen Planung sein und sollte im Rahmen des Therapieversuchs erprobt werden. Eine große Vielfalt der therapeutischen Settings nähert sich einerseits den Alltagsanforderungen in der Verständigung und folgt andererseits den Erkenntnissen der Erwachsenendidaktik und lerntheoretischen Grundsätzen.

Im stationären Rehabilitationsalltag erweitert sich dieses Spektrum auch noch um die interdisziplinäre Dimension. Der Alltag des Patienten in der Rehaklinik wird vom interdisziplinären multiprofessionellen Team begleitet. Jede dieser Situationen stellt ebenfalls eine Lernsituation dar, in der alltagsbezogene Ziele mehrdimensional verfolgt werden. Deshalb sollten Ziele in der Sprachtherapie immer auch interdisziplinäre Ziele beinhalten. Auf diese Weise können die gleichen Probleme und Ziele in unterschiedlichen Situationen bearbeitet und auch evaluiert werden (beispielsweise das Ziel, adäquat Zustimmung oder Ablehnung verbal oder nonverbal auszudrücken, oder sich an konversationellen Routinen zu beteiligen und die Begrüßung zu erwidern). Das erhöht zum einen die Frequenz, mit der sich bestimmte Aufgaben dem Patienten stellen, und zum anderen die Variabilität der verschiedenen Situationen mit unterschiedlichen Personen, so dass eine Generalisierung des Erlernten und schließlich der Transfer in das Alltagsleben erleichtert wird. Dieser ganzheitliche Aspekt der Therapieplanung findet zunehmend Beachtung bei der Entwicklung von neuen Therapiekonzepten (vgl. Grönke et al. 2011).

4.3.5 Strategietraining oder Teilleistungsübungen?

Im Rahmen der unterschiedlichen Therapiesettings können und werden die formulierten Ziele mit verschiedenen Methoden erarbeitet. Dabei kann man ganz grob zwischen kognitiv-neurolinguistischen Ansätzen und pragmatisch-strategischen Ansätzen unterscheiden. Hier schließen sich die Ansätze weniger aus, als dass sie sich ergänzen. Es ist Bestandteil der didaktischen Planung, das Verhältnis der Methoden zueinander und vor allem zu den angestrebten alltagsbezogen Therapiezielen zu bestimmen. Wichtig ist dabei, dass der Zusammenhang von Zielsetzung, gewählten therapeutischen Methoden bis hin zum konkreten Therapiesetting und den Aufgaben in der Therapie herausgearbeitet und auch für den Patienten transparent wird. Er muss wissen, warum er sich in ein bestimmtes Setting begibt, eine Aufgabe bearbeitet, was das mit seinem Alltag zu tun hat und warum er damit Fortschritte auf dem Weg zu seinen Zielen, hin zur Verständigungsfähigkeit machen kann.

4.3.6 Material- und Themenwahl

Die Transparenz dieses Zusammenhanges wird immer wieder auch Thema in der Therapie sein. Sie ist die eigentliche Begründung dafür, dass Therapeut und Patient überhaupt mit gemeinsamer Zielsetzung und Motivation arbeiten können. Für alle weiteren Aktivitäten (z.B. diagnostische Untersuchungsübungen, Verständigungsversuche im Gespräch, (Teilleistungs-)Übungen oder Strategieerprobungen) stellt sie den Ausgangspunkt dar und den Fixpunkt, zu dem im Therapieverlauf immer wieder thematisch zurückgekehrt werden muss, um das gemeinsame Handeln zu evaluieren und zu steuern.

Darüber hinaus sollte die Themenwahl nicht prinzipiell anderen Regeln folgen, als in anderen Alltagskontexten auch. In erster Linie orientiert sie sich an der aktuellen Interessenlage der Gesprächsteilnehmer (also Patient und Therapeut) und wird individuell ausgehandelt. Das Spektrum ist dabei nicht grundsätzlich begrenzt. Erfahrungsgemäß wird aber oft ein Zusammenhang zum aktuellen (also klinischen) Alltag, zur aktuellen persönlichen Situation und den sich damit verbindenden thematischen Bezügen hergestellt. Wenn offensichtliche Probleme vorliegen, die durch den Patienten unmittelbar oder mittelbar thematisiert werden, dann haben diese sogar Vorrang in der Bearbeitung vor allen anderen (sprach-)therapeutischen Zielen und Themen, denn ungelöste Probleme schränken die Lernmöglichkeiten und die Lernbereitschaft zunächst ein und überlagern andere therapeutische Bemühungen. Gelingt es, die Probleme zu lösen, so wird dies die emotionale Sicherheit des Patienten erhöhen, dazu beitragen, eine vertrauensvolle Beziehung zwischen Patient und Therapeut aufzubauen und das Vertrauen in gemeinsames therapeutisches Handeln stärken. Dies sind wichtige stützende Faktoren für das Lernen in der Therapie (vgl. Kap. 2). Die Informationen, die in Gesprächen mit Angehörigen (oder aus Angehörigen-Fragebögen) gewonnen werden, sind dabei sehr wertvoll, denn so können die Themen und Materialien generell entsprechend den Interessen und der Lebenssituation des Patienten besser gefunden werden. Angehörige können z.B. Fotos oder Hintergrundinformationen aus dem privaten Umfeld beisteuern, die den Patienten auch stärker motivieren, eine Verständigung darüber trotz der vorhandenen Hindernisse zu versuchen, und die auch in das Üben einbezogen werden sollten.

Der therapeutische Aspekt entsteht aber weniger durch die Themenwahl an sich (oder den Einfluss darauf) als durch die Ausgestaltung der Gesprächssituation (Strukturierung, Tempo, Redundanz, Verständigungssicherung, Gesprächssteuerung, Einsatz von Strategien). Die Auswahl von Übungsmaterial und Methodik hängt vor allem von den gemeinsam formulierten Zielen und den didaktischen Rahmenbedingungen ab, wie sie im Therapieversuch erprobt wurden, und sollte von Therapeut und Patient zusammen bestimmt werden. Ob, wann und wie viel also eher selbständig im Rahmen von therapeutischen Hausaufgaben oder angeleitet mit Hilfestellungen durch den Therapeuten geübt wird, ob der Fokus schriftlich oder lautsprachlich gesetzt wird, ob die Fehlerwahrnehmung und Fehlerkorrektur integriert wird oder eher ein fehlerfreies Übungssetting gewählt wird, hängt von den didaktischen Überlegungen und deren Überprüfung und Fortentwicklung und nicht zuletzt vom Patienten selbst ab. Besteht die Auswahlmöglichkeit zwischen mehreren Übungen oder Vorgehensweisen, dann sollte der Patient auswählen.

In dem Maße, wie die didaktischen Bedingungen sich verändern (z. B. durch Spontanremission, Schwerpunktverschiebungen, Krankheitsverarbeitung, Therapiefortschritte etc.), muss die Planung nachgeführt und angepasst werden. Der Begriff des „shaping", wie er meist in Bezug auf den neurolinguistischen Schwierigkeitsgrad der ausgewählten Übungen verwendet wird, muss also auf das gesamte didaktische Vorgehen erweitert werden und über den Therapieprozess fortlaufend angepasst werden. Er bezieht auch das Verhältnis von strategiebezogenem Verhaltenstraining zu störungsbezogenem Teilleistungstraining ein. Je näher sich die Themen und Übungen an den tatsächlichen alltäglichen Problemen des Patienten bewegen und je mehr er sie mitbestimmen kann, desto relevanter werden sie für ihn und desto nachvollziehbarer wird der Zusammenhang von alltäglichem Handeln und den therapeutischen Zielen, Themen und Übungen. Bei Patienten, die noch wenig aktiv thematisieren können, erfolgt diese Mitbestimmung oft indirekt und muss vom Therapeuten beobachtend aufgenommen werden.

4.4 Therapieverlauf

4.4.1 Evaluation und Anpassung der didaktischen Hypothese

Im Gegensatz zu störungsbezogenen Zielsetzungen, Trainingsprozessen und Therapiefortschritten, die sich meist in experimentell gestalteten Testsituationen (wie dem AAT, Aachener Aphasie Bedside Test (AABT) oder der Aphasie Check Liste (ACL) oder auch individuell gestalteten Untersuchungsübungen) gut überprüfen und quantitativ auswerten lassen, kann eine Überprüfung des Therapieerfolgs für partizipative und auf das alltägliche Handeln bezogene Ziele nur über die Erfassung des alltäglichen Handelns selbst und der partizipativen Aspekte erfolgen. Ein wichtiges evaluatives Maß ist hier der Zielerreichungsgrad der ICF-bezogenen Ziele im SMART-Format. In Bezug auf die didaktische Planung stellt sich dabei die Frage nach der Angemessenheit der didaktischen Aspekte fortlaufend. Wird also ein Ziel erreicht (oder auch nicht), dann lautet die therapeutisch relevante Frage, „*warum*" das Ziel erreicht wurde (oder auch nicht erreicht wurde). *Wie* hat der Patient gelernt und *welche Einflussfaktoren* spielten dabei eine besonders große Rolle?

4.4.2 Didaktische Steuerung im Therapieprozess

Entsprechend der fortlaufenden didaktischen Analyse und der Evaluation über die Zielerreichung kann gesteuert werden. Dabei werden ggf. nur einige wenige Aspekte angepasst, oder es muss das gesamte Konzept erneuert, verändert, komplett gewechselt oder weiter ergänzt werden. Das kann die zeitliche Planung (wann wieviel Therapie in welcher Frequenz), die Therapieart (Einzel- Gruppentherapie, Eigentraining und deren Verhältnis zueinander), den therapeutischen Ansatz (pragmatisch-strategisch oder neurolinguistisch-teilleistungsbezogen) oder auch die Lernmethoden (hochfrequente Übungen im Rahmen von „massed practice", fehlerfreies Üben im Rahmen von „errorless learning", implizites Strategielernen im Rahmen von verständigungsorientiertem Arbeiten im Gespräch, multimodale und ganzheitliche Ansätze etc.) betreffen. In der Regel ergibt sich ein individuelles „Muster" dieser Aspekte, so dass es im Rahmen der didaktischen Steuerung zu einer Änderung im Verhältnis der Teile zueinander kommt.

Im Verlauf der Therapie durchlaufen Therapeut und Patient fortschreitend den Kreislauf aus Erprobung, Anwendung und Umsetzung, Evaluation und Analyse und Anpassung und wiederum erneuter Erprobung.

4.4.3 Einbindung der Angehörigen und des sozialen Umfeldes

Ein wichtiges Element im Rahmen der Didaktisierung des Therapieprozesses sind die Angehörigen des Patienten. Sie können eine enorme Ressource für die Therapie sein, können aber auch stellenweise als Barrieren wirken, sind jedoch in jedem Fall ein Element des „echten" Alltags des Patienten. Institutionell sind sie in der Regel während der stationären neurologischen Rehabilitation nur „Besucher". Aus Sicht des Patienten aber sind sie meist ein psychosozialer Anker und das Bindeglied zum gewohnten häuslichen Alltag. Aus didaktischer Sicht können

Angehörige eine wichtige Rolle nicht nur begleitend zur Therapie, sondern als Teil des therapeutischen Settings spielen.

Dabei sind wiederum verschiedene Aspekte zu berücksichtigen, so das prämorbide Rollenverständnis zwischen Patient und Angehörigem, so die unterschiedlichen neuropsychologischen Fähigkeiten von Patient und Angehörigem, so der ggf. unterschiedliche Kenntnis- und Wissensstand zu Erkrankung und Rehabilitation oder auch die ggf. unterschiedlich weit vorangeschrittene Krankheitsverarbeitung (die aus ihrer ganz subjektiven Perspektive auch Angehörige durchlaufen). Es muss im Weiteren gemeinsam so genau wie möglich die Rolle der Angehörigen im Rahmen der Therapie thematisiert und geklärt werden (Betroffener, Co-Therapeut, Begleiter, Lehrer und Anleiter). Dies sollte explizit geschehen und gemeinsam mit dem Patienten besprochen und geplant werden.

4.4.4 Organisation von Schnittstellen und inhaltliche Kontinuität

Im Rahmen der Sprachtherapie – während der stationären Rehabilitation – entstehen für das Team aus Therapeut und Patient eine Reihe von Schnittstellen,

- ganz praktisch mit anderen Bereichen des klinischen Alltags (Leben auf Station, Zusammenwirken der unterschiedlichen Professionen und Therapien, Organisation und Steuerung auf ärztlicher und sozialmedizinischer Ebene), aber auch mit den Angehörigen,
- dann eher indirekt in Bezug auf den Informationsfluss und die Planung bei (vor und unmittelbar nach) Aufnahme und zum Ende des Therapieintervalls
- und schließlich mit Blick auf die spätere Entlassung aus der Rehabilitation in den Bereich der ambulanten Sprachtherapie.

Informationen müssen aufgenommen, ggf. angefordert werden, aufbereitet und weitergegeben werden. Dieser Informationsfluss innerhalb und außerhalb der Klinik stellt eine wichtige Voraussetzung für die didaktische Planung und vor allem die tatsächliche Umsetzung dar. Sie ermöglicht erst inhaltliche Kohärenz und Kontinuität und ist deshalb ein wichtiges Qualitätsmerkmal guter Sprachtherapie.

4.4.5 Therapieevaluation

Die Evaluation der Therapie erfolgt auf unterschiedlichen Ebenen. Die erneute Untersuchung von Teilleistungen in einem Test-Retest-Verfahren ist dabei eine gebräuchliche Form, um auf der Störungsebene Veränderungen zwischen Beginn und Ende einer Therapiephase nachzuweisen. In der sprachtherapeutischen Praxis zeigt sich aber auch häufig, dass sich die hier abbildbaren Veränderungen nur sehr bedingt auf die Veränderungen im alltäglichen sprachlichen Handeln und kaum auf die Partizipationsmöglichkeiten eines Patienten beziehen lassen bzw. nur bedingt zu für diese Bereiche relevanten Aussagen führen. Wenn sich neurologische Rehabilitation auf Alltagshandeln und Partizipation am sozialen Leben beziehen und ausrichten soll, dann müssen die durch Therapie entstehenden Veränderungen ebenfalls in diesen Bereichen gemessen und beobachtet werden.

Auch wenn mit einigen Untersuchungsverfahren auf pragmatisch-kommunikativer Ebene angesetzt und der kommunikative Erfolg von sprachlicher Verständigung untersucht werden soll (beispielsweise im Amsterdam Nijmegen Everyday Language Test (ANELT), Bloomert & Buslach 1994), bezieht sich das, was dort gemessen wird, immer auf eine experimentelle Situation (Test). Wenn aber zu Beginn einer Therapiephase Ziele in Bezug auf alltägliches Verständigungshandeln gemeinsam mit dem Patienten erarbeitet und formuliert werden, dann steht somit die Möglichkeit offen, in Bezug auf diese Ziele konkret im Alltag des Betroffenen zu prüfen, ob diese Ziele erreicht werden konnten oder nicht, bzw. in welchen Teilen sie ggf. erreicht werden konnten. Da nach den SMART-Regeln Ziele üblicherweise nicht über den gesamten Zeitraum einer stationären Rehabilitation gesteckt werden, sondern für überschaubare Zeiträume von meist 1–2 Wochen, ergibt sich zum Ende der Rehabilitation eine Reihe von Zielen, für die sich jeweils der Erreichungsgrad ermitteln lässt.

Die Ermittlung des Erreichungsgrades ist nicht alleine Aufgabe der Therapeuten, sondern muss kooperativ mit dem betroffenen Patienten (und anderen Gesprächspartnern im pflegerisch-therapeutischen Team oder bei den Angehörigen) erfolgen. Wie valide evaluiert werden kann, hängt also von der Einschätzung sowohl der Therapeuten als auch der Patienten ab. Darüber hinaus besteht die Möglichkeit, im interdisziplinären Team weitere Einschätzungen zum Erreichungsgrad in Bezug auf die gesteckten Ziele hinzuzuziehen und so zu einem multiperspektivischen Bild und damit einer belastbaren Einschätzung zu gelangen. Schließlich kann auch hier die Perspektive der Angehörigen in die Evaluation mit einbezogen werden. Dies weicht zwar von den Forderungen nach psychometrisch abgesicherter Messbarkeit der Fortschritte im Sinne der evidence-based-medicine ab, kommt aber der Forderung des SGB IV nach einer patientenzentrierten Vorgehensweise und Evaluation der Ergebnisse näher. Im Übrigen schließt Letzteres das Erstere nicht aus. Vor allem aber lässt dieser evaluative Ansatz auch die didaktische Nutzung der Erkenntnisse (etwa in Bezug auf die weitere zeitliche Planung oder die sinnvolle Therapiefrequenz im ambulanten Bereich) zu und stellt damit einen wichtigen Baustein in der weiteren didaktischen Planung der Sprachtherapie mit Wirkung über den konkreten und aktuellen Therpiezeitraum hinaus dar.

5. Fazit und Ausblick

Die didaktische Ausgestaltung der Sprachtherapie in der stationären neurologischen Rehabilitation unterliegt zahlreichen Bedingungen, die unterschiedlich gut beeinflussbar sind und sich im Verlauf verändern können. Deshalb ist von Beginn an die Interpretation der vielfältigen Informationen und Daten im Hinblick auf eine therapeutische Operationalisierung unverzichtbar. Eine zentrale Rolle spielt dafür die Erarbeitung, Überprüfung und weitere Entwicklung einer (oder mehrerer) didaktischen(/er) Hypothese(en), die den sprachtherapeutischen Prozess führt (/ führen). Die Ausrichtung auf das therapeutische Handeln leitet bereits das Erkenntnisinteresse für die Befunderhebung und schafft so die Grundlage für eine gemeinsame Therapieplanung von Therapeut und Patient. Konkrete und alltagsrelevante Therapieziele, die in einem überschaubaren Zeitrahmen erreicht werden können, bilden neben der Befunderhebung die zweite Wegmarke, zu der sich der Therapieprozess entwickeln und entfalten muß. Für die Gestaltung der Lernprozesse, die auf diesem Weg stattfinden sollen, müssen grundsätzliche Überlegungen zum Lernen erwachsener Menschen (wie die Selbstkonstruktion von Sinnzusammenhängen und die Vorteile von Lernen in sozialen Situationen) eingebunden werden.

Für die zukünftige Entwicklung einer Didaktik der Aphasietherapie brauchen wir stärkere Bemühungen um eine theoretische Begründung des Lernens in der Sprachtherapie (wie Baddeley (1993) sie forderte). Genauere Kenntnisse darüber, wie Menschen mit Aphasie lernen können, werden uns helfen, bessere, genauere und vor allem effektivere therapeutische Methoden und Vorgehensweisen zu entwickeln und deren Wirksamkeit zu überprüfen. In den zahlreichen Studien zur Effektivität von bestimmten Methoden oder therapeutischen Ansätzen werden die didaktischen Bedingungen und Überlegungen kaum beleuchtet. Die klinische Erfahrung zeigt aber, dass das Ergebnis einer Therapie ohne Berücksichtigung des didaktischen Rahmens nur unvollständig bewertet werden kann. Deshalb sollte die Evaluation von therapeutischen Methoden und Ansätzen zunehmend in den didaktischen Kontext gestellt werden. Insbesondere im Zuge der Umorientierung der neurologischen Rehabilitation auf das Rahmenmodell der WHO (das ICF-Modell) ergibt sich hier viel Entwicklungspotenzial für die stationäre Aphasietherapie.

6. Literatur

Baddeley A (1993). A theory of rehabilitation without a model of learning is a vehicle without an engine: A comment on Caramazza and Hillis In: *Neuropsychological Rehabilitation* 3, 235–244

Baddeley A (2003). Working memory and language : an overview. In: *Journal of communication disorders* 36, 189–208

Bauer A, de Langen-Müller U, Glindemann R et al. (2002). Qualitätskriterien und Standards für die Therapie von Patienten mit erworbenen neurogenen Störungen der Sprache (Aphasie) und des Sprechens (Dysarthrie): Leitlinien 2001. In: *Aktuelle Neurologie* 29, 63–75

Bauer A, Kaiser G (1997). „Wie bitte?" Therapieorientierte Befunderhebung bei neurogenen Sprachstörungen. In: Widdig W, Pollow TA, Ohlendorf IM, Mahlin JP (Hrsg.), *Aphasiologie in den Neunzigern. Therapie und Diagnostik im Spannungsfeld von Neurolinguistik, Pragmatik und Gesundheit*, Freiburg: Hochschulverlag, 81–112

Bauer A, Urbach T (2003). Punkt. Punkt. Komma, Strich – fertig? Zur Didaktik des Zeichnens in der Aphasietherapie In: Ostermann F (Hg.) *Ohne Worte. Sprachverarbeitung und Therapie bei globaler Aphasie*. Dortmund: Borgmann

Bauer A, Auer P (2009) *Aphasie im familiären Alltag*. Stuttgart: Thieme

Bhogal SK, Teasell RW, Foley NC, Speechley MR (2003 a). Rehabilitation of aphasia: more is better. *Top Stroke Rehabil* 10 (2), 66–76

Bhogal SK, Teasell RW, Speechley MR (2003 b). Intensity of aphasia therapy, impact on recovery. In: *Stroke* 34, 987–93

Blomert L, Buslach DC (1994). *Amsterdam-Nijmegen Everyday Language Test (ANELT) – Deutsche Fassung*. Lisse/Niederlande: Swets & Zeitlinger

Bongartz R (1998). *Kommunikationstherapie mit Aphasikern und ihren Angehörigen*. Stuttgart: Thieme

Bucher PO (2005). ICF-orientierte Sprachrehabilitation bei Aphasie. In: Rentsch HP, Bucher PO (Hgs.), *ICF in der Rehabilitation*. Idstein: Schulz-Kirchner, 135–157

Deutsche Gesellschaft für Neurologie (2012). *Rehabilitation aphasischer Störungen nach Schlaganfall*. (http://www.awmf.org/leitlinien/detail/ll/030-090.html (zuletzt aufgerufen am 2.12.2015))

DIMDI (2005): *Internationale Klassifikation der Funktionsfähigkeit, Behinderung und Gesundheit*. (http://www.dimdi.de/static/de/klassi/icf/index.htm (zuletzt aufgerufen am 1.12.2015))

Ebmer CA (2010). *Motivation von Patienten nach Schlaganfall*. Diss. Graz

Fries W, Pott C, Lojewski N (2007). Üben oder Anpassen? Therapeutische Entscheidungen (Clinical Reasoning) in der Teilhabe-orientierten Rehabilitation. In: Fries W, Lössl H, Wagenhäuser S (Hgs.) *Teilhaben! Neue Konzepte der Neurorehabilitation – für eine erfolgreiche Rückkehr in den Alltag und Beruf.* Stuttgart: Thieme, 17–28

Grönke C (2012). APT Partizipationstraining in der Aphasietherapie mit dem Alert Prinzip In: *Forum Logopädie* 6 (26), 12–16

Gudjons H (1986). *Handlungsorientiert lehren und lernen.* Bad Heilbrunn: Klinkhardt

Gutzmann H, Brauer T (2007) *Sprache und Demenz. Diagnose und Therapie aus psychiatrischer und logopädischer Sicht.* Idstein: Schulz-Kirchner

Hager K, Ziegler K (1998). Studien der Krankheitsverarbeitung nach einem Schlaganfall. In: *Zeitschrift für Gerontologie und Geriatrie* 31 (1), 9–15

Homburg G, Lüdtke U (2003). Zur Komplexität sprachtherapeutischen Handelns. In: Grohnfeldt M (Hg.) *Lehrbuch der Sprachheilpädagogik und Logopädie Band 4: Beratung, Therapie und Rehabilitation.* Stuttgart: Kohlhammer

Hopper T, Holland, AL (2005). Aphasia and Learning in Adults: Key Concepts and Clinical Considerations. In: *Topics in Geriatric Rehabilitation* 21(4), 315–322

Horton S (2008). Learning-in-interaction: Resourceful work by people with aphasia and therapists in the course of language impairment therapy. In: *Aphasiology* 22(9), 985–1014

Isenberg SK (2013). Learning Needs of Adults With Aphasia After Stroke. (http://www.lindenwood.edu/r2p/docs/Isenberg.pdf (zuletzte abgerufen: 12.12.2015))

Kagan A, Simmons-Mackie N (2007). Beginning with the End. Outcome driven assessment and intervention with life participation in mind. In: *Topics in language disorders* 27 (4), 309–317

Kagan A et al. (2008). Counting what counts. A framework for capturing real-life outcomes in aphasia intervention. In: *Aphasiology* 22 (3), 258–280

Kaiser G, Urbach T, Wallesch CW (2013). Diagnostik und Therapie von Kommunikationsstörungen in der Frührehabilitation. In: Rollnik JD, *Die neurologisch-neurochirurgische Frührehabilitation.* Heidelberg: Springer

Kimbarow M (2007). Principles of Adult Learning Theory: Applications to Aphasia Treatment and Research. In: *Clinical Aphasiology Conference,* Scottsdale, AZ (http://aphasiology.pitt.edu/archive/00001881/ (zuletzt aufgerufen am 02.02.2016))

Knowles MS et.al. (2006). *Lebenslanges Lernen. Andragogik und Erwachsenenbildung.* Heidelberg: Spektrum

Koch JW, Baronti F, Hürlimann U (2007). Neurorehabilitation nach Hirnschlag: Alter ist kein limitierender Faktor. In: *Schweizerische Ärztezeitung* 88 (12), 531-34

Kolonko B, Hunziker E (2013). *Therapieindikatoren Aphasie TinA*. Idstein: Schulz-Kirchner

Konrad K, Traub S (2005). *Koopreratives Lernen*. Baltmannsweiler: Schneider

Marschner-Preuth NA (2011). *Prädiktoren erfolgreichen Sprachlernens im Alter*. Diss. Münster (http://d-nb.info/1012659356/34 (zuletzt abgerufen 19.01.2016))

Neininger B, Pulvermüller F et al. (2004). Intensivierung, Fokussierung und Verhaltensrelevanz als Prinzipien der Neuropsychologischen Rehabilitation und ihre Implementation in der Therapie chronischer Aphasie. In: *Zeitschrift für Neuropsychologie* 15, 19-32

Pulvermüller F, Neininger B, Elbert T, Mohr B, Rockstroh B, Koebbel P, Taub E (2001). Constraint-induced therapy of chronic aphasia after stroke. In: *Stroke* 32, 1621-1626

Tesak J (1999). *Grundlagen der Aphasietherapie*. Idstein: Schulz-Kirchner

Tietgens H (1992). *Reflexionen zur Erwachsenendidaktik*. Bad Heilbrunn/Obb: Klinkhardt

Varley R (2011). Rethinking aphasia therapy: a neuroscience perspective. In: *International Journal of speech language pathology* 13(1), 11-20

Raija Kuckuk (Freiburg i.Br.), Claus Magnussen (Helsinki, Freiburg i.Br.), Thomas Hentrich-Hesse, Michael Schecker (Freiburg i.Br.)

Nicht-medikamentöse therapeutische Interventionen bei Alzheimer-Krankheit auf dem Prüfstand

0. Zusammenfassung / Summary

Keywords: Cognitive stimulation in Alzheimer's disease is considered to be very low. However, we can present new studies that show strong effects with appropriate stimulation. And we compare different stimulation programs and show the direction in which cognitive stimulation should be further developed.

Even after decades of research, there is no cure for Alzheimer's. But drug and also non-drug treatments may help with both cognitive and behavioral symptoms. There are therapeutic possibilities to stop the development of Alzheimer's disease for a certain time.

In the scientific literature cognitive stimulation programs are considered to be very low. However, there are now some therapy-evaluation studies which show that certain forms of cognitive stimulation can lead to a strong slowdown in the development of the disease over a period of up to two years. Corresponding studies show a better effect than medication with acetylcholine esterase inhibitors. We also report on studies comparing different cognitive stimulation programs.

1. Einführung

In einer Vielzahl von Standardpublikationen zu therapeutischen Möglichkeiten bei einer Alzheimer-Krankheit wird inzwischen auch die Frage erörtert, ob und was über medikamentöse Interventionen hinaus therapeutisch möglich ist. Weit verbreitet sind allerdings immer noch Aussagen der folgenden Art:

> *Es gibt bisher kein Behandlungen, die ihren Verlauf kausal beeinflussen, sondern nur Medikamente für eine symptomatische Therapie.*
> Schmidtke 2016 (in diesem Band), S. 72)

Auffälliger noch (und ebenfalls nach wie vor weit verbreitet in der Lehrbuchliteratur und in den amtlichen Leitlinien) sind Äußerungen wie die folgenden:

> *Demenz-assoziierte [...] Symptome können erfolgreich [...] behandelt werden. Kognitives Training verfügt, trotz einzelner positiver Studien, insgesamt nicht über eine hohe Evidenz*

und Wirksamkeit. Laut der Leitlinie „Demenz" der Deutschen Gesellschaften für Psychiatrie (DGPPN) und Neurologie (DGN) gibt es „Evidenz für geringe Effekte von kognitivem Training / kognitiver Stimulation auf die kognitive Leistung bei Patienten mit leichter bis moderater Demenz.
Schmidtke 2016 (in diesem Band), S. 80)

Wir wollen hier nicht eine Diskussion um Begriffe beginnen und bleiben bei dem von der DGPPN und der DGN vorgeschlagenen Terminus „kognitive Stimulation". Nicht dazu zählen wir u. a. verhaltenstherapeutische Ansätze wie ROT (Taulbee & Folsom 1966, Folsom 1968, vgl. auch Zanetti & Frisoni et al. 1995, Spector & Davies et al. 2000, auch Jenny 2006) oder das verhaltenstherapeutische Kompetenztraining VKT (Ehrhardt, Hampel et al 1998, Ehrhardt, Plattner et al. 1999) oder psychotherapeutische Betreuungsformen (Dykierek et al. 2000) oder auf einzelne Gedächtnisleistungen bezogene Strategien wie die Space Retrieval Technique (Camp & Steven 1990).

Relevant sind solche kognitiven Stimulationsprogramme vor allem deshalb, weil in frühen und auch noch in mittleren Phasen der Alzheimer-Krankheit kognitive Defizite unterschiedlicher Art im Vordergrund stehen, wie auch Schmidtke (in diesem Band) festhält. Dass aber kognitive Stimulationsprogramme mehr oder weniger nichts bringen (das ist der Tenor der Feststellung u. a. von Schmidtke), das spiegelt zwar die Lehrbuchliteratur und schlägt sich nieder in diversen Leitlinien (das alles sind Publikationen, die teilweise bis zu 12 Jahre alt sind), wurde aber inzwischen durch eine ganze Reihe von methodisch aufwendigen Studien widerlegt (wobei wir im Folgenden nur randomisierte, kontrollierte Studien berücksichtigt haben).

2. Zur Forschungslage

2.1. Zur Repräsentation von Forschungsergebnissen in den großen Datenbanken

Konzentriert man sich auf in deutscher oder englischer Sprache publizierte Therapie-Evaluationsstudien, dann fällt bei der Auswertung der großen Datenbanken ein markantes Missverhältnis auf – worum geht es uns (wir beziehen im Folgenden auch Ergebnisse aus Kuckuk 2010 mit ein)? Wir haben für die Auswertung eines 10-Jahreszeitraums die Datenbanken Medline, PsycInfo und die Cochrane Database of Systematic Reviews zugrunde gelegt und dabei mit einer breit gestreuten großen Anzahl an Suchbegriffen (sowohl in englischer wie in deutscher Sprache) gearbeitet.

Rechnet man Doppelfunde heraus, dann stehen für die Jahre 2001 bis 2011 insgesamt 3.412 Studien zur Wirksamkeit von Medikamenten lediglich 12 Studien zur Wirksamkeit kognitiver Stimulationsprogramme gegenüber. Es liegt auf der Hand, dass das mit dem Interesse der großen Pharmakonzerne und deren finanziellen Möglichkeiten zu tun hat. Es ist aber auch auffallend, wie viele Studien zu kognitiven Stimulationsprogrammen wirklich in keinster Weise gängigen methodischen Standards genügen.

Nichts desto weniger belegen ALLE hier aufgefundenen Studien zu kognitiven Therapieprogrammen, dass diese Effekte zeigen, die der Wirksamkeit von Acetylcholinesterase- bzw. AChE-Hemmern (diese werden heute gängigerweise als Antidementiva erster Wahl gesehen) entsprechen oder diese sogar übertreffen. In aller Regel zeigen allerdings Kombinationen von ACE-Hemmern und kognitivem Training) die besten Effekte.

2.2. Beispiele für Studien zur Wirksamkeit kognitiver Stimulationsprogramme: Möller et al. 2001

In Möller et al. 2001 (und dann auch Möller 2002) wurde das „integrative / interaktive Hirnleistungstrainig" von Fischer et al. 2000 in einer halbjährigen Evaluationsstudie in zwei Intensitäten überprüft (finanziert von der Heiliggeistspitalstiftung Freiburg); alle Teilnehmer waren mit einem AChE-Hemmer mediziert. Dabei konnten die folgenden zwei generellen Hypothesen bestätigt werden:

(a1) Im Vergleich ‚vor Therapie' – ‚nach Therapie' zeigte sich für beide Intensitätsstufen keinerlei kognitiver Leistungsabfall, gemessen mit dem ADAS-Cog (wir setzen die gängigen Testverfahren hier wie im Folgenden voraus; vgl. auch die zusammenfassende Abb. 1 unten); allerdings zeigte sich auch keine Verbesserung.

(a2) Auch im BDS zeigte sich kein Abfall der exekutiven Funktionen.

(b) Im Vergleich zu den in der Literatur berichteten halbjährigen Abbauprozessen bei nicht-medizierten und auch ansonsten nicht therapierten Patienten (gleiche Stadien) zeigte sich im ADAS-Cog ein signifikanter Unterschied zu den hier getesteten Patienten nach Therapie.

Schaut man sich die weiteren Detailergebnisse an, so zeigten sich auch hier positive Ergebnisse. So in den neuropsychologischen Tests: Die mit dem AKT gemessene ‚Kommunikationsfähigkeit' und die mit dem TRAIL A gemessene ‚psychomotorische Geschwindigkeit' blieben konstant. Und die mit dem TRAIL B gemessene ‚kognitive Flexibilität' verbesserte sich im Vergleich ‚vor Therapie – nach Therapie' sogar signifikant.

Was den Bereich der Sprachverarbeitung angeht, so nehmen ‚Wortfindungsstörungen' und Beeinträchtigungen des ‚Sprachverständnisses' in der Bewertung des

ADAS signifikant zu. Das ‚Verstehen von Sprichwörtern' allerdings – gemessen mit dem entsprechenden Teiltest des PMA[1] – ist nach Therapie signifikant verbessert. Und eine Reihe weiterer sprachlicher und kommunikativer Fähigkeiten bleiben stabil.

Die Parameter der Alltagsfähigkeit (IADL, Barthel, Nosger) blieben stabil. Und die ‚Lebensqualität' wurde nach einem halben Jahr insgesamt sogar signifikant höher bewertet.

Abb. 1: Leistungsbereiche und Testverfahren der Überprüfung des IHT (nach Möller et al. 2001)

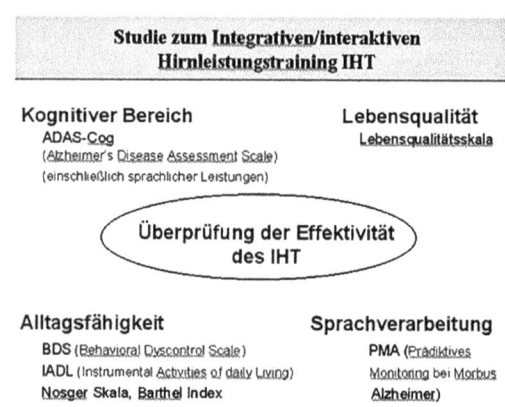

Interessant und auch erschreckend war der Vergleich der kognitiven Leistungsfähigkeit einer ersten Teilgruppe (im MMSE[1] mit einer Punktezahl >18 = leichte Demenz) mit einer zweiten Teilgruppe (im MMSE ≤ 18 = mittelschwere Demenz):

Abb. 2: Mittelwert und Standardabweichung des ADAS-Cog pro Schweregrad im Vergleich vor-Therapie vs nach-Therapie (Möller 2002, 82)

	Beginn	Ende	Signifikanz (p)
Gruppe I (MMSE > 18)	23,82/ 6,45	18,27/ 6,08	0,000* (T=5,683)
Gruppe II (MMSE ≤ 18)	31,71/ 8,2	35,29/ 8,32	0,039* (T=-2,626)

---

1 MMSE = Mini-mental state examination, ein für den klinischen Alltag geeignetes Screening-Verfahren zur Feststellung kognitiver Defizite. Seit seiner Einführung in den klinischen Alltag hat sich das Testpaket als zuverlässiges Hilfsmittel zur Erstbeurteilung eines Patienten wie auch zur Verlaufskontrolle erwiesen.

Achtung – die hier zugrundegelegten Daten sind Fehlerwerte; das heißt ‚je weniger um so besser'! Mithin gilt, dass die Gruppe I ihren ADAS-Cog Wert um durchschnittlich 5,55 Punkte signifikant (p = 0,000; t-Test) verbessern konnte. Dagegen verbesserte sich die Gruppe II nicht nur nicht, sondern verschlechterte sich durchschnittlich um 3,5 Punkte signifikant (p = 0,039).

Schlüsselt man den ADAS-Cog nach einzelnen Leistungsbereichen auf (1. Gedächtnis, 2. Orientierung/Praxie, 3. Sprache), dann zeigt sich, dass die Gruppe I vor allem in ihren Gedächtnisleistungen gewonnen hat (nochmals: es geht um Fehlerwerte, also ‚je weniger um so besser'), wohingegen die Gruppe II vor allem im Bereich der Orientierung/Praxie verloren hat:

Abb. 3: Aufschlüsslung der ADAS-Cog Werte der Gruppen I und II nach Leistungsbereichen

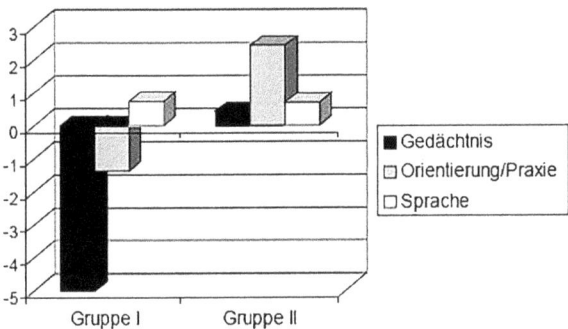

Genau besehen profitieren also nur die Probanden des frühen Stadiums vom IHT – müssen wir das mehr oder weniger für alle kognitiven Stimulationsprogramme unterstellen?

2.3. Bottino et al. 2005 und Requena et al. 2006

Bottino et al. 2005 führten über einen Zeitraum von 5 Monaten ein kognitives Stimulationsprogramm (in Form eines Gruppen-Trainings) durch und verglichen die Ergebnisse nach Therapie mit einer Kontrollgruppe (ohne kognitives Stimulationsprogramm); beide Gruppen waren mit einem Acetylcholinesterase-Hemmer mediziert und über einen längeren Zeitraum gut eingestellt. Was sowohl die MMSE-Werte beider Gruppen ‚nach Therapiephase' wie deren ADAS-Cog-Werte angeht, so zeigten sich gleichermaßen signifikante Unterschiede, welche die folgenden Abb. 4 und Abb. 5 festhalten:

Abb. 4: Bottino et al. 2005, MMSE-Werte (nach Kuckuk 2010, 92)

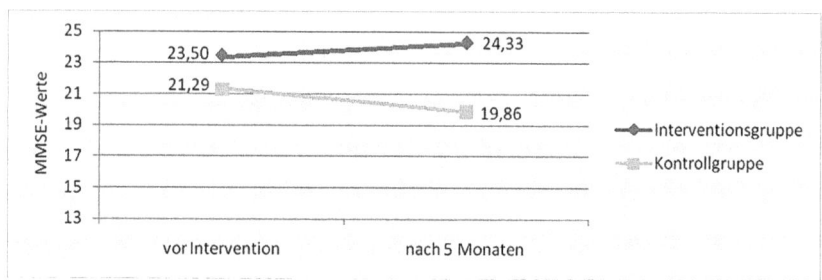

Abb. 5: Bottino et al. 2005, ADAS-Cog-Werte (nach Kuckuk 2010, 92)

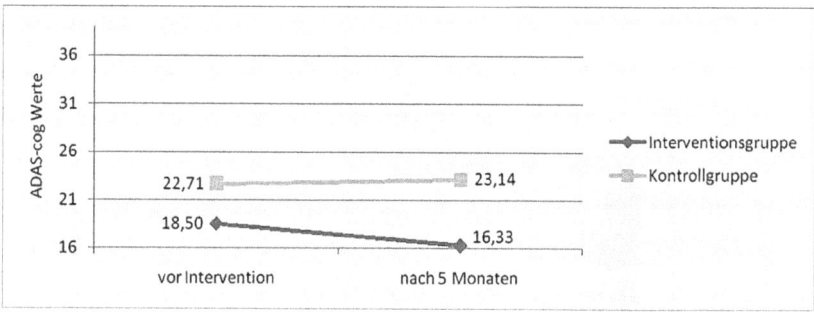

Requena et al. 2006 organisierten eine höchst umfangreiche Therapie-Evaluation über einen Zeitraum von 2 Jahren und bezogen dazu Patienten aus einer ganzen Reihe von Krankenhäusern und der Universitätsklinik Barcelonas mit ein. Verglichen wurden (a) eine Kontroll- bzw. Wartegruppe ohne jede Therapie mit einer (b) nur medizierten Gruppe (durchgängig AChE-Hemmer und gut eingestellt), dann (c) mit einer nur nicht-medikamentös betreuten Gruppe (ein kognitives Stimulationsprogramm) und schließlich (d) mit einer Kombinationsgruppe (AChE-Hemmer und kognitives Stimulationsprogramm).

Umfangreich war das Therapieprogramm auch deshalb, weil hier in den zwei Gruppen mit kognitiver Stimulation fünf Mal pro Woche je 2 Stunden ‚trainiert' wurde. Zusätzlich gab es über die Wochenenden ‚Schulaufgaben'. – Die Ergebnisse sind teilweise geradezu spektakulär. Konzentrieren wir uns auf die beiden medizierten Gruppen MIT kognitivem Stimulationsprogramm (= Kombinationsgruppe) und OHNE kognitives Stimulationsprogramm (= Kontrollgruppe), so ergaben sich für die Kombinationgruppe im ersten Jahr signifikante Verbesserungen. Und im zweiten Jahr zeigten sich immerhin gegenüber dem Beginn keine signifikanten Verschlechterungen. Dagegen zeigte die Kontrollgruppe sowohl im ersten Jahr wie im zweiten Jahr signifikante Verschlechterungen (siehe Abb. 6). – Auch im ADAS-Cog zeigte die Kombinationsgruppe im ersten Jahr signifikante Verbesserungen (die Werte sinken). Und auch im zweiten Jahr bleiben die Werte über dem Ausgangsniveau. Und auch hier zeigt die Kontrollgruppe sowohl im ersten wie im zweiten Jahr signifikante Verschlechterungen (siehe Abb. 7).

Abb. 6: MMSE-Werte (nach Requena et al. 2006, 341; vgl. Kuckuk 2010, 94)

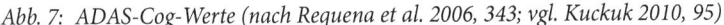

Abb. 7: ADAS-Cog-Werte (nach Requena et al. 2006, 343; vgl. Kuckuk 2010, 95)

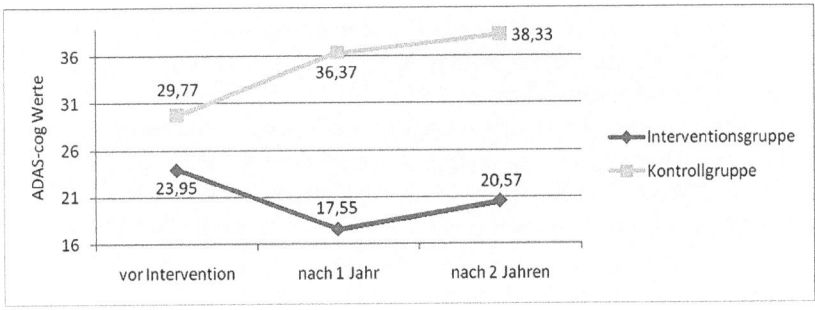

Wie spektakulär die Ergebnisse waren, zeigt vor allem die Abb. 8, welche die MMSE-Werte aller vier Probandengruppen zusammenfasst:

Abb. 8: Gesamtüberblick (MMSE-Werte, nach Requena et al. 2006, 341 und Kuckuk 2010, 99)

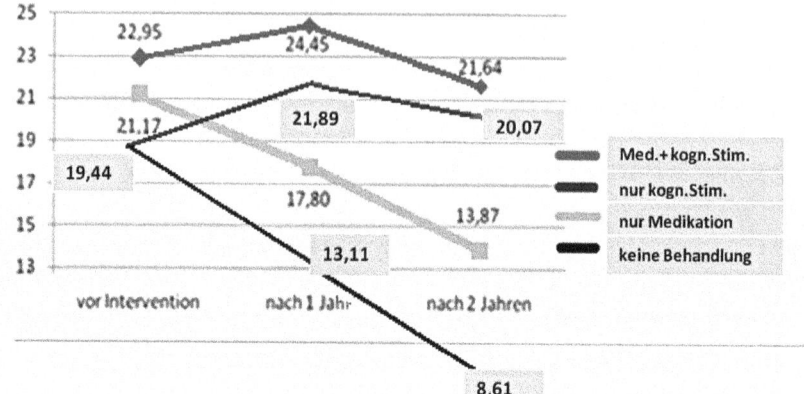

Wir möchten eigens festhalten, dass gerade im Vergleich ‚nur mediziert' vs. ‚nur kognitiv stimuliert' die Teilnehmer an einem solchen kognitiven Stimulationsprogramm eindeutig mehr profitieren als die nur medizierten Probanden.

Requena 2006 läßt vermuten, dass der eigentlich wirksame therapeutische Faktor die Frequenz eines kognitiven Trainings ist. Die Ergebnisse legen die Vermutung nahe, dass vermutlich jede Form einer nicht-medikamentösen Intervention hilft, wenn sie nur entsprechend hochfrequent (fünf Mal in der Woche je 2 Stunden) eingesetzt wird. Hier liegt aber auch das Problem – welcher zumindest über 65 Jahre alte Alzheimer-Patient ist in der Lage und vor allem willens, einen entsprechenden Aufwand zu betreiben? – Die Ergebnisse aus Requena 2006 sind genau besehen eine Form der Bestätigung vom lebenslangen Lernen bzw. eines lebenslangen Schulbesuchs.

3. Was heute möglich ist: Schecker et al. 2013

3.1. Einführung

Was in den uns bekannten Studien bisher nie versucht wurde, ist ein Vergleich unterschiedlicher kognitiver Stimulationsprogramme. Dass solche kognitiven Stimulationsprogramme helfen, belegen nicht nur die oben diskutierten Studien. Aber wie muss ein optimal wirksames kognitives Stimulationsprogramm aussehen?

Genau das ist das Thema in Schecker et al. 2013. Probanden waren wieder durchgängig mit einem AChE-Hemmer medizierte und gut eingestellte Patienten mit einem MMSE-Wert ≥ 21.

Trainiert wurde zwei Mal 1,5 Stunden pro Woche über den Zeitraum eines halben Jahres. Einander gegenüber gestellt wurde ein kognitives Übungsprogramm und ein gesprächstherapeutisch basiertes und geleitetes Diskutieren gewissermaßen ‚brisanter' Themen (z. B. ‚Sex im Alter' oder ‚finanzielle Zuwendungen an Kinder und Enkelkinder') in Kleingruppen.

3.2. Studiendesign und Ergebnisse

Wir referieren zunächst das Studiendesign, danach die Ergebnisse und gehen erst am Schluß auf die hier einander gegenüber gestellten zwei Stimulationsprogramme näher ein.

Einander gegenüber gestellt wurden einerseits medizierte Alzheimer-Patienten in frühen Stadien (durchgängig Acetylcholinesterase-Hemmer und ‚gut eingestellt') nach Absolvierung eines kognitiven Stimulationsprogramms und andererseits eine Kontrollgruppe von Alzheimer-Patienten (ebenfalls in frühen Stadien), die jedoch nur mediziert waren (ebenfalls durchgängig Acetylcholinesterase-Hemmer). Was die kognitive Stimulation angeht, so wurde hier nochmals unterschieden einerseits in eine Trainingsgruppe (Training kognitiver Leistungen im Bereich des sog. Arbeitsgedächtnisses, „training group" – siehe Abb. 9) und eine gesprächsanalytisch orientierte Diskussion ‚brisanter' Themen bzw. Diskussionsgruppe („focus group" – siehe Abb. 9, wir kommen darauf unter „3.3. Kognitive Stimulation: Diskussionsgruppe vs. Trainingsgruppe" detailliert zu sprechen). Zusammengefasst wurden zwei Experimentalgruppen untereinander und jeweils jede mit einer Kontrollgruppe verglichen:

Abb. 9: Demographische Details der Probanden (Schecker et al. 2013, 303)

	Experimental group 1 ('focus group')	Experimental group 2 ('training group')	Controls
Gender, n	12	15	15
Male	3	3	6
Female	9	12	9
Mean age ± SD, years	76.5±3.503	74.2±5.833	73.4±4.837
Range	73–82	66–81	65–79
Mean cognitive status ± SD, MMSE score	23.75±2.006	21.4±2.971	21.2±1.207
Median	24	21	21
Range	21–26	17–25	20–23
Mean education ± SD, years	8.75±1.327	10.6±3.906	10±1.732
Median	8	9	11
Range	8–11	8–18	8–12

Zu Beginn wie zum Abschluss der Therapiephase (1/2 Jahr, wöchentlich 2 x 1,5 Stunden) wurden die Leistungen wie auch das Wohlbefinden der Probanden (sowohl die beiden Experimentalgruppen wie die Kontrollgruppe) erfasst und dann die Werte vor Therapiephase mit den Werten nach Therapiephase miteinander verglichen. Zur Erfassung der Leistungsfähigkeit und des Wohlbefindens der Probanden wurden eine Vielzahl gängiger Testverfahren eingesetzt. Dabei wurden größere Testpakete wie CERAD nach Teiltests und Leistungsbereichen aufgeschlüsselt. Die verschiedenen Tests und Teiltests wurden sodann den Leistungsbereichen (a) sprachliche Fähigkeiten (bzw. ‚Sprache'), (b) höhere (nicht-sprachliche) kognitive Fähigkeiten (bzw. ‚Kognition'), (c) Alltagskompetenzen (bzw. ‚ADL') und (d) Lebensqualität (bzw. ‚LQ') zugeordnet. Hintergrund dieses Verfahrens ist die Erfahrung, dass die Leistungen eines Probanden immer auch von dem Test abhängen, mithilfe dessen man die Leistungsfähigkeit des Probanden erfasst. – Die folgende Abb. 10 gibt einen Überblick über die verwendeten Tests und die zugeordneten Leistungsbereiche:

Abb. 10: Testverfahren und Leistungsbereiche (nach Schecker et al. 2013, 304).

• Verbale Flüssigkeit (aus CERAD)	• Vorgegeben wird der Stimulus „Tier", und nun sollen die Probanden innerhalb einer Minute so viele Tiere nennen, wie möglich. – Also je mehr, um so besser	• SPRACHE „S"
• BostonNaming (aus CERAD)	• 15 Vorlagen in Form von Schwarz-Weiß-Strichzeichnungen. Wieviele der gezeigten Gegenstände können die Probanden benennen. Keine Zeitbeschränkung. – Also je mehr, um so besser	• SPRACHE „S"
• MMSE (MinimentalState Exam.)	• Kunterbunte Folge von Fragen und kleinen Aufgaben. Maximal kann man bei 22 Testfragen 30 Punkte erwerben; ab 27 abwärts beginnt der Demenz-Bereich. Keine Zeitbeschränkung. – Also je mehr, um so besser.	• KOGNITION „K"
• WortlistenLernen (aus CERAD)	• Angeboten wird eine Liste mit 10 Wörtern, die einzeln nachgesprochen und dann aus dem Gedächtnis aufgesagt werden sollen. Es gibt drei Abrufdurchgänge dieser Art direkt hintereinander, dabei die gleichen Wörter, aber in einer anderen Reihenfolge. – Keine Zeitbeschränkung. – Je mehr, um so besser.	• KOGNITION „K"

Nicht-medikamentöse therapeutische Interventionen

• WortlisteWieder (aus CERAD)	• Nach einer gewissen Zeit wird eine neue Wortliste mit 20 Wörtern vorgelegt, die neben den 10 Wörtern aus „WortlistenLernen" weitere 10 noch unbekannte Wörter enthält. Geantwortet wird mit „ja" / „nein". Gezählt werden sowohl die richtig bejahten wie die richtig verneinten Wörter. – Keine Zeitbeschränkung. – Je mehr, um so besser.	• KOGNITION „K"
• WortlisteAbrufen (aus CERAD)	• Nach einer gewissen Zeit soll der Proband die 10 Wörter aus „WortlistenLernen" wieder aufsagen. – Keine Zeitbeschränkung. – Je mehr, um so besser.	• KOGNITION „K"
• FigurenZeichnen (aus CERAD)	• Vier auf einem Blatt vorgelegte geometrische Figuren (z. B. ein Kreis) sollen abgezeichnet werden. Die Reproduktionen werden mit Punkten bewertet. – Keine Zeitbeschränkung. – Je mehr Punkte, um so besser.	• KOGNITION „K"
• FigurenAbrufen (aus CERAD)	• Nach einer gewissen Zeit sollen die in „FigurenZeichnen" abgezeichneten geometrischen Figuren erneut aus der Erinnerung gezeichnet werden (keine Vorlage!). – Keine Zeitbeschränkung. – Je mehr, um so besser.	• KOGNITION „K"
• TMT A Zahlen (trail making test)	• Auf einem DinA4-Blatt sind willkürlich Ziffern – aufsteigend von 1 bis 22 verteilt, die – startend mit „1" – mit einem Stift Schritt für Schritt verbunden werden sollen. – Gemessen wird die Zeit. – Je weniger (Zeit verbraucht wird), um so besser.	• KOGNITION „K"
• TMT A Buchstaben	• Parallel zu „TMT Zahlen" sind hier willkürlich verteilte Buchstaben (von „A" bis „Y") in der Reihenfolge des Alphabets miteinander zu verbinden. – Gemessen wird die Zeit. – Je weniger, um so besser.	• KOGNITION „K"

• TMT B	• Hier sind sowohl Ziffern („1" bis „13") wie auch Buchstaben („A" bis „L") willkürlich verteilt, wobei regelmäßig zwischen Ziffern und Buchstaben gewechselt werden muß (also „1" – „A" – „2" – „B" – „3" – …). – Gemessen wird die Zeit. – Je weniger, um so besser.	• KOGNITION „K"
• Phonematische Flüssigkeit	• Vorgegeben wird ein Buchstabe – nämlich „s", und jetzt sollen im Rahmen einer Minute so viele Wörter benannt werden wie möglich, die mit „s" beginnen. – Je mehr, um so besser.	• SPRACHE „S"
• Uhren-zeichnen-- Test (nach Shulman)	• Auf einem weißen DinA4-Blatt wird ein schwarzer Kreis vorgegeben. In diesen Kreis sollen nun einmal die Zahlen einer analogen Uhr eingetragen werden. Zum anderen sollen die zwei Zeiger einer analogen Uhr eingetragen werden, wobei die Zeit auf ‚10 Minuten nach 11 Uhr' eingestellt werden soll. – Die Ergebnisse werden verpunktet. Je mehr Punkte, um so besser.	• KOGNITION „K"
• ADAS-cog Befolgen von Anweisung (ADAS-cog aus „Alzheimer's Disease Assessment Scale)	• Es sollen fünf Anweisungen steigender Komplexität (Anzahl der Einzelschritte) befolgt werden. Nur vollständig (alle Einzelschritte) ausgeführte Anweisungen werden gezählt bzw. wird hier „ja" angekreuzt. Höchst mögliche Bewertung der auf der Punktezahl aufbauenden Bewertung ist „5" (erfasst die Beeinträchtigungen) – je weniger, um so besser.	• KOGNITION „K"
• ADAS-cog Benennen von Fingern und Gegenständen	• Einmal sollen die Finger allesamt benannt werden (also „Daumen" – „Zeigefinger" – usw.); zum anderen werden zwölf Bildkarten einzeln vorgelegt und die gezeigten Objekte sollen benannt werden (ähnlich dem Boston-Naming-Test). – Gezählt werden die Fehler bzw. „Nein"-Antworten. – Je weniger, um so besser. – Höchster Schweregrad = 17.	• SPRACHE „S"

• ADAS-cog Sprachliche Ausdrucksfähigkeit (= ADAS19)	• Grundlage ist die Interpretation der Spontansprache (Sprachproduktion) der Probanden, die nach einem festen Schema verpunktet wird. Genauer werden die Beeinträchtigungen erfasst – je weniger Punkte, um so besser.	• SPRACHE „S"
• ADAS-cog Verständnis gesprochener Spr. (= ADAS20)	• Grundlage ist die Interpretation, wieweit die Probanden gesprochene Sprache verstehen (wobei es nicht um das Befolgen von Anweisungen geht). – Je weniger Punkte (gemessen werden die Beeinträchtigungen), um so besser.	• SPRACHE „S"
• ADAS-cog Wortfindungs--störungen (= ADAS21)	• Hat der Proband Schwierigkeiten, in der Spontansprache das richtige Wort zu finden (wobei es nicht um Benennleistungen geht) = mehr oder weniger eine interpretative zusammenhängende Wertung. – Je weniger (Punkte), um so besser.	• SPRACHE „S"
• BI (Barthel-Index)	• Fremdbeurteilung – enthält zehn in 5-, 10- und 15-Punkteschritten unterschiedlich gewichtete Items. Maximal können 100 Punkte vergeben werden. / Je mehr Punkte, um so besser.	• ALLTAGS-KOMPETENZ „ADL"
• IADL (instrumental activities of daily living)	• Fremdbeurteilung – für bestimmte (dabei mehr oder weniger noch selbständig durchgeführte) komplexe Alltagaktivitäten werden jeweils Punkte vergeben. / Je mehr Punkte, um so besser.	• ALLTAGS-KOMPETENZ „ADL"
• MLDL (Münchner Lebensqualität	• Eigenbeurteilung – 20 Items, verteilt auf 4 Dimensionen. Auswertung durch Summation der Einzelitems, wobei dem Wert 0 die Beurteilung „sehr unzufrieden" und 10 die Beurteilung „sehr zufrieden" entspricht. / Je mehr Punkte, um so besser.	• LEBENSQUA-LITÄT „LQ"

• BayerADL Selbst-einschätzung	• Teils Fremdbeurteilung (siehe unten), teils Eigenbeurteilung (auszufüllen von Angehörigen oder Pflegepersonal) – insgesamt 25 Fragen zu basalen alltäglichen Verrichtungen bzw. Leistungen. Beurteilung auf einer Skala jeweils von 1 bis 10, dabei ‚Schwierigkeit nie' = 1, ‚Schwierigkeit immer' = 10. Auswertung = alle Werte summiert und durch die Anzahl der angekreuzten Items dividiert; ergibt einen Wert zwischen 1 und 10. / Je weniger, um so besser	• ALLTAGS-KOMPETENZ „ADL"
• BayerADL Fremd-einschätzung	• Siehe oben. / Je weniger, um so besser.	• ALLTAGS-KOMPETENZ „ADL"
• DemQuol Patientenbefr Gefühle	• Teils Eigenbewertung des Patienten, teils Fremdbeurteilung eines Angehörigen (siehe unten). / Insgesamt 28 Items und eine Frage bzw. ein Item zur globalen Lebensqualitätsbewertung. Beziehen sich auf 5 Domänen. / Bei Gefühlen: Je weniger, umso besser.	• LEBENSQUA-LITÄT „LQ"
• DemQuol Patientenbefr Gedächtnis	• Siehe oben. / Bei Gedächtnis: Je weniger Punkte, umso besser.	• KOGNITION „K"
• DemQuol Patientenbefr Lebensumstände (Lebensqualität)	• Siehe oben. / Bei Lebensumständen: Je weniger Punkte, um so besser.	• LEBENSQUA-LITÄT „LQ"
• DemQuol Angehörigenbefr. Lebensqualität	• Fremdbewertung – siehe oben. / Insgesamt 31 Items und eine Frage zur globalen Lebensqualitätsbewertung. / Je weniger Punkte, um so besser.	• LEBENSQUA-LITÄT „LQ"

• NOSGER Gedächtnis	• Fremdbeurteilung – von Verhaltensproblemen. Mit Blick auf 30 Aussagen wird Auftretenshäufigkeit im Rahmen der letzten 2 Wochen beurteilt. 6 Verhaltensdimensionen mit je 5 Fragen (Gedächtnis als eine dieser Verhaltensdimensionen). Antwort, die auf keinerlei Störung hindeutet, bekommt niedrigsten Punktewert. Zwischen 5 (keine Störung) und 25 Punkte (max. mögliche Störung). / Je weniger, um so besser.	• KOGNITION „K"
• NOSGER IADL	• Siehe oben. / Ja weniger, um so besser.	• ALLTAGS-KOMPETENZ „ADL"
• NOSGER ADL	• Siehe oben. / Je weniger, um so besser.	• ALLTAGS-KOMPETENZ „ADL"
• NOSGER Stimmung	• Siehe oben. / Je weniger, um so besser.	• LEBENSQUA-LITÄT „LQ"

Die Ergebnisse zeigten eine enorme Inhomogenität vor-Therapiephase wie nach-Therapiephase. Die Autoren haben daraufhin nicht die Gruppen vor-Therapiephase vs. nach-Therapiephase verglichen, sondern für jeden Probanden (und jeden Test bzw. Teiltest) die Differenzen zwischen vor-Therapiephase und nach-Therapiephase berechnet und über diesen individuellen Leistungsunterschieden berechnet, ob die Therapieprogramme etwas gebracht haben und – wenn ja – welches der beiden Therapieprogramme bessere Ergebnisse zeigt.

Wir gehen auf die einzelnen statistischen Verfahren nicht näher ein (Anova, t-Tests – vgl. Schecker et al. 2013, 305). Uns scheint es nur wichtig zu sein, festzuhalten, dass natürlich die Resultate der einzelnen Tests pro Leistungsbereich nicht so einfach miteinander verrechenbar sind (das hieße, ‚Äpfel mit Birnen zu vergleichen'). Sondern die Autoren haben die Ergebnisse ‚z-transformiert' und dann die entsprechend transformierten Resultate pro Leistungsbereich miteinander verrechnet. Dabei ist das Verfahren der ‚z-Transformation' bzw. ‚z-Standardisierung' wohlbekannt; die Autoren halten fest:

> Z-standardization is a statistical standard procedure that maps a normal curve to a standard normal curve thus making different scales and distributions comparable without loosing the discriminatory information to them, i.e. it make different scales of a similar

or the same construct comparable. For the z-transformation, we used (1) the group mean value x of the differences 'before and after treatment phase' (per test), (2) the overall mean AM_x of the differences 'before and after treatment phase' (also for each test), and (3) the standard deviation SD_x of all results ('before and after treatment phase,' per test). The z-values are then calculated as follows: $z = \frac{x - AM_x}{SD_x}$, which leads to (between test) intercomparable, standardized, normal distributions with a mean of 0 and a standard deviation of 1. (Schecker et al. 2013, 306)

Wir konzentrieren uns im Folgenden nicht nur auf die Frage, ob die eingesetzten Therapieverfahren signifikante Auswirkungen auf das Leistungsvermögen und das Wohlbefinden der Probanden (der zwei Experimentalgruppen) hatten, sondern fragen auch, wie groß die hier zu beobachtenden Effekte (= Effektstärke) sind. Dabei meint ‚Effekt' umgangssprachlich so viel wie ‚Wirkung' / ‚Größenordnung der Wirkung', und das ist etwas gänzlich anderes als z. B. die Frage, ob die Ergebnisse für ein bestimmtes Therapieverfahren signifikant sind (der Unterschied vor-Therapie vs. nach-Therapie kann minimal und dennoch signifikant sein). – Statistisch wird die Effektstärke berechnet als ‚Anteil erklärter Varianz' – dividiert durch die Fehlervarianz (das ist die in der Anova nicht aufgeklärte Varianz).

Die folgende Abb. 9 gibt pro Leistungsbereich die Effektstärken (und die Tests, mit denen die Effektstärken gemessen wurden) gleichermaßen der ‚focus group' (‚Diskussionsgruppe') wie der ‚training goup' (‚kognitives Übungsprogramm') wieder (vgl. Abb. 9). – Im Leistungsbereich ‚Kognition' sind noch einmal jene Tests gesondert aufgeführt, die so etwas wie die ‚kognitive Verarbeitungsgeschwindigkeit messen (das ist die Spalte „Cognition II"):

Abb. 11: *Effektstärken der beiden Therapieprogramme, aufgeschlüsselt* nach Leistungsbereichen – vgl. Schecker et al. 2013, 307.

Functional area	Test	η^2	Aggr (η^2)
Cognition I	MMSE	0.0944	0.2206
	Delayed Recall of Word List	0.1237	
	Delayed Recall of Praxis Items	0.1220	
	Clock Drawing	0.2084	
	Family Survey: Memory	0.5545	
Cognition II	Trail Making Test A (letters)	0.1304	0.2483
	Trail Making Test B	0.3661	
Language processing	Word-Form Fluency	0.1070	0.1087
	Verbal Production	0.1104	
ADL/IADL	Barthel Index	0.2338	0.2192
	IADL	0.2046	
Quality of life	Münchner Lebensqualitäts Dimensionen Liste	0.0878	0.5549
	Family Survey: Circumstances	0.9951	
	Mood	0.5818	

Hier meint – siehe zum Folgenden noch einmal Abb. 10 –
„MMSE" den „MinimentalState Exam.",
„Delayed Recall of Word List" = „Wortliste Wieder (aus CERAD)",
„Delayed Recall of Praxis Items" = „FigurenAbrufen (aus CERAD)",
„Clock Drawing" = „Uhren-zeichnen-Test (nach Shulman)",
„Family Survey: Memory" = „NOSGER Gedächtnis",
„Trail Making Test A (letters)" = „TMT A Buchstaben",
„Trail Making Test B" = „TMT B",
„Word-Form Fluency" = „Phonematische Flüssigkeit" (aus CERAD),
„Verbal Production" = „ADAS-cog Sprachliche Ausdrucksfähigkeit",
„Barthel Index" = „BI (Barthel-Index)",
„IADL" = „IADL (instrumental activities of daily living)",
„Münchner Lebensqualitäts Dimensionen Liste" = „MLDL (Münchner Lebensqualität",
„Family Survey: Circumstances" = „Dem-Quol Amgejärogembefr. Lebensqualität",
„Mood" = „NOSGER Stimmung".

In den Sozialwissenschaften gelten Effektstärken zwischen 0,1 und 0,2 bereits als mittlere Effektstärken; Werte darüber (bis etwa 0,5 – so auch schon „Cognition I", „Cognition „ und „ADL / IADL") gelten als hohe Effektstärken, und Werte ab 0,5 aufwärts gelten als sehr hohe Effektstärken (vgl. „Quality of Life").

Wir fragen im Folgenden, welches der beiden Therapieprogramme (zu Details gleich unten) die besseren Resultate erbrachte. Zuächst ein globaler Überblick, der in Anlehnung an die aktuelle Forschungsliteratur auf der Basis der Resultate des MMSE berechnet wurde (wobei wir uns jeweils auf eine Visualisierung der Ergebnisse in Form von Balkendiagrammen konzentrieren):

Abb. 12: Globaler Überblick auf der Basis der Ergebnisse des MMSE (in Anlehnung an Schecker et al. 2013, 308). – „Therapie1" = „focus group" / ‚Diskussionsgruppe', – „Therapie2" = „training group" / ‚Trainingsgruppe'

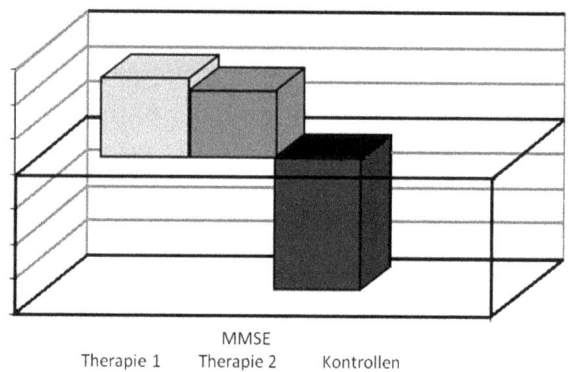

Abb. 12 macht noch einmal deutlich (siehe dazu auch noch einmal die obige Berechnung der Effektstärken), dass die beiden Therapieprogramme massive Verbesserungen im Bereich kognitiver Leistungen wie mit Blick auf das individuelle Wohlbefinden bringen, und das im Vergleich zu einer Kontrollgruppe, die ja immerhin mediziert und dabei medikamentös gut eingestellt war, die aber über den Therapiezeitraum hinweg nichtsdestoweniger deutlich abgebaut hat. Was den Unterschied der beiden Therapieprogramme angeht, so scheint es fast egal, welcher Typ an kognitiver Stimulation durchgeführt wird (Hauptsache, es wird kognitiv stimuliert).

Die obige Graphik verzerrt die Ergebnisse. Einmal wird hier noch nicht in unterschiedliche Leistungsbereiche unterteilt. Zum anderen basiert der Überblick auf nur einem einzigen Test, und wir erinnern noch einmal daran, dass das Leistungsniveau eines Probanden je nach Test, den wir zum Messen anlegen, stark schwanken kann. – Einen zusammenfassenden Eindruck über die Leistungen und Leistungsunterschiede, abhängig von einzelnen Leistungsbereichen, vermittelt die folgende Graphik 13, die aufbaut auf den in Abb. 10 wiedergegebenen Testverfahren insgesamt (wobei die einzelnen Werte z-transformiert miteinander verrechnet wurden. – Der obere Teil (1) gibt die Leistungen primär (in der Horizontalen) in

Nicht-medikamentöse therapeutische Interventionen 175

Abhängigkeit von den einzelnen Leistungsbereichen wieder; der untere Teil (2) gibt die Leistungen primär in Abhängigkeit von den beiden Therapieverfahren wieder:

Abb. 13: *Ergebnisse in Abhängigkeit von Leistungsbereichen und Therapieverfahren (in Anlehnung an Schecker et al. 2013, 309).* – „Therapie1" = „focus group" / ‚Diskussionsgruppe' – „Therapie2" = „training group" / ‚Trainingsgruppe'

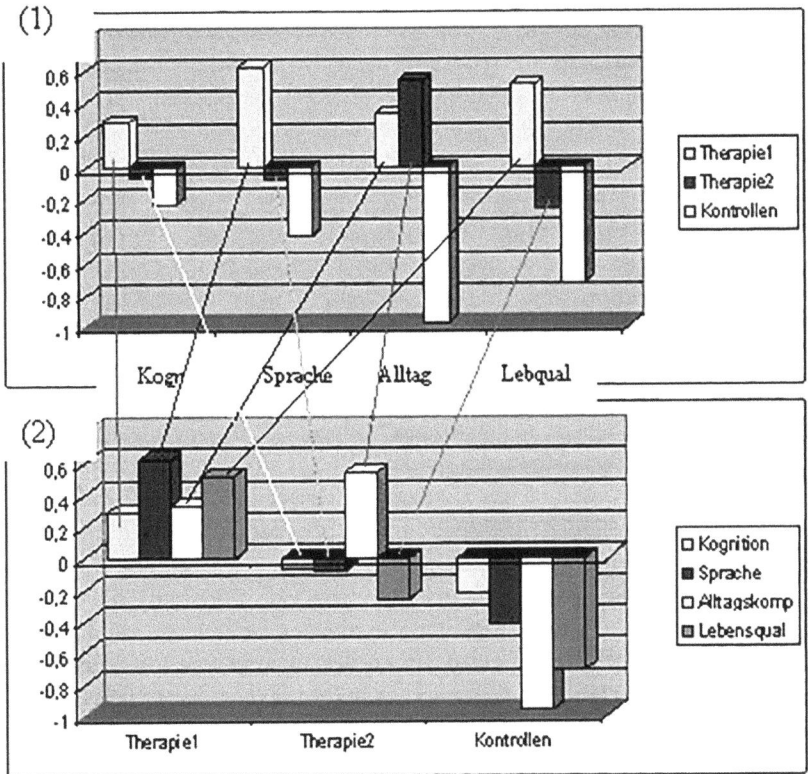

Die Abb. 13 zeigt, dass die Diskussionsgruppe („focus group") der Trainingsgruppe („training group") klar überlegen ist. Wobei es eigentlich nahe liegt, dass die Diskussionsgruppe vor allem in ihren sprachlichen Leistungen stark profitiert hat. Erst gewissermaßen auf den zweiten Blick wird klar, warum die Diskussionsgruppe auch in der ‚subjektiv empfundenen Lebensqualität' deutlich der Trainingsgruppe überlegen ist: Im Rahmen des dortigen Stimulationsprogramms werden die Probanden natürlich immer wieder mit ihren eigenen Schwierigkeiten und Defiziten konfrontiert. Nichtsdestoweniger fühlen sich auch die Teilnehmer an der Trainingsgruppe immer noch deutlich besser als die ‚nur' medizierte Kontrollgruppe – vermutlich, weil die Teilnahme an einem Trainingsprogramm ganz allgemein Kontakt und Beschäftigung bedeutete.

3.3. Kognitive Stimulation: Diskussionsgruppe vs. Trainingsgruppe

Um welche zwei Therapieprogramme ging es in Schecker et al. 2013? In der Trainingsgruppe wurden kognitive Funktionen des Arbeitsgedächtnisses trainiert. Dabei ist das Arbeitsgedächtnis (working memory – Baddeley 1996, 2003, 2012) eigentlich kein Gedächtnis, sondern ein zentraler ‚Umschlagplatz für Informationen'; hier werden z. B. Daten aus der Sinnesperipherie mit Abfragen aus dem Langzeitgedächtnis kombiniert; hier wird Aufmerksamkeit selektiv zugewiesen; hier wird neue Information so aufbereitet, dass sie danach eingepasst werden kann in die Bestände des Langzeitgedächtnisses.

Eine wesentliche Funktion des Arbeitsgedächtnisses ist die kurzfristige Repräsentation von Informationen. Wenn wir beispielsweise in einem zweiten Satz mit einem Pronomen – z. B. „er" – auf einen Referenten Bezug nehmen, dann funktioniert das nur dann, wenn (a) unmittelbar vorher der betreffende Referent bereits eingeführt wurde (z. B. „ein alter Mann") und deshalb (b) im Arbeitsgedächtnis noch präsent ist, so dass es sprachlich genügt, mit einem (semantisch ja weitgehend leeren) definiten Pronomen darauf Bezug zu nehmen. Damit in einem solchen Fall Kommunikation funktioniert, darf allerdings (c) das Pronomen „er" in einem solchen Fall nicht ‚mehrdeutig' sein, bzw. darf es sich nicht potentiell auf zwei dazu passende Referenten beziehen können.

Bei der Aufschlüsselung von Mehrdeutigkeiten (z. B. „Die Birne [Eßbirne oder Glühbirne?] war sehr heiß [das deutet eher auf eine Glühbirne]") und bei der Verarbeitung bildhafter Sprache (z. B. „Der Apfel fällt nicht weit vom Stamm") ist ein leistungsfähiges Arbeitsgedächtnis unerlässlich; ich muß beispielsweise beim ‚Apfel' den weiteren Gesprächskontext oder Text im Arbeitsgedächtnis präsent haben, um entscheiden zu können, ob es um den Sohn geht, der ziemlich genau nach dem Vater gerät, oder ob es in der Tat um einen Apfelbaum und reife Äpfel geht.

In einer Vielzahl von Tests hatte die Arbeitsgruppe Schecker ausgetestet, dass hier Alzheimer-Patienten bereits in frühsten Stadien ihrer Erkrankung massive Defizite aufweisen (Faupel et al. 2000, Schecker 2000, Schecker 2010, Schumann 2016 – in diesem Band) und signifikant abfallen gegenüber gleichaltrigen und gleich hoch ausgebildeten gesunden Probanden.

Nicht-medikamentöse therapeutische Interventionen 177

Die folgenden Beispiele sollen das Material illustrieren, anhand dessen geübt wurde:

Abb. 14: Bildmaterial zu Doppeldeutigkeiten; Aufgabe war es, auf die Bildseite zu zeigen, auf die der Satz passt (die Anordnung wechselte nach Zufallsprinzip). Beispielsweise passt der Satz „Er will ein neues Schloss einbauen" nur auf die linke Bildhälfte. – Zum Bildelement ‚Tür' vgl. Florian Langenbeck, „Historische Türen", https://www.historische-tueren.de.

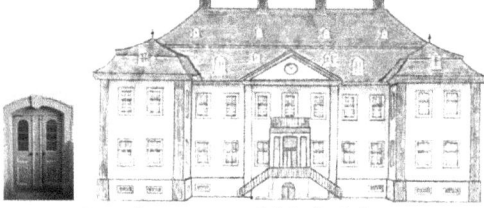
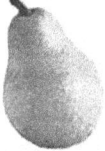
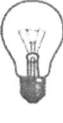

Er will ein neues Schloß einbauen.   Die Birne war sehr heiß.

Abb. 15: Bildmaterial zu bildhafter Sprache; Aufgabe war es, auf diejenige Karte unterhalb des Ausgangsitems zu zeigen (links also die mittlere Karte, Anordnung nach Zufallsprinzip), welche die Bedeutung des Ausgangsitems angibt.

Die Flinte ins Korn werfen	Steter Tropfen höhlt den Stein
jagen gehen	Höhlen entstehen durch unterirdische Flüsse.
aufgeben	Tropfende Wasserhähne können großen Schaden anrichten.
die Waffen niederlegen	Ausdauer bringt Erfolg.

Abb. 16: „*Emmendinger Gesprächslegespiel*" *– obere Hälfte: Hier wurden den Probanden mehrere Schriftkarten mit jeweils einer Äußerung gemischt aus zwei prototypischen (hochfrequenten) Alltagsgesprächen vorgelegt. Diese sollten zu sinnvollen Gesprächen und kommunikativen Abfolgen (dabei durchaus auch gemischt verbal und non-verbal – siehe oben ‚den Zahnarzt') zusammengelegt werden. – Untere Hälfte: Weiteres Material, dass gemischt vorgelegt wurde, wobei der Schwierigkeitsgrad über die Zahl der beteiligten prototypischen Gesprächskontexte schrittweise gesteigert wurde.*

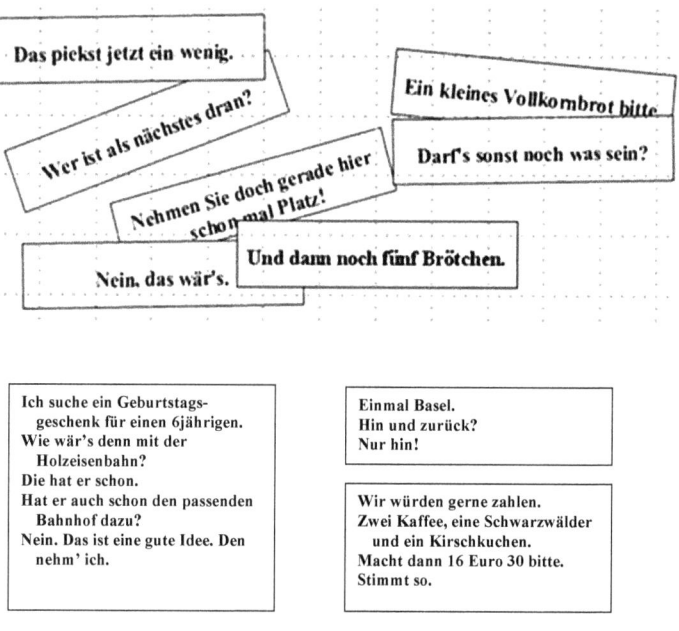

Abb. 17: „*Kontext halten". Die Äußerungskarten wurden nacheinander vorgelegt und wieder weggenommen, und dann wurde die jeweils unten wiedergegebene Frage gestellt.*

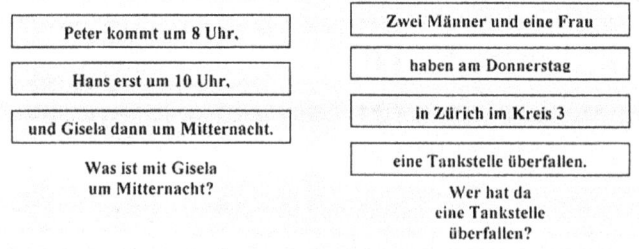

Nicht-medikamentöse therapeutische Interventionen   179

Abb. 18: Beispiele für „Vervollständigungsaufgaben"

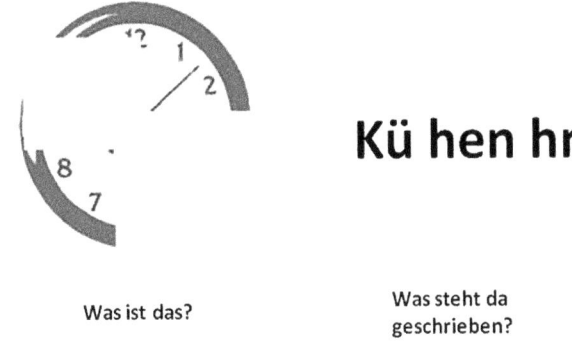

Was ist das?   Was steht da geschrieben?

Abb. 19: „Lückentests"

Füllen Sie die Lücken auf und verwenden Sie dazu Ausdrücke aus der folgenden Liste:

Sabine und Martin rennen auf die Wiese.
☐ wollen Ball spielen.
Plötzlich schreit Martin „Autsch!"
Ein Hund hat ☐ in den Arm gebissen.
☐ sieht ziemlich gefährlich aus.
Sabine kommt ☐ zu Hilfe.
Der Hund läuft weg.

Die Kinder rennen schnell nach Hause.
Die Mutter schickt ☐ zum Arzt.

| sie |
| der |
| Martin |
| er |
| ihm |
| ihn |
| der Hund |
| die Mutter |
| die Kinder |

In der Diskussionsgruppe wurde gänzlich anders verfahren. Zugrundegelegt wurden Überlegungen aus Stuss & Benson 1986 und vor allem Stuss 1991, die von einem globalen hierarchischen Funktionszusammenhang höherer kognitiver Funktionen und Leistungen ausgehen; hier ist das ‚Selbst' höchste Kontrollinstanz – Schecker et al. 2013 schreiben:

... in which the self is regarded as the highest executive authority and at the same time as the metacognitive authority. The self is capable of supporting executive processing and such support is usually unconscious. In order to stimulate the self, we organized discussions on sensitive issues (e.g. ‚sexual relations before marriage' or ‚having children at an older age') and discussed these topics in small ‚focus groups', in the format of a rather confrontational debate." (303)

Die folgende Liste gibt eine Auswahl von Themen, die in der beschriebenen Weise Schritt für Schritt zunehmend konfrontativ auf das Selbst der jeweiligen Probanden bezogen wurden. Die besondere Aufgabe des anleitenden und begleitenden Therapeuten war es, die Diskussion zwar immer mehr zu ‚personalisieren', dabei aber dennoch den Schutz des jeweiligen Selbst zu gewährleisten und vor Verletzungen des Selbstwertgefühls zu bewahren:

Was dürfen Kinder für Ansprüche ihren Eltern gegenüber haben?
Bis wann müssen wir arbeiten?
Höhe der Rente – was sollte man sich im Alter noch leisten können?
Sex im Alter
finanzielle Unterstützung der Kinder
Kinder im Alter bekommen
Sex vor der Ehe
ältere Frau mit jüngerem Mann
jüngere Frau mit älterem Mann
Leben wir in einer gerechten Welt?
Gehört der Islam zu Deutschland?
Würden Sie eine Moschee in ihrer unmittelbaren Nachbarschaft akzeptieren?

Der bei der Auswahl wichtigste Aspekt war, dass es sich um Themen handeln musste, die die Teilnehmer selber betrafen oder die sie betroffen machten; anders formuliert: die sie unter deutlicher ‚innerer Beteiligung' diskutierten.

Die beiden Therapieprogramme wurden pro Sitzung in immer denselben (und was den Vergleich der Programme angeht in ein und denselben) Rahmen gestellt:

Abb. 20: Ablaufschema der Sitzungen der Diskussionsgruppe

I. Begrüßung – Eröffnung
II. Entspannungsübungen
III. Feinmotorische Aktivierung
    IV. Therapeutische Intervention
V. Entspannungsübungen
VI. Feinmotorische Aktivierung
    VII. Therapeutische Intervention
IX. Entspannungsübungen
X. Abschlußgespräch
XI. Verabschieden

3.4. Diskussion der Studienergebnisse

Auffällig ist, dass bei den Teilnehmern an der Trainingsgruppe (Stimulation kognitiver Fähigkeiten des sog. Arbeitsgedächtnisses) offensichtlich das Beüben der entsprechenden kognitiven Funktionen zu einer Übertragung auf die Alltagskompetenz geführt hat, und das mit deutlich höheren Werten, als das bei der Diskussionsgruppe der Fall war. So gesehen liegt es nahe, in ein globaleres Therapieprogramm immer auch das Training kognitiver Funktionen des Arbeitsgedächtnisses mit einzubeziehen.

Die Ergebnisse belegen auch – und gerade für sprachliche Leistungen, dass wir es hier NICHT mit Defiziten der Sprachverarbeitung zu tun haben, die einer klassischen Sprachtherapie zugänglich wären. Die Trainingsgruppe hat kognitive Funktionen des Arbeitsgedächtnisses weitgehend anhand sprachlichen Stimulus-Materials trainiert, und das mit deutlich geringerem Erfolg, als das für die sprachlichen Leistungen der Diskussionsgruppe der Fall ist. Wir leiten daraus ab, dass die heute intensiv diskutierten Bemühungen um eine an Aphasien orientierte Sprachtherapie bei Alzheimer-Krankheit ins Leere laufen.

Die Ergebnisse belegen schließlich, dass nicht-medikamentöse kognitive Stimulationsprogramme in Kombination mit Acetylcholinesterase-Hemmern deutlich mehr bringen als die reine Medikation. Und sie belegen darüber hinaus eindrucksvoll, dass es keinesfalls nur einfach darauf ankommt, überhaupt irgendetwas zu machen, überhaupt irgendein Stimulationsprogramm einzusetzen. Wir leiten daraus ab, dass JETZT unbedingt verschiedenste Ansätze einer kognitiven

Stimulation entwickelt und in Therapie-Evaluationsstudien einander gegenüber gestellt werden müssen.

Nicht vollständig geklärt ist der Einfluß der Frequenz und der Dauer von Therapieprogrammen. Hier können wir nur nochmals auf Requena et al. 2006 verweisen; entsprechend müssten in die jetzt fällige Therapie-Evaluationsforschung dringend auch unterschiedliche Übungsfrequenzen und unterschiedliche Laufzeiten einer solchen Therapie mit einbezogen werden. In der Arbeitsgruppe Schecker wurden bereits unterschiedliche Frequenzen überprüft; das Ergebnis war, dass ein Programm mit 2 x 1,5 Stunden Dauer pro Woche das Minimum ist. Das wirft allerdings teilweise enorme organisatorische Probleme für die Teilnehmer und ihre Angehörigen auf. Und: Eine solche Frequenz und vor allem noch höhere Frequenzen führen leicht zu einem Abbruch – die Mehrzahl der potentiellen Probanden sind älter als 65 Jahre und wollen sich entsprechende ‚Anstrengungen' nicht mehr zumuten.

4. Literatur

Baddeley A D (1996). Exploring the central executive. In *Quarterly Journal of Experimental Psychology* 49A(1), 5–28.

Baddeley A D (2003). Working memory: Looking back and looking forward. In *Nature Reviews Neuroscience* 4(10), 829–839.

Baddeley A D (2012). Working Memory: Theories, models, and controversies. In *Annual Review of Psychology* 63(1), 1–29.

Faupel M, Maisch S, Möller G (2000). Kontextverarbeitung bei dementiellen Syndromen. In Hock C, Hüll M, Schecker M (Hgs), *Die Alzheimer-Krankheit*. Tübingen: Gunter Narr Verlag, 67–90.

Kuckuk R (2010). *Kognitive Stimulation bei Demenzen vom Alzheimer-Typ (DAT) in frühen bis mittleren Stadien: eine qualitative Analyse internationaler Forschungsergebnisse*. Diss. Freiburg (Erstgutachter: Michael Schecker), https://www.freidok.uni-freiburg.de/data/10097

Möller G, Fischer B, Schecker M. (2001). *Evaluation des Hirnleistungstrainings IHT®*. Freiburg: Heilig-Geist-Spital-Stiftung (als Manuskript publiziert).

Möller G (2002). *Therapeutische Möglichkeiten bei Alzheimer Demenz: Evaluation des integrativen / interaktiven Hirnleistungstrainings (IHT®) der Heiliggeistspitalstiftung Freiburg.* Diss. Freiburg (Erstgutachter: Michael Schecker), https://www.freidok.uni-freiburg.de/dnb/download/600

Neisser U (1991). Two perceptually given aspects of the self and their development. *Developmental Review* 11(3), 197–209.

Schecker M (2000): Sprachverarbeitung und Kommunikationsverhalten bei früher Alzheimer Krankheit. In: Hock C, Hüll M, Schecker M (Hgs.): *Die Alzheimer Krankheit*. Tübingen: Gunter Narr Verlag, 43–66.

Schecker M (2010): Pragmatische Sprachstörungen bei Alzheimer-Demenz. In: *Sprache Stimme Gehör* 34(02), 63–72.

Schumann E (2008): *Gibt es einen Zusammenhang zwischen kognitiver Verlangsamung und Sprachdefiziten bei leichter Alzheimer-Demenz? Eine Pilotstudie.* Diss. Freiburg (Erstgutachter: Michael Schecker), https://www.freidok.uni-freiburg.de/data/6730

Schumann E (2016) Zum Verständnis mehrdeutiger und bildhafter Sprache bei leichter kognitiver Beeinträchtigung und Alzheimer-Demenz. In diesem Band.

Stuss DT (1991). Self, awareness, and the frontal lobes: a neuropsychological perspective. In Strauss J, Goethals GR (Hgs.), *The Self: Interdisciplinary Approaches*. New York: Springer-Verlag, 255–278.

Stuss DT, Benson DF (1986). *The Frontal Lobes*. New York: Raven Press.

Stuss DT, Picton TW, Alexander MP (2001). Consciousness, self-awareness, and the frontal lobes. In Salloway S P, Malloy PF, Duffy JD (Hgs.), *The Frontal Lobes and Neuropsychiatric Illness*. Washington DC: American Psychiatric Publishing, 101–109

Stuss DT, Rosenbaum RS, Malcolm S, Christianna W, Keenan JP (2005). The frontal lobes and self-awareness. In Feinberg TE, Keenan JP (Hgs.), *The Lost Self: Pathologies of the Brain and Identity*. New York NY: Oxford, 50–64.

Acknowledgment

Die oben angesprochenen Forschungsarbeiten des Neurolinguistischen Labors wurden von der deutschen Alzheimer-Stiftung finanziell unterstützt.

Wir möchten Frau Gabriele Möller für ihre engagierte Unterstützung danken.

Barbara Frank-Job, Elisabeth Gülich, Heike Knerich (Bielefeld),
Martin Schöndienst (Epilepsie-Zentrum Bethel)

Klinische Differenzialdiagnostik und linguistische Analyse von Gesprächen: Neue Wege in Datenerhebung, Analyse und Auswertung im interdisziplinären Forschungskontext

0. Zusammenfassung / Summary

Keywords: The following is about paroxysms like epileptic episodes or dissociative disorders. We discuss the possibilities of the conversation analysis to contribute to a diagnosis. Finally, we discuss the possibilities of a conversation-analytical approach also in the case of anxiety disorders.

Im Folgenden wird über ein langjähriges, interdisziplinäres Forschungsprojekt berichtet, welches der Beobachtung nachgeht, dass Patienten mit paroxysmalen Erkrankungen sich, je nachdem welcher Erkrankungstyp bei ihnen vorliegt, zur Schilderung ihrer Symptomatiken unterschiedlicher sprachlicher bzw. konversationeller Verfahren bedienen.

In eingehenden Einzelfallstudien konnten etliche konversationelle Verfahren entdeckt und beschrieben werden, die sich den von uns speziell untersuchten, unterschiedlichen Erkrankungsgruppen (Epilepsien, dissoziative Anfälle, Panikerkrankungen) zuordnen ließen.

In geblindeten Studien konnte dann gezeigt werden, dass die gesprächslinguistischen Merkmale den beteiligten LinguistInnen in 85 % eine zutreffende differentialdiagnostische Einordnung erlaubten; dies ist insofern besonders hervorhebenswert, als in Anamnesen durch Neurologen solche Erkrankungen in der Regel nur in 60 bis 70 % zutreffend diagnostiziert werden.

Eine Operationalisierung der konversationellen Merkmale wurde begonnen. Eine derzeitige Weiterentwicklung des Projekts strebt Charakterisierungen des sprachlichen Verhaltens bei verschiedenen Erkrankungsgruppen mittels Computer-linguistischer Verfahren an.

1. Einführung

Wir möchten hier einen Ansatz vorstellen, der in neuartiger Weise linguistische und neurologische Perspektiven miteinander verbindet. Ausgangspunkt ist eine klinische Beobachtung, dass nämlich Patienten mit anfallsweise auftretenden Störungen zur Schilderung ihrer Symptomatiken jeweils charakteristische Darstellungsmittel verwenden, abhängig davon, worauf ihre Anfälle zurückgehen, also etwa eine epileptische oder eine dissoziative Erkrankung. Das führt zu der Frage, ob ein Sprechen, das aus bestimmten Krankheitserfahrungen hervorgeht, zu entsprechend spezifischen Mitteilungsstilen führt, die mit konversationsanalytischen Verfahren beschrieben und in Kooperation von Gesprächslinguisten, klinischen Neurologen und Psychotherapeuten in valide differenzialdiagnostische Aussagen über die Erkrankungsarten überführt werden können.

Der sprachtheoretische Grundgedanke, dass menschliches Sprechen immer auch dem expliziten Wissen der Sprechenden enthobene innere Vorgänge auszudrücken vermag, wurde besonders prägnant von H. Argelander (1991) zum Ausdruck gebracht, einem Psychoanalytiker, der in den 1950er Jahren als Neurochirurg begonnen und sich in seinen letzten Lebensjahrzehnten immer mehr der Linguistik zugewandt hatte:

> „…dass Sprache ein kompliziertes und eigenes Medium darstellt, das in der Lage zu sein scheint, eine bisher nicht bekannte Fülle von Vorgängen der verschiedensten Art durch sich selbst zu repräsentieren." (16)

Diese Überlegung war Ausgangspunkt eines linguistisch-klinischen Forschungszusammenhangs, den wir in den letzten etwa 20 Jahren aufgebaut haben.

In den ersten Jahren arbeiteten wir – Transkript-gestützt – konversationsanalytisch. Seit 2004 wurden unsere Beobachtungen zu krankheitsspezifischen konversationellen Verfahren (das ist die Grundannahme unseres Projekts) im Rahmen ,verblindeter' Untersuchungsdesigns Gegenstand kritischer Überprüfungen. Dabei zeigte sich, dass KonversationsanalytikerInnen, die mithin keinerlei neurologische oder gar epileptologische Expertise aufwiesen, indem sie die von uns beschriebenen konversationellen Marker erfassten, in 85 % der untersuchten Fälle zutreffende diagnostische Zuordnungen zu epileptischen oder dissoziativen Erkrankungen trafen. Da Neurologen diese Unterscheidung in der Regel nur mit 60- bis 70-prozentiger Treffsicherheit vorzunehmen vermögen, war dies eine recht überzeugende Bestätigung, dass es in hohem Maße bedeutsam ist, darauf zu achten, *wie* PatientInnen über ihre Symptomatiken sprechen, und nicht nur, *was* sie darüber sagen.

2. Das Forschungsprojekt „Linguistische Differenzialtypologie epileptischer und anderer anfallsartiger Störungen. Diagnostische und therapeutische Aspekte" (Kurzform: Epiling): Die Grundideen, ihre Entwicklung und ihre Konkretisierung[1]

So sehr Neurolinguistik ausgerichtet ist einerseits auf die Hervorbringung und das Verstehen von Sprache und andererseits auch auf deren neuronale Substrate, wendet sie sich doch alltagsweltlichem Sprechen selbst eher selten zu. Zu vielgestaltig mögen ihr die Phänomene spontanen Sprechens vorkommen, um einer exakten empirischen Erforschung zugänglich zu erscheinen.

Ausgehend von der im klinischen Alltag gemachten Beobachtung, dass Menschen mit paroxysmalen Erkrankungen, also etwa Epilepsien oder dissoziativen Anfällen oder Panik-Attacken, je nach Erkrankungsart unterschiedliche sprachliche Mittel ('konversationelle Verfahren') zur Darstellung ihrer Anfallserfahrungen einsetzen, bildete sich eine interdisziplinäre Arbeitsgruppe, die insbesondere folgenden Fragen nachging und -geht:

- Lassen sich die sprachlichen Mittel näher beschreiben, die zur Schilderung von Anfallserfahrungen eingesetzt werden?
- Lassen sich hierbei wiederkehrende Korrelationen von sprachlichen und nicht sprachlichen Mitteln erkennen, also Cluster von Äußerungsformaten, die als komplexe konversationelle Verfahren verstanden werden können?
- Wenn dies der Fall ist: Verweisen die unterschiedlichen Cluster konversationeller Merkmale auf unterschiedliche neuronale Prozesse sowohl des Erinnerns der Anfallserfahrungen als auch des Geschehens während der Anfälle selbst?
- Lassen sich bei diesen konversationellen Verfahren erkrankungstypische Verteilungsmuster erkennen?
- Lassen sich die konversationellen Verfahren und die dabei verwendeten sprachlichen Mittel so parametrisieren, dass sie auch einer quantitativen Auswertung zugänglich sind?

---

1 Das Forschungsprojekt erhielt ab 1995 eine Anschubfinanzierung aus Forschungsmitteln der Universität Bielefeld und wurde in den Jahren 1999–2001 von der DFG gefördert; weitere Informationen und Ergebnisse: www.uni-bielefeld.de/lili/projekte/epiling. Mitglieder der von Elisabeth Gülich und Martin Schöndienst geleiteten Projektgruppe waren (mit unterschiedlicher Dauer): Friederike v. Fabeck, Ingrid Furchner, Meike Schwabe, Volker Surmann, Nicolas Tsapos, Melanie Werner. Zusammenfassende Darstellungen: Gülich & Schöndienst 1999, Schwabe et al. 2008, Gülich 2012.

- Welche der Merkmale dieser konversationellen Verfahren lassen sich automatisch durch computerlinguistische Methoden auffinden?

Um Fragen dieser Art systematisch bearbeiten zu können, bedarf es zunächst einer empirischen Datengrundlage, die es ermöglicht, die konversationellen Verfahren, auf die Patienten bei der Schilderung ihrer subjektiven Anfallserfahrungen rekurrieren, im Einzelnen konkret herauszuarbeiten und genau zu beschreiben. Arzt-Patient-Gespräche mussten aufgezeichnet und transkribiert werden. Dabei wurden zunächst ausschließlich solche Gespräche aufgenommen, die im klinischen Alltag mit stationären oder ambulanten PatientInnen im Zusammenhang mit der Behandlung geführt werden mussten, die also nicht zu Forschungszwecken arrangiert wurden.

Es wurde sehr schnell deutlich, dass die anstehenden Aufgaben im Rahmen einer informellen Kooperation nicht zu lösen waren. Eine Förderung durch die DFG ermöglichte den Aufbau eines umfangreichen Korpus von vorwiegend Audio-, in einzelnen Fällen auch Video-Aufnahmen und deren Aufbereitung (Transkriptionen, Verwaltung der Daten usw.) sowie die Analyse-Arbeit einer Projektgruppe, die in regelmäßigen Analyse-Sitzungen nach und nach charakteristische Formulierungsverfahren von Anfallsschilderungen herausarbeitete. Dank der Förderung durch die DFG konnte sich an dieser regelmäßigen Analyse-Arbeit auch der Arzt (Martin Schöndienst) beteiligen, was in linguistisch-medizinischen Kooperationen häufig nicht der Fall ist. Das war umso wichtiger, als die sprachlichen Charakteristika der Anfallsschilderungen ja nicht vorgegeben waren, sondern erst entdeckt, also aus den Daten heraus entwickelt werden mussten. Die Arbeit der Projektgruppe an den Gesprächsaufnahmen und Transkripten bestand zunächst im Sammeln von Beobachtungen an Einzelfällen und dem Entdecken wiederkehrender Muster. Sie ging grundsätzlich in Unkenntnis der Diagnose vor sich. Da viele Patienten zur Abklärung der Diagnose stationär behandelt wurden oder sich speziell zur Lösung des bei ihnen vorliegenden differenzialdiagnostischen Problems in der Klinikambulanz vorstellten, war auch für den beteiligten Arzt die Diagnose durchweg unklar.

Im Epilepsiezentrum Bielefeld-Bethel, von 1986 bis 2002 geleitet von Prof. Dr. Peter Wolf, wurde 1988 die erste Station mit der speziellen Aufgabe eingerichtet, diagnostische und Behandlungs-Konzepte für PatientInnen mit dissoziativen Störungen zu entwickeln (Leiter Dr. med. Martin Schöndienst); seither wurden derartige Stationen auch in mehreren anderen neurologisch-epileptologischen Kliniken etabliert.

Die Beobachtungen, die die Projektgruppe an den aufgenommenen und transkribierten Gesprächen machen konnte, wurden zunächst für einzelne Patienten

in einem ‚Gesprächsprofil' festgehalten und nach ersten Systematisierungsversuchen in drei Gruppen von Merkmalen eingeteilt:
- Inhaltliche Aspekte der Anfälle, z. B. Thematisierung und Fokussierung des Anfallsgeschehens, Detaillierungen, Rekonstruktion einzelner Anfallsereignisse (der erste Anfall, der letzte, der schlimmste oder eindrücklichste), Darstellung einer Bewusstseinslücke. Für diese inhaltlichen Aspekte wurde zusätzlich festgehalten, ob sie auf eigene Initiative des Patienten oder auf die Initiative des Arztes zur Sprache kamen.
- Aspekte des Gesprächsverhaltens; dazu gehören neben dem Gesprächsverhalten insgesamt z. B. die Nutzung des initialen offenen Gesprächsraums, die Formulierung eines Anliegens, Pausen und Gesprächsinitiativen.
- Sprachliche Verfahren wie Narrationen, Reformulierungen, Metaphern, metadiskursive Kommentare, Verzögerungen, Vagheitsindikatoren.

Diese auf der Grundlage der Einzelfall-Studien gefundenen Merkmale konnten dann auch für vergleichende Analysen genutzt werden. Allerdings zeigte sich, dass die Gesprächsabläufe oft sehr unterschiedlich waren, weil manche Patienten z. B. von sich aus detailliert einzelne Anfallsereignisse erzählten, während andere eher typische Abläufe schilderten oder erklärten, sie wüssten nichts über ihre Anfälle, sie seien ja sofort „weg".

Um eine größere Homogenität und damit eine bessere Vergleichbarkeit der Gespräche zu erreichen, wurde ein Gesprächs-Leitfaden für die am Gespräch beteiligten ÄrztInnen entwickelt, der Richtlinien für das ärztliche Gesprächsverhalten und die zu behandelnden Themen gibt. Er soll vor allem auch gewährleisten, dass den Darstellungen der subjektiven Anfallserlebnisse und -erfahrungen viel Raum gegeben wird und der Arzt sich – insbesondere in der Anfangsphase des Gesprächs – mit Fragen und medizinischen Relevanzsetzungen sehr zurückhält. Trotz dieser Vorgaben zur ‚Standardisierung' handelt es sich bei den Gesprächen in unserem Korpus um ‚normale' Anamnese-Gespräche als Bestandteil des Klinikalltags, d. h. sie wurden nicht eigens für Forschungszwecke geführt.

Die Vorgaben zur Gesprächsführung sind zwar so beschaffen, dass sie unseren Erkenntnisinteressen entgegenkommen, ohne die medizinischen Interessen außer Kraft zu setzen, zu behindern oder zu missachten. Das bedeutet insbesondere, dass die Inhalte des Gesprächs die sind, die in den Arzt-Patient-Gesprächen in diesem Kontext ohnehin vorkommen, weil sie für die Anamnese und Diagnose wichtig sind. Der Leitfaden orientiert sich daher an den vorangegangenen Analysen, d. h. ihm liegen zugrunde die Beobachtungen über Unterschiede zwischen den PatientInnen in Gesprächsverhalten, Darstellungs- und Formulierungsmustern und Hypothesen darüber, was eventuell wichtig (d. h. differentialdiagnostisch relevant) sein könnte. Der Leitfaden bezieht sich daher eher auf Aspekte wie die Reihenfolge der Themen, die Form ihrer Einführung etc. und zielt in erster Linie darauf ab, durch den Gesprächsverlauf vergleichbare Interaktionsbedingungen für die PatientInnen zu schaffen, um Zugang zu erlangen zu deren eigenen Relevanzsetzungen, ihren spontan bevorzugten Darstellungsmitteln und ihren Auffassungen z. B. über Bearbeitungsbedürftigkeit dargestellter Sachverhalte.

Der Gesprächsverlauf soll z. B. sichtbar werden lassen,

- welche Anliegen die PatientInnen selbst im Gespräch haben, angeben, verfolgen;
- ob, wann und in welcher Weise sie auf ihre Anfälle zu sprechen kommen, welche Aspekte sie daraus thematisieren und welche Akzente sie setzen;
- welche Darstellungs- und Formulierungsmittel sie wählen, um das Anfallsgeschehen zu beschreiben (deskriptiv vs. narrativ);
- wieweit sie selbst ihre Darstellungen als bearbeitungsbedürftig behandeln (z. B. durch selbstinitiierte Reformulierungen);
- ob und wie sie das Anfallsgeschehen bewerten.

Zu Beginn sieht der Leitfaden eine offene Erzählaufforderung vor, die dem Patienten Raum für subjektive Aspekte seiner Beschwerden gibt und es ermöglicht, das in den Vordergrund zu stellen, was für ihn selbst relevant ist. Schon wie PatientInnen diese offene Eingangsphase nutzen, hat sich im Hinblick auf die differenzialdiagnostische Auswertung als relevant erwiesen. Auf die Eingangsphase folgt eine Phase der Anfallsschilderung, u. a. mit Fragen, die einzelne Anfallsereignisse (den ersten, den letzten und den schlimmsten Anfall) und Anfallsaspekte (z. B. Vorgefühle, Bewusstseinslücken) fokussieren.

Um eine konkrete Vorstellung von den unterschiedlichen Darstellungsweisen der Patienten zu geben, stellen wir exemplarisch zwei Gesprächsausschnitte einander gegenüber, die beide aus der Anfangsphase des jeweiligen Gesprächs stammen. In beiden Fällen spricht derselbe Arzt mit Patientinnen, die sich zur Abklärung der Diagnose über die Ursache ihrer Anfälle in einer Epilepsieklinik aufhalten (zu den Beispielanalysen vgl. Surmann 2005, Kap. 4.1 und Gülich, im Druck).

Beispiel 1

Vor Beginn des hier zitierten Ausschnitts eröffnet der Arzt das Gespräch mit der Bitte an die Patientin, ihre Erwartungen an das Gespräch zum Ausdruck zu bringen. Daraufhin berichtet diese sehr flüssig und detailliert, wie und warum sie in die Klinik überwiesen wurde. Auf die Frage des Arztes, *wie* sich die Krankheit manifestiert, beschreibt sie zunächst ausführlich ihre Erschöpfungszustände; dies tut sie in verallgemeinernder Form im Präsens und mit Zeitangaben wie ‚häufig' oder ‚manche Tage' oder mit Wenn-dann-Strukturen, z. B. „wenn ich morgens aufwache [...] kommt sehr häufich vor dass [...]" oder „sowie ich irgendwas gemacht habe fühl ich mich eigntlich schon erSCHÖpft". Nach dieser Schilderung setzt sie von sich aus zur Fokussierung einer Episode an: „[...] dieser ZUstand hält jetz schon ziemlich LANge an ich hatte: also am neu:nzehnten". Hier bricht sie ab und schiebt einen metadiskursiven Kommentar dazu ein, dass sie den Ausdruck ‚Attacke' verwende, um ‚Anfall' zu vermeiden. Anschließend kommt sie auf ihre Erschöpfungszustände zurück, charakterisiert sie als Gefühl, „ZUnehmend also nich mehr so belAstbar zu sein", und fokussiert dann – wiederum selbstinitiiert – unmittelbar ein weiteres konkretes Ereignis:

```
01 P  .h und so äh im herbst achtennEUnzich bin ich mit meinem sohn also
02    spazieren gegangen <hustet> da hat das eigntlich .h bewusst begonnen,
03    .h für mich (-) zumindest (zu) bewusst begonnen, .h <hustet> wir sind
04    laTErne gegangen (-) <schluckt> und äh: .h hN auf einmal fing an:
05    äh .h sich alles bei=mir so zu drEhen es wurde (-) mir wurde
06    schwindelich ich hatte das gefühl dass der boden (--) so wie wAtte war
07    so=äh: .h ja äh: schwA[mmich ich also=äh wenn man auftritt dass da
08 A                       [hmm,
09 P  kein boden IS
10 P  obwohl da=ja n boden WAR. (-) das lässt sich immer so schlEcht
11    beschreiben .h u:nd=ä ich hatte so das gefühl dass das was ich SEhe so
12    mein umfeld auf mich äh eben einkippt und äh .h dabei hatt=ich ne
13    stArkeübelkeit (-) <schluckt> so=n HITZEwellegefühl vom hals bis in
14    den bauchraum rein .h und so ungefähr als (also/als=äh) ich hatte das
15    gefühljetz äh ja fließt kein blut mehr durch deinen körper. ne,: ich
16    äh .h jetzkippste UM, oder (--) ne, äh=JA <<tonlos> fast so=n gefühl
17    jetz=äh würd ich sterben müssen, äh als wenn kei:nblut mehr durchn
18    körper fließt,>
```

Das hier erzählte zurückliegende Ereignis qualifiziert die Patientin als den eigentlichen Beginn ihrer Erkrankung; sie rahmt das Geschehen mit „wir sind laTErne gegangen" (3–4) und beginnt dann, den Ablauf einer Reihe von Wahrnehmungen und Empfindungen narrativ zu rekonstruieren, die „auf einmal" auftreten. Dabei leistet sie intensive Formulierungsarbeit: Verzögerungen (ähs, Dehnungen, Pausen), Wortwiederholungen, Reformulierungen, Abbrüche und Neuansätze sind sprachliche Spuren ihres Bemühens um eine differenzierte Darstellung. Als eine weitere Formulierungsressource nutzt sie Metaphern, die hier die Widersprüchlichkeit der Empfindungen besonders hervorheben: „ich hatte das gefühl dass der boden (--) so wie wAtte war [...] „also=äh wenn man auftritt dass da kein boden IS obwohl da=ja n boden WAR".

In diesem Kontext bestätigt der Arzt, der sich sonst verbal völlig zurückhält, durch ein Rückmeldesignal („hmm,") seine Zuhörerrolle und ermutigt die Patientin damit zum Weitersprechen. Diese unterbricht die Ablaufrekonstruktion, um mit einem verallgemeinernden metadiskursiven Kommentar („immer",

Wechsel zum Präsens) ausdrücklich die Schwierigkeit der Formulierungsaufgabe herauszustellen (vgl. Gülich 2005). Dann setzt sie die narrative Rekonstruktion ihrer Eindrücke fort, hauptsächlich mithilfe von Metaphern. Der Anfall bzw. die Aura, die ihm vorausgeht, wird nun als etwas dargestellt, das von außen auf die Patientin zukommt: „das gefühl dass das was ich SEhe so mein umfeld auf mich äh eben einkippt" (Z.11–12). Dieses Gefühl konkretisiert sie durch eine Äußerung in direkter Rede, mit der sie sich selbst anspricht („das gefühl jetz äh ja fließt kein blut mehr durch deinen körper. ne,: ich äh .h jetz kippste UM,", 15–16), und reformuliert es dann erst aus ihrer eigenen Sicht (1. Person: „jetz=äh würd ich sterben müssen") und dann aus einer unpersönlichen Perspektive (3. Person: „als wenn kei:n blut mehr durchn körper fließt", 17–18).

In diesem Ausschnitt sind Merkmale zu beobachten, die sich im Rahmen des Forschungsprojekts als typisch für die Rekonstruktion *epileptischer* Anfälle (im Unterschied zu nicht-epileptischen) erwiesen haben: selbstinitiierte episodische Rekonstruktion eines Anfalls, intensive Formulierungsarbeit bei Darstellung der subjektiven Wahrnehmungen und Gefühle während der Auren, metadiskursiver Kommentar zur ‚Unbeschreibbarkeit' (Gülich 2005), Konzeptualisierung des Anfalls als „außen verortete Entität" (Surmann 2005), Todesangst bzw. das Gefühl, sterben zu müssen (Lindemann 2012).

Beispiel 2

Das zweite Beispiel zeigt eine ganz andere Art der Anfallsschilderung und des Gesprächsverhaltens. Hier erzählt die Patientin kaum etwas von sich aus, auf Fragen antwortet sie meist kurz und relativ allgemein, es entstehen häufig längere Pausen. Der Arzt versucht mehrfach vergeblich, sie zu narrativen Rekonstruktionen, z. B. des ersten oder des letzten Anfalls, anzuregen; schließlich fragt er nach einem Anfall, „wo es mal so ganz markAnt war". Als die Patientin auch da wieder mit einer verallgemeinernden Schilderung antwortet, fokussiert er ausdrücklich eine bestimmte Situation:

```
01 A: vielleicht fällt ihnen dann irgendne bestimmte situation ein (---)
02 P: (leise) nee.
03 A: wos besonders blöd war (7sec)
04 P: ja:, (-) klar wenn man in gesellschaft is dann kriegt das hinterher immer
05    ne andre wertung
06 A: (?erzählen sie davon,) (--)
07 P: ja wenn ich mich in in gesellschaft n ne aura bekomme ne isolierte aura
08    und äh: dann bekommt das natürlich ne andre wErtung ich ich
09 A: (kurz) ja (-) ich hab so den eindruck sie sie dEnken an ne bestimmte
10    situation.
11 P: ja, da warn: öh:m verschiedene (-) mh (-) bekannte bei uns und wir ham
12    irgendwas gefeiert, (-) und ich merkte dann dieses (-) öh: (-) panikartige
13    gefühl und
14 A: was ham sie grad gemacht. sAßen sie oder
15 P: ich sAß (-) [ja, (-) wir ham uns unterhalten und ich hörte zu
```

```
16 A:          [auf der couch oder so
17 A: hm hm,
18 P: und dann ähm (-) trat diese aura auf, und (…)
```

Obwohl der Arzt mit seiner Frage eine bestimmte Anfallssituation fokussiert, reagiert die Patientin mit einer verallgemeinernden Antwort (4–5: wenn-dann-Struktur, „man" und Präsens). Auch auf eine ausdrückliche Erzählaufforderung (6) reformuliert sie nur die vorherige Verallgemeinerung. Erst als der Arzt sie darauf anspricht, dass sie selbst eine konkrete Situation im Sinn haben könnte, und nochmals eine direkte Bitte formuliert (9–10), setzt sie mit einem Tempuswechsel (Präteritum und Perfekt) zu einer narrativen Rekonstruktion an (11), die sie dann – unterstützt durch Nachfragen des Arztes – weiterführt. Dabei geht sie allerdings nicht detailliert auf das panikartige Gefühl oder die Aura ein, sondern eher auf situationsbezogene und soziale Aspekte, von denen sie einen besonders hervorhebt: „ich weiß noch dass mich das besonders entsetzte, weil ich nich genau wusste was die ANdern mitgekriegt hatten". Sie setzt also eher die Meinung der anderen als die eigenen Empfindungen relevant.

Beide Patientinnen stehen vor derselben kommunikativen Aufgabe, nämlich ihre Anfälle narrativ zu rekonstruieren. Sie lösen sie aber auf unterschiedliche Weise. Während die erste Patientin selbstinitiiert ihren ersten Anfall erzählt, an ihren Formulierungen arbeitet, Metaphern verwendet, erzählt die zweite Patientin nicht von sich aus; sie bevorzugt deskriptiv-verallgemeinernde Verfahren und vermeidet dadurch weitgehend die episodische Rekonstruktion des konkreten Anfallserlebnisses in einer für sie gesichtsbedrohenden Situation. Im Unterschied zur ersten Patientin rekurriert die zweite auf die Merkmale, die sich im Laufe der Projektarbeit als typisch für Patienten mit *nicht-epileptischen* (psychogenen) Anfällen erwiesen haben (vgl. Surmann 2005, Kap. 5.1).

Die Charakteristika, die sich im Forschungsprozess aus den linguistischen Analysen ergeben und als relevant für die differenzialdiagnostische Auswertung erwiesen haben, werden im Folgenden zusammengefasst.

Reformulierungen

Reformulierungen, oft auch eine Aneinanderreihung von Reformulierungen zu Reformulierungsketten oder mehrere ineinander eingebettete Reformulierungen, sind charakteristisch für PatientInnen mit epileptischen (vor allem fokalen) Anfällen. In epileptologischen Arbeiten wird dieses Phänomen aus einem normativen Blickwinkel manchmal als Weitschweifigkeit bezeichnet (vgl. Schneider 2009; wir verstehen es als intensive Formulierungsarbeit, die PatientInnen bei der Beschreibung schwer beschreibbarer Wahrnehmungen, Empfindungen oder Gefühle aufwenden. PatientInnen mit nicht-epileptischen Anfällen hingegen wenden diese Arbeit im Allgemeinen nicht auf; sie reformulieren wenig oder gar nicht. Dabei ist allerdings auch genau auf den Gegenstand der Reformulierungstätigkeit zu achten. PatientInnen mit Epilepsien reformulieren vorwiegend ihre subjektiven Anfallssymptome, während PatientInnen mit dissoziativen Anfällen dieses Mittel allenfalls beim Sprechen über andere Themen verwenden, z. B. wenn es um situative Details, die bisherige Behandlung, Reaktionen Dritter etc. geht.

Metadiskursive Kommentare

Metadiskursive Kommentare zur ‚Unbeschreibbarkeit' oder zur schweren Beschreibbarkeit von Anfallserlebnissen gehören zu den auffälligsten Merkmalen von Anfallsdarstellungen durch Patienten. Sie sind auch in der epileptologischen Literatur thematisiert worden (Janz 1969). Schon die ersten Transkriptanalysen haben gezeigt, dass solche Kommentare häufig auftreten im Kontext anderer Verfahren wie z. B. Reformulierungen oder Veranschaulichungen, die hohen Formulierungsaufwand dokumentieren. Detailliertere Untersuchungen der metadiskursiven Kommentare selbst sowie der Zusammenhänge zwischen den verschiedenen Darstellungs- und Formulierungsverfahren zeigen, dass PatientInnen ihren Anfallserlebnissen ganz unterschiedliche Grade schwerer Beschreibbarkeit verleihen. Dabei ist die Darstellung schwerer Beschreibbarkeit nicht an solche metadiskursiven Kommentare gebunden; sie kann auch ausschließlich mit anderen Mitteln erfolgen, z. B. durch eine massive Häufung von Verzögerungen, Vagheitsindikatoren, Satzabbrüchen, Selbstkorrekturen u. ä., mit denen die Arbeit an der Formulierung sprachlich ‚inszeniert' wird.

Die metadiskursiven Kommentare haben vor allem die grundlegende Funktion, die Aufmerksamkeit auf die Formulierungsarbeit zu lenken, die somit als eine schwierige, Aufwand erfordernde Aufgabe dargestellt wird. Sie leiten bei Epilepsie-Patienten immer wieder neue Beschreibungsversuche ein und sind somit auch ein Mittel zur Relevant-Setzung dieser Beschreibungen. Dass sie zum Abbruch der Äußerung, also zur Kapitulation vor der Schwierigkeit der Aufgabe führen, findet man eher bei Patienten mit nicht-epileptischen Anfällen. (Die Thematik der Unbeschreibbarkeit wird ausführlich behandelt in Gülich / Furchner 2002 und Gülich 2005.)

Metaphern

Metaphern und metaphorische Konzeptualisierungen haben sich im Laufe der Projektarbeit in zunehmendem Maße als relevant erwiesen. Zwar fällt in den Anfallsbeschreibungen mancher PatientInnen der intensive Gebrauch von metaphorischen Wendungen und Vergleichen auf Anhieb auf (vgl. etwa das in Wolf, Schöndienst, Gülich 2000 analysierte Beispiel), aber die Verwendung bestimmter Bildbereiche oder die Neigung zu metaphorischen Ausdrücken an sich scheint differenzialdiagnostisch nicht ergiebig. Geht man jedoch dazu über, nicht die einzelnen Metaphern, sondern die Metaphernsysteme und die diesen zugrunde liegenden ‚Konzepte' (im Sinne von Lakoff & Johnson 1980) zu betrachten, zeigt sich, dass PatientInnen mit einer fokalen Epilepsie ihre Anfälle durchweg sehr deutlich konzeptualisieren, und zwar meist als eine von außen kommende und eigenständig und dynamisch agierende Entität, der sie sich aktiv (kämpfend) entgegen stellen. Patienten mit dissoziativen Anfällen hingegen konzeptualisieren ihre Anfälle in wesentlich geringerem Maße; die verwendeten Metaphern verdichten sich nicht zu einem vorherrschenden Metaphernsystem, sondern weisen im Gegenteil Brüche auf. Eine Konzeptualisierung des Anfalls als dynamisch und von außen kommende Entität tritt in keinem untersuchten Fall ähnlich prägnant hervor wie bei den analysierten Schilderungen fokal epileptisch erkrankter Patienten (vgl. Surmann 2005, der in seiner Dissertation Metaphern / metaphorische Konzeptualisierungen besonders gründlich untersucht und auch zu den anderen Analyse-Ergebnissen in Beziehung setzt).

Darstellung einer Phase eingeschränkter Selbstverfügbarkeit

Ob die PatientInnen in der Beschreibung ihrer Anfälle einen sich ereignenden Bewusstseinsverlust schildern, ist an sich nicht distinktiv, da dies PatientInnen beider Gruppen tun. Durch eine Aufschlüsselung dieser Kategorie werden aber deutliche Unterschiede zwischen PatientInnen mit epileptischen und solchen mit nicht-epileptischen Anfällen erkennbar. So ist eine Gleichsetzung von Anfall und Bewusstseinslücke eher typisch für PatientInnen mit dissoziativen Anfällen, während die epileptischen PatientInnen den Bewusstseinsverlust eher als Teil eines Gesamtgeschehens darstellen. Außerdem tendieren sie dazu, die Bewusstseinslücke und das, was dabei mit ihnen und auch um sie herum geschieht, detailliert zu schildern, indem sie sich z. B. auf Zeugenaussagen beziehen. Dissoziierende PatientInnen hingegen neigen fast ausnahmslos zu einer ‚holistischen', eher benennenden als detaillierten Darstellung von Bewusstseinslücken, wobei auch die verwendeten Begriffe das eigene Nicht-Mitbekommen und Nicht-Wissen oder insgesamt ein „Nichts" („Blackout", „abgeschaltet") benennen (vgl. Furchner 2002).

Verneinungen

Nachdem bereits in ersten Transkripten dissoziierender Patienten ein zum Teil geradezu spektakulär ausgiebiger Gebrauch von Negationen aufgefallen war, haben wir diese Beobachtung in der Weise einer quantitativen Überprüfung unterzogen, dass wir sämtliche von den Patienten vorgenommenen Negationen innerhalb der zwischen der initialen Erwartungsfrage und der ersten thematischen Initiative des Interviewers sich erstreckenden Gesprächsphase (zwischen 35 und 60 Transkript-Zeilen) extrahiert haben und so eine ‚Verneinungsdichte' pro Transkriptzeile bestimmen konnten; diese war mit einem Durchschnittswert von 0.26 bei den dissoziierenden Patienten gegenüber einem Durchschnittswert von 0.037 bei den Epilepsiepatienten geradezu drastisch erhöht (Schöndienst 2002).

Pausen

Eine die Redeunterbrechungen messende und in Sekundeneinheiten notierende Fein-Transkription bietet besondere Voraussetzungen zu Untersuchungen der interaktiven und auch der eventuell semantischen Funktionen von Pausen. Bereits bei den ersten Einzelfallanalysen war bei dissoziierenden Patienten eine Tendenz zu häufigeren und längeren Pausen aufgefallen. Beim quantitativen Vergleich der (zwischen 35 und 70 Transkript-Zeilen umfassenden) Initialphasen von bislang sieben mit Epilepsie- und sechs mit Dissoziations-Patienten geführten Gesprächen zeigte sich ein statistisch signifikant ($p < .05$) häufigeres Auftreten von mehr als sieben Sekunden langen Pausen bei den dissoziierenden Patienten. Wir sehen einen Zusammenhang zwischen diesem Befund einerseits und Hinweisen auf Tendenzen zur Abtretung von Gesprächsinitiativen andererseits in der Dissoziations-Gruppe; insbesondere fällt ihre geringe Neigung zur Selbstinitiierung bzw. zu Gesprächsinitiativen zu anfallsbezogenen Mitteilungen auf; und vielleicht gehört hierher auch ihre Fokussierungsresistenz (Schöndienst 2002).

Prosodische und multimodale Aspekte konnten bislang nur in Einzelfällen aufgegriffen werden (z. B. Gülich & Couper-Kuhlen 2007, Lindemann 2012); sie systematisch einzubeziehen ist noch ein Desiderat.

Die kurze Skizze der konversationellen Merkmale und Verfahren, die die Projektgruppe bei der Analyse der Gespräche zwischen ÄrztInnen und anfallskranken PatientInnen gefunden hat, kann die Forschungsergebnisse natürlich nur andeuten. Ausführlichere Darstellungen finden sich in zahlreichen Veröffentlichungen, insbesondere in den umfassenden Dissertationen, die aus der Projektarbeit hervorgegangen sind (Surmann 2005, Schwabe 2006, Schneider 2009, Lindemann 2012, von Fabeck 2012, Knerich 2013).

Die Ergebnisse stehen am Ende eines interdisziplinären Arbeitsprozesses: Auf dem Weg „von einer sprachtheoretischen Idee zu einer klinischen Methode" (Schöndienst 2000) sind mehrere Schritte zu durchlaufen:

- Der erste Schritt besteht in intensiver Analyse-Arbeit an den Daten, d. h. in eingehendem Anhören / Ansehen der einzelnen Gesprächsaufnahmen und dem genauen Lesen der Transkripte und deren Bearbeitung in der Projektgruppe, um auffällige konversationelle Verfahren zu entdecken und herauszuarbeiten.

- Auf dieser Grundlage wird an Gruppen von Patienten mit identischen Diagnosen untersucht, ob bestimmte konversationelle Verfahren syndrom-bezogen gehäuft nachweisbar sind.
- Bei Patienten, deren Diagnose noch unklar ist, wird anhand linguistischer Merkmalscluster eine klinische Diagnose gestellt.
- Diese Diagnose wird mittels klinischer Verfahren (insbesondere durch Intensivmonitoring) überprüft.

Nur im ersten Schritt steht die linguistische Arbeit im Vordergrund; schon der zweite führt darüber hinaus und kann nur in interdisziplinärer Kooperation geleistet werden. Es geht nicht darum, dass linguistische Analysen Ergebnisse erzielen, die dann im klinischen Bereich zur ‚Anwendung' kommen. Die Daten müssen gemeinsam bearbeitet, die Ergebnisse gemeinsam formuliert werden: „Sharing data, ideas, and findings", auf diese Formel bringt ten Have 1999 die interdisziplinäre Zusammenarbeit. Eine medizinisch-linguistische Forschung verlangt von beiden Disziplinen eine Umorientierung in der Beschäftigung mit Gesprächen, denn die Wahrnehmungseinstellungen sind traditionellerweise unterschiedlich: Die *klinische* Wahrnehmungseinstellung ist darauf gerichtet, *was* der Patient sagt, und was der Arzt relevant *findet;* die *gesprächsanalytische* ist statt auf *Sachverhalts*mitteilungen auf die *Formen* des Mitteilens gerichtet, die Hinweise auf die Relevanzsetzungen des Patienten geben. Unterschiedlich sind auch die Auswertungsperspektiven: Die *gesprächsanalytische* Arbeit zielt auf eine genaue Beschreibung und Systematisierung, auf Entdeckung der ‚Ordnung', der ‚Methoden' der Darstellung; die *klinische* Auswertung zielt auf Diagnose und Therapie.

Die Auswertung und Nutzung der gesprächsanalytischen Arbeit in einem klinischen Paradigma eröffnet eine *interdisziplinäre* Perspektive, die einige Zwischenschritte notwendig macht. Sie erfordert in einem in der Gesprächsanalyse ungewohnten Ausmaß Abstraktionen vom Einzelfall und Generalisierungen, die auch quantitative Auswertungen ermöglichen.

3. „Listening to people with seizures" (Markus Reuber, Sheffield)

Nachdem durch die Bielefelder Forschungen eine Reihe erkrankungsspezifischer konversationeller Formulierungs- und Darstellungsmuster und Metaphorisierungsverfahren entdeckt und detailliert beschrieben worden waren (vgl. zusammenfassend Schwabe et al. 2008), konnten diese Verfahren im Zuge der Weiterführung und Weiterentwicklung des Bielefelder Ansatzes durch Markus Reuber in Sheffield so operationalisiert werden, dass ihre Beachtung einerseits in der Praxis insbesondere von Neurologen und Psychotherapeuten Berücksichtigung gefunden hat und andererseits der Ansatz auch in der Forschung weitere klinisch-linguistische Projekte angeregt hat.

Markus Reuber, Professor für Neurologie, mit Schwerpunkt Epileptologie, an der Universität Sheffield, machte nicht nur die von der Bielefelder Arbeitsgruppe beschriebenen Beobachtungen zum Gegenstand einer Überprüfung an englischen Patienten, sondern er verfeinerte die interdisziplinäre Forschung im Rahmen eines ‚verblindeten' Untersuchungsdesigns auch in methodischer Hinsicht (nähere Informationen: http://listeningseizures.wikidot.com. Zusammenfassende Darstellungen z. B. Schwabe, Howell, Reuber 2007, Plug, Sharrack, Reuber 2009, Reuber, Monzoni, Sharrack, Plug 2009).

Die Anlage und die Zielsetzung, der Gesprächsleitfaden und die Ergebnisse des Bielefelder Projekts dienten als Ausgangsbasis, aber die Auswahlkriterien für die Patienten, die in die Untersuchung einbezogen werden sollten, wurden genauer bestimmt. Es handelte sich um Patienten, die zur Abklärung der Diagnose durch Intensivmonitoring an die Klinik überwiesen wurden, weil in der bisherigen Behandlung nicht geklärt werden konnte, ob sie an epileptischen oder nichtepileptischen Anfällen litten. Mit diesen Patienten werden Interviews geführt, und zwar immer von demselben Arzt, der das jeweilige Gespräch auch als Interview rahmt, indem er sich beim Patienten zu Beginn und am Ende für die Hilfe bei der Projektforschung bedankt. Das scheint allerdings im Gesprächsverlauf keinen Unterschied zu anderen Arzt-Patient-Gesprächen zu machen. Von den 20–35 Minuten dauernden Gesprächen wurden Audio- und Videoaufnahmen gemacht.

Die Gespräche orientieren sich an dem im Epiling-Projekt entwickelten Leitfaden. Sie beginnen immer mit der offenen Eingangsfrage nach den Erwartungen des Patienten an den Klinikaufenthalt und enthalten immer die Fragen nach dem Anfallsablauf und nach dem ersten, dem letzten und dem schlimmsten Anfall. Um sich einen Eindruck davon zu verschaffen, wie die Patienten reden, wenn sie nicht über ihre Erkrankung sprechen, fragt der Interviewer am Ende nach Freizeitbeschäftigungen oder anderen Interessen.

Die Gesprächsdaten wurden in Sheffield durch LinguistInnen aufbereitet. Der Arzt enthielt sich in den Gesprächen jeglicher eigener diagnostischer Einschätzung; die Linguisten nahmen ohne irgendeinen entsprechenden Hinweis auf der Grundlage ihrer Analyse eine diagnostische Zuordnung vor. Bereits beim ersten Durchgang wurde in 17 von 20 Fällen die ‚linguistische Diagnose' durch Intensivmonitoring bestätigt (Reuber et al. 2009).

Die Ergebnisse des Bielefelder Projekts wurden im Wesentlichen bestätigt. In einzelnen Fällen wurden Kriterien noch stärker differenziert oder auch durch neue Aspekte ergänzt. Beispielsweise haben sich die Bezeichnungen, die die Patienten für ihre Anfälle wählen („seizure", „fit", „attack"), auch als differenzialdiagnostisch relevant erwiesen (vgl. Plug, Sharrack, Reuber 2009).

Ein wichtiges Ergebnis der bereits erfolgten ersten Validierung der Projektergebnisse mit englischen Patientendaten (Schwabe, Howell, Reuber 2007) ist die Erstellung eines ersten formalisierten Entwurfs zur linguistischen Analyse. Dabei wurden Kriterien zur Identifizierung von diagnoserelevanten Merkmalen im Gesprächsverhalten der Patienten formuliert, die in einem neuen Projekt (s. u. Kap. 4) als Grundlage für eine computergenerierte Analyse dienen sollen. In einer „Scoring Table" werden die Merkmale aufgelistet, bei der Analyse erfasst und mit Punkten bewertet – je nachdem, ob sie vorhanden, nicht vorhanden oder nicht relevant sind.

Die Tabelle ist in drei Bereiche aufgeteilt und beinhaltet insgesamt 17 Einzelmerkmale (http://listeningseizures.wdfiles.com/local--files/start/Scoring_table. doc, vgl. auch Plug & Reuber 2009, Reuber, Monzoni, Sharrak, Plug 2009 und Schwabe, Howell, Reuber 2007):

- Interaktionsverhalten (metadiskursive Äußerungen, Sprechpausen, Verzögerungssignale, Backchannel Verhalten, Diskursmarker, Zeitmanagement …)
- Themenbezogene Indikatoren (Anfallsbeschreibungen: bestimmte Anfälle, erster, schlimmster, letzter Anfall; Beschreibung von Kontrollverlust / unterschiedlichen Bewusstseinszuständen; Angst…)
- Sprachliche Formate / Verfahren (z. B. Verzögerungssignale, Reformulierungen, Wiederholungen, Abbrüche, Häufung vorgeformter Äußerungen etc.)

Es werden für jedes Einzelmerkmal Werte von 1 bis -1 vergeben (1: auf Epilespie hinweisend; 0: unbestimmt oder unbestimmbar; -1: auf nicht epileptische Anfälle hinweisend). Insgesamt ergeben sich also Werte zwischen +17 (eindeutig epileptische Anfälle) bis -17 (eindeutig dissoziative Anfälle).

Angeregt durch die Forschungen in Sheffield überprüfte eine Arbeitsgruppe um Cesare Cornaggia an der medizinischen Fakultät der Università Milano-Bicoccain in einem ebenfalls ‚geblindeten' Design, inwieweit sich auch bei italienischen Patienten entweder mit epileptischen oder mit dissoziativen Anfällen konversationelle Auffälligkeiten nachweisen lassen. Auch diese Arbeit konnte die Gültigkeit der in Bielefeld und Sheffield gefundenen Merkmale und entsprechend ihre differenzialdiagnostische Validität belegen (Cornaggia et al. 2012).

4. Kommunikative Darstellung und klinische Repräsentation von Angst. Exemplarische Untersuchungen zur Bedeutung von Affekten bei Patienten mit Anfallskrankheiten und / oder Angsterkrankungen[2]

Die Grundideen und Vorgehensweisen des Bielefelder Epiling-Projekts (s. o. Abschn. 2) wurden einige Jahre später in einem weiteren interdisziplinären Projekt wieder aufgenommen, dessen Thematik unmittelbar aus dem ersten Projekt hervorgegangen ist, nämlich aus der Beobachtung, dass in den Gesprächen mit AnfallspatientInnen, die aufgezeichnet und bearbeitet worden waren, überraschend häufig Angst thematisiert wird. Ebenso überraschend war für uns, dass wir die Hinweise auf Angst über Jahre hinweg gewissermaßen überlesen hatten; zumindest war bei den Analysen zunächst nicht darauf geachtet worden.

Die Ergebnisse des Projekts legten eine intensivierte Beschäftigung mit Angst nahe und führten zu der Vermutung, dass auch für die Einschätzung der Bedeutung von Angst im Krankheitszusammenhang die kommunikative Darstellung im Gespräch berücksichtigt werden muss, da sie Aufschlüsse über die verschiedenen Formen von affektiver Beteiligung oder Bearbeitung zu geben vermag. Es ging also nicht nur darum, die Vorkommen von Angst im vorhandenen Anfallskorpus genauer zu untersuchen, sondern auch um die Beschäftigung mit anderen Angststörungen.

Um diese Arbeit in Angriff zu nehmen, wurde am Zentrum für interdisziplinäre Forschung (ZiF) der Universität Bielefeld die Kooperationsgruppe „Kommunikative Darstellung und klinische Repräsentation von Angst" eingerichtet, die aus VertreterInnen verschiedener Disziplinen zusammengesetzt war: Linguistische und soziologische Gesprächsforschung, Neurologie / Epileptologie, Psychiatrie / Psychologie / Psychotherapie.[3] Die Gruppe richtete ihre Aufmerksamkeit auf die kommunikativen Formen und Verfahren, mit deren Hilfe Patienten und Patientinnen im Gespräch mit Ärzten oder Psychotherapeuten ihre Ängste darstellen.

---

2   Kooperationsgruppe am Zentrum für interdisziplinäre Forschung (ZiF) der Universität Bielefeld vom 1.April – 30. September 2004. Leitung: Jörg Bergmann, Elisabeth Gülich (beide Universität Bielefeld), Martin Schöndienst, Friedrich Wörmann (beide Ev. Krankenhaus Bielefeld: Epilepsie-Zentrum Bethel). Information: www.uni-bielefeld. de/ZIF/KG/2004Angst/index.html. Abschlussbericht in: ZiF-Mitteilungen 3, 2005, S. 4–9

3   Mitglieder waren: Brigitte Boothe, Arnulf Deppermann, Martin Driessen, Maria Egbert, Stephanie Gerhards, Matthias Lindner, Harald Rau, Marlene Sator, Meike Schwabe, Jürgen Streeck, Ulrich Streeck.

Sie machte es sich zur Aufgabe, diese Formen einer systematischen Analyse zu unterziehen und Vergleiche zwischen verschiedenen Gruppen von PatientInnen anzustellen.

Nachdem sich im Epiling-Projekt das komparatistische Vorgehen als Erkenntnisfördernd erwiesen hatte (erkrankungstypische Cluster konversationeller Merkmale werden insbesondere durch den durchgängigen Vergleich von Transkripten aus der einen und der anderen Patientengruppe gewonnen), legten wir diesen komparatistischen Ansatz auch den Untersuchungen konversationeller Merkmale von Angststörungen zugrunde. Es wurden daher PatientInnen mit sogenannten epileptischen Angstauren solchen PatientInnen mit nicht-epileptischen Panikerkrankungen gegenübergestellt.

Die zentrale Hypothese lautet – zusammengefasst: Um die Bedeutung von Angst im Krankheitszusammenhang erkennen und einschätzen zu können, muss die kommunikative Darstellung im Gespräch genau analysiert werden, d.h. es müssen die Verfahren der sprachlichen (und auch der nicht-sprachlichen) Darstellung in einem gegebenen kommunikativen Kontext herausgearbeitet werden. Auch diesem Projekt lag also die Annahme zugrunde, dass die Formulierungs- und Darstellungsmuster, die PatientInnen wählen, wenn sie ÄrztInnen ihre Beschwerden schildern, differenzialdiagnostische Zuordnungen zu den verschiedenen Formen von affektiver Beteiligung oder Bearbeitung erlauben, in diesem Fall von Angst- und Anfallserkrankungen. Vorrangiges Ziel war die Erarbeitung einer Differenzialtypologie der Kommunikationsformen von Affekten bei Angst- und Anfallserkrankungen.

Es wird immer wieder darauf hingewiesen, dass Angststörungen zu den häufigsten psychischen Krankheiten gehören; die Wahrscheinlichkeit, im Laufe des Lebens an einer Angststörung zu erkranken, beträgt zwischen 15 % und 25 %. Dabei ist es schwierig, genauere Zahlen anzugeben, da allgemein eine hohe Dunkelziffer angenommen wird. Oft wird die Erkrankung mit somatischen Krankheiten verwechselt und auch deshalb erst spät diagnostiziert. Vorgehensweise und Zielsetzung der ZiF-Kooperationsgruppe waren auch durch die Annahme motiviert, dass die Gründe für die oft beklagte mangelhafte diagnostische Aufklärung und die unbefriedigende therapeutische Versorgung von Angsterkrankten nicht zuletzt in der Unkenntnis der Darstellungsformen zu suchen sind. Diese Annahme ist in der bisherigen Angstforschung ebenso wie in der Diagnostik und Therapie von Angsterkrankungen weitgehend ein Novum.

Zusätzlich zu dem bereits aus dem vorherigen Projekt vorhandenen Korpus von Gesprächen mit Anfallskranken ist für das Kooperationsprojekt ein neues

Korpus erhoben worden.[4] Die ausführlichen offenen Interviews, die die Grundlage für die linguistische Analyse bilden sollen, orientierten sich in wesentlichen Punkten an dem im Epiling-Projekt entwickelten Leitfaden, der den Patientinnen und Patienten im ersten Teil des Gesprächs sehr viel Raum für die Darstellung ihrer subjektiven Empfindungen und Erfahrungen gibt und eigene Relevanzsetzungen ermöglicht, während der zweite Teil gezielte Fragen nach Ängsten vorsieht. Es handelt sich um Gespräche (von in der Regel 45–60 Minuten Dauer) zwischen Epilepsie-PatientInnen mit Angst-Auren einerseits und PatientInnen mit Angststörungen wie Panikattacken andererseits. Ihre GesprächspartnerInnen sind ÄrztInnen, die an der Behandlung beteiligt sind oder zusätzlich als ExpertInnen aus einer anderen Klinik konsultiert werden.

Die Gespräche sind nach Möglichkeit durch Videoaufzeichnungen dokumentiert bzw. – wenn die Patienten dem nicht zustimmten – durch Audioaufnahmen, die anschließend transkribiert wurden. Dabei wird gerade im Hinblick auf die Angstthematik oft auch auf kleinste und zunächst nebensächlich scheinende Details der Sprechweise und des kommunikativen Verhaltens geachtet. Die Transkription lässt sich von der methodischen Vermutung leiten, dass in dieser Feinstruktur der Gespräche bedeutsame kommunikative Ereignisse ablaufen. Ein Beispiel für eine solche Transkriptanalyse im Rahmen konversationsanalytischer Forschung geben Egbert & Bergmann (2004). Auch die Einbeziehung multimodaler Aspekte erweist sich gerade bei Beobachtungen zu Angst als besonders aufschlussreich (vgl. z. B. Gülich & Couper-Kuhlen 2007, Gülich & Lindemann 2010).

Für jeden untersuchten Patienten waren neben den ausführlichen offenen Interviews eine umfassende testpsychologisch-psychiatrische Diagnostik und ein (sog. *cue-driven*) funktionelles MRT vorgesehen. Auf diese Weise soll es ermöglicht werden, die unterschiedlichen fachspezifischen Blickwinkel aufeinander zu beziehen und die Reichweite linguistischer und klinischer Verfahren bei jedem einzelnen Patienten und auch zwischen den untersuchten Patientengruppen miteinander zu vergleichen. Diese Vergleiche konnten im gegebenen zeitlichen Rahmen allerdings bisher nur ansatzweise durchgeführt werden.

Wie sahen die Ergebnisse aus? Im funktionellen MRT erwiesen sich die kortikalen Aktivierungsmuster nicht nur für die *anfallsartigen* Ängste bei Panikpatienten einerseits und bei Epilepsie-Patienten andererseits als different, sondern es fand sich bereits beim Vergleich der Aktivierungen anlässlich der (*cue-driven*)

---

4   Außerdem wurde auch an bereits vorhandenen Daten aus einer psychosomatischen Klinik gearbeitet, nämlich an Gesprächen zwischen PsychotherapeutInnen und stationär behandelten PatientInnen mit sozialen Ängsten, dokumentiert durch Videoaufnahmen aus einem früheren Forschungsprojekt.

Imagination von Alltagsängsten, dass diese offenbar bei Epilepsie-Patienten andere Regionen einbeziehen als bei Panik-Patienten.

Bei Gegenüberstellung der psychopathologischen Befunde und der psychiatrischen Diagnostik ergab sich, dass die Epilepsie-Patienten, obwohl unter keine psychiatrische Angst- oder Depressions-Kategorie subsumierbar, dennoch sowohl durch Ängste als auch durch depressive und paranoide Symptome deutlich belasteter sind als die Panik-Patienten.

Beim Vergleich der Ergebnisse der psychiatrischen Begleitdiagnostik mit denen der gesprächsanalytischen Untersuchung war u. a. bemerkenswert, dass manche von Patienten spontan sehr eindrücklich geschilderten Angststörungen mittels standardisierter Untersuchungsinstrumente nicht zu erfassen waren.

Hinsichtlich diskursiver Merkmale ergaben sich Cluster, die die Annahme einer Charakterisierbarkeit der untersuchten Syndromgruppen auf der Ebene des konversationellen Verhaltens stützen. Epilepsie-Patienten verwenden etliche Formulierungsverfahren, welche ihre iktalen Ängste als fundamental verschieden von Alltagsängsten hervortreten lassen, während Panik-Patienten demgegenüber einen fließenden Übergang ihrer anfallsartigen aus Alltags-Ängsten erkennen lassen (vgl. Knerich 2013, Gülich 2007). Während Panik-Patienten zur Relevanz-Hochstufung neigen, bedürfen Epilepsie-Patienten i. d. R. unterstützender kommunikativer Arbeit ihres Gesprächspartners, damit der Umfang ihrer Angstbelastung in Erscheinung treten kann (Gülich & Lindemann 2010, Lindemann 2012, Kap. 3.3). Interessanterweise wies die dritte in dem Kooperationsprojekt untersuchte Patientengruppe (mit sozialen Ängsten) ein abermals anderes konversationelles Verhalten auf. Hier imponierten häufige Schweigephasen sowie eine Tendenz zur Relevanz-*Rückstufung* der subjektiven Belastung, so dass diese Gruppe bemerkenswerter-, aber nicht ganz überraschenderweise Ähnlichkeiten mit der im Epiling-Projekt untersuchten Gruppe von PatientInnen mit dissoziativen Störungen aufwies (vgl. dazu Streeck 2011).

Bei der Auswertung der Ergebnisse aus der gesprächsanalytischen Arbeit wurde versucht, stärker als im vorherigen Projekt von den konkreten Beobachtungen an einzelnen Gesprächen zu abstrahieren und die gefundenen Differenzierungskriterien so zu formulieren, dass sie eine Grundlage für vergleichende und quantitative Auswertungen bieten können. Als Beispiele können die folgenden tabellarischen Zusammenfassungen zur Angstdifferenzierung dienen.

In Tabelle 1 fasst Lindemann die Ergebnisse detaillierter vergleichender Analysen zusammen und kommt auf dieser Grundlage zur Unterscheidung von drei Arten von Angst, die in den Gesprächen eine Rolle spielen:

Tabelle 1: Kommunikative Merkmale der Angstdifferenzierung (aus Lindemann 2012, 173)

	Alltagsangst	Epileptische Angst	Panik
Objekt/Auslöser	wird genannt	nicht genannt, nicht relevant gesetzt	nicht genannt, relevant gesetzt
Plötzlichkeit	nicht relevant gesetzt	kaum relevant gesetzt	sehr stark relevant gesetzt
Beschreibung Gefühlsqualität	nicht vorgenommen	verstärkte Formulierungsarbeit	nicht vorgenommen
‚Unbeschreibbarkeit'	Nein	Ja	Nein
Relevanzhochstufung (Einschränkung durch Angst; Stärke; Häufigkeit)	Kaum	zum Teil	sehr stark
Übergang zwischen Angstarten	zum Teil	Nein	Ja
Zuordnung Erlebensdomäne	Alltag	Fremdheit	ambivalent
Rationalisierung	Ja	Nein	Nein
‚Normalisierung'	Ja	Nein	Nein
Thematisierbarkeit	kontextabhängig	als schwierig gekennzeichnet	als einfach gekennzeichnet

Die Merkmale, die den Unterscheidungen zugrunde liegen, decken sich in keiner Weise mit den Listen von Symptomen, die man in diagnostischen Manualen wie DSM V oder ICD 10 findet. Sie ergeben sich nicht aus klinischen Beobachtungen, sondern aus den Darstellungsformen und Formulierungsverfahren der PatientInnen in der Interaktion mit den ÄrztInnen. Gleichwohl erlauben sie diagnostische Zuordnungen. Darauf im Einzelnen einzugehen oder gar einen Vergleich mit üblichen Klassifikationen von Angststörungen anzustellen, würde den Rahmen sprengen. Hier geht es nur darum zu zeigen, dass für eine klinische Auswertung gesprächsanalytischer Arbeit Abstraktions- und Kategorisierungsprozesse notwendig und auch möglich sind, die in der Gesprächsforschung bislang nicht selbstverständlich sind.

Die Zuordnung zu den Kriterien ist hier in verschiedener Weise formuliert; z. B. bei ‚Plötzlichkeit' wird unterschieden zwischen „nicht relevant gesetzt" vs. „kaum relevant gesetzt" vs. „sehr stark relevant gesetzt", während bei z. B. ‚Beschreibung der Gefühlsqualität' die Unterscheidung lautet „nicht vorgenommen" vs. „verstärkte Formulierungsarbeit"; in anderen Fällen wird nur „ja" vs. „nein" unterschieden.

Der Versuch, noch kürzere und abstraktere Formulierungen zu verwenden, wird in der tabellarischen Wiederaufnahme der Differenzierungskriterien in einem Handbuchartikel deutlich. Hier werden vorzugsweise „ja" vs. „nein"-Unterscheidungen verwendet:

Tabelle 2: *Conversational characteristics relevant for differential diagnosis by history-taking (aus Schöndienst / Lindemann 2012)*

	Panic attacks	Ictal anxiety
Object / trigger	Not stated, but marked as relevant	Not stated, not marked as relevant
Unexpectedness	Yes	No
Itemization of symptoms without qualifying description	Yes	No
Emphasis on severity and limiting effects of fear	Yes	Some
Contrast between limitation during attacks and personal strength in everyday life	Yes	No
"Indescribability"	No	Yes
Possibility to pick out fear as subject	Easy	Variable

Insgesamt kann die Kooperationsgruppe also im Sinne einer mehrdimensionalen Pilotstudie Ergebnisse auf verschiedenen Ebenen vorlegen; das betrifft sowohl die Grundlagenforschung als auch den klinischen Anwendungsbezug. Darüber hinaus wurden mehrere Folgeprojekte angeregt, die in der Zwischenzeit z. T. auch bereits gestartet werden konnten.

Für die Gesprächsforschung ist eine solche interdisziplinäre Kooperation aber nicht nur wegen des klinischen Anwendungsbezugs interessant, sondern auch weil sich in dieser Disziplin erst in den letzten Jahrzehnten ein verstärktes Interesse an Affekten und Emotionen entwickelt hat (vgl. Fiehler 1990 und 2001, Goodwin & Goodwin 2000). Die vorherige relativ geringe Forschungstätigkeit auf dem Gebiet mag auch damit zusammenhängen, dass es für die Beschreibung der Darstellung emotionaler Beteiligung unerlässlich ist, *alle* kommunikativen

Ressourcen einzubeziehen, also z. B. auch den Einsatz der Stimme und des Körpers. Dazu sind detaillierte Analysen prosodischer und multimodaler Phänomene erforderlich, die in der ‚klassischen' Konversationsanalyse noch nicht in der heute möglichen Art und Weise berücksichtigt werden konnten.

Speziell die kommunikative Darstellung von Angst ist in der Gesprächsforschung wenig bearbeitet worden (Ausnahmen sind Capps & Ochs 1995, Bergmann 2002, Günthner 2006). Die Angst-Gruppe im ZiF hat somit auch zu einer neuen Richtung in der Gesprächsforschung einen Beitrag geleistet. Beispiele für eine Auswertung der Gesprächsanalyse, die zu einer neuen Bewertung der Angst und einer Korrektur vorheriger Diagnosen führt, finden sich in mehreren Arbeiten, die seither auf der Grundlage der Ergebnisse der Kooperationsgruppe entstanden sind (Gülich, Lindemann, Schöndienst 2010, Lindemann 2012, Kap. 5, Gülich & Krafft 2015, Gülich, im Druck).

Erwähnenswert erscheinen uns die Ergebnisse des ‚Angstprojektes' in mehrfacher Hinsicht:

- Erstens bestätigte sich die aus dem Vergleich von PatientInnen mit epileptischen und solchen mit dissoziativen Anfällen hervorgegangene Beobachtung, dass es erkrankungstypische konversationelle Muster gibt, die auch bei der Gegenüberstellung von PanikpatientInnen mit solchen mit epileptischen Angst-Auren hervorgetreten sind. Dies lässt vermuten, dass auch weitere chronische Erkrankungen charakterisierbar sind durch die mit ihnen einhergehenden spezifischen Mitteilungsweisen, durch ihre ‚Dialekte'.
- Darüberhinaus regen die unterschiedlichen konversationellen Stile differenzial-therapeutische Überlegungen an. So legt der eher zögernde, zugleich reformulierend immer wieder aufs Neue um Differenzierung von angstvoll Erlebtem bemühte Mitteilungsstil der PatientInnen mit epileptischen Angst-Auren nahe, dass sie in dieser Beschreibungsanstrengung vom Gesprächspartner gleichermassen entängstigend gestützt wie zugleich in ihrem tastenden Vorgehen begleitet werden können. Demgegenüber lädt der Mitteilungsstil der PanikpatientInnen ein zur Thematisierung der subjektiven Bedeutung ihrer Relevanzhochstufungen und zu der dabei meist nur flüchtigen, ‚listenbildenden' Nennung einer Vielzahl jeweils andeutungshaft bleibender Einzelsymptome.

Insofern können die Ergebnisse betrachtet werden als ein Beitrag sowohl zur Entwicklung einer eigenständigen Diagnostik des Gesprächs, auf deren Grundlage auch über den Einsatz apparativer diagnostischer Maßnahmen und wirkungsvoller Medikationen gezielter und effizienter entschieden werden kann, als auch zu einer störungsspezifischen Gestaltung des therapeutischen Vorgehens.

5. Neue Wege in Datenerhebung, Analyse und Auswertung

Aus den beschriebenen Projekten etabliert sich aktuell eine klinische Gesprächsforschung, die diese insbesondere in zweierlei Hinsicht weiterentwickelt. Zum einen geht es um die medizinischen Anwendungsbereiche für die gesprächslinguistisch basierte Differenzialdiagnose, zum anderen um den Einsatz innovativer computerbasierter Methoden, welche es erlauben, in Ergänzung zu den bereits bewährten qualitativ-interpretierenden Verfahren quantitativ-stochastische Verfahren der Ergebnisauswertung und Hypothesenvalidierung einzusetzen.

Bereits seit Anbeginn der hier skizzierten gesprächslinguistischen Studien zu Arzt-Patient-Gesprächen war den beteiligten Wissenschaftlerinnen und Wissenschaftlern klar, dass sich mit der gemeinsam entwickelten Methode nicht nur in begrenzten Krankheitsfeldern arbeiten lässt wie im Bereich paroxysmaler Erkrankungen und hinsichtlich der Abgrenzung fokaler Epilepsien von dissoziativen Störungen. Vielmehr deutete Vieles darauf hin, dass die gesprächslinguistische Auswertung vielversprechend sein könnte zur Differentialdiagnose im weiten Feld psychosomatischer und psychogener Krankheitsbilder, die sich bis heute differenzialdiagnostisch nur schwer von somatisch bedingten Krankheiten abgrenzen lassen. Zu diesen Krankheitsbildern gehören z. B. Angsterkrankungen (s. o. Kap.3), verschiedene Formen von Demenz (Blackburn et al. 2014, Elsey et al. 2015, Jones et al. 2015) oder chronische Schmerzen (Gülich, Schöndienst, Surmann 2003).

Eine weitere Ausweitung klinischer Studien zur gesprächslinguistischen Differentialdiagnose findet im Bereich der Kinder- und Jugendmedizin statt. Derzeit untersucht eine neue klinisch-linguistische Studie der Universität Bielefeld zusammen mit dem Sozialpädiatrischen Zentrum des Evangelischen Krankenhauses Oberhausen, ob sich die gesprächslinguistische Analysemethode auch bei Kindern und jugendlichen Anfallspatienten zur Differentialdiagnose eignet (Opp, Frank-Job, Knerich 2015).

Bereits im Epiling-Projekt (s. o. Kap. 1) wurde „Kindern und Jugendlichen als Patienten" eine eigene Untersuchung gewidmet (Schwabe 2006), bei der das Gesprächsverhalten in der Interaktion zwischen Arzt, Patient und Eltern im Mittelpunkt stand. Es wurde gezeigt, dass auch junge Anfallspatienten durchaus in der Lage sind, ihr subjektives Krankheitserleben differenziert darzustellen. Allerdings verfügen sie in deutlich geringerem Maße als Erwachsene über sprachliche und konversationelle Routinen (wie z. B. über verschiedene narrative Formate). Ihnen fehlt die jahrelange Erfahrung mit dem Schildern ihrer Erkrankung, wie dies bei vielen erwachsenen Patienten der Fall ist. Eine differenzialdiagnostische

Auswertung der Analysen stand in dieser frühen Untersuchung jedoch nicht im Vordergrund.

Im aktuellen Projekt zeigen erste Ergebnisse der Analysen von Anfallsschilderungen durch Kinder (im Alter zwischen 10 und 12) bzw. Jugendlichen (im Alter zwischen 13 und 17) zwar in Grundzügen große Übereinstimmungen zu den differenzialdiagnostisch relevanten Merkmalen der vorangegangenen Forschungen an Erwachsenen. Es lassen sich aber auch einige wesentliche Unterschiede ausmachen. So wurde festgestellt, dass die Anfallsschilderungen von Kindern insgesamt für beide Krankheitstypen weniger umfangreich sind, so dass die differenzierenden Merkmale gewissermaßen reiner und deutlicher zutage treten. Auf der anderen Seite konnte festgestellt werden, dass bei einigen – vorwiegend männlichen – Jugendlichen in der Pubertät eine derart starke Tendenz zu sprachlicher Knappheit (um nicht zu sagen Sprechfaulheit) vorherrscht, dass schon allein deshalb in ihren Gesprächen nicht genügend Merkmale für eine klare diagnostische Tendenz identifiziert werden können.

Ein weiteres derzeit laufendes Projekt (Laufzeit 2015–2017), das von der Wagener-Stiftung gefördert wird, untersucht ein Pilotkorpus von 20 Gesprächen, in denen Kinder Kopf- und Bauchschmerzen schildern. Dieses Projekt soll klären, ob die Methode der gesprächslinguistischen Analyse von Symptomschilderungen auch bei der Unterscheidung von organischen und nicht organischen Schmerzen hilfreich ist (LASS-Studie: Linguistische Analyse von Schmerzschilderungen bei Kindern, Frank-Job, Knerich, Schaller, Opp, 2016).

Eine ganz anders geartete, aber sehr wesentliche Weiterentwicklung des gesprächslinguistischen Ansatzes für die klinisch-differenzialdiagnostische Anwendung betrifft die Methoden zur Bearbeitung, Analyse und Präsentation der Daten. Aus den zunächst rein qualitativ-beschreibenden Verfahren wurden bereits im Rahmen des ersten Forschungsprojekts erste Ansätze zu einer Merkmals-Parametrisierung und damit der Möglichkeit zu einer quantitativen Ergebnisauswertung entwickelt (Surmann 2005). Auch in Arbeiten, die aus der ZiF-Kooperationsgruppe ‚Angst' hervorgegangen sind, wurden solche Ansätze vorgeschlagen (Lindemann 2012, Schöndienst, Lindemann 2012). Entscheidende Schritte in diese Richtung wurden vor allem in der Weiterentwicklung der Bielefelder Projekte durch Markus Reuber in Sheffield vollzogen (Reuber et al. 2009).

Eine Öffnung gesprächslinguistischer Arbeiten zu quantitativen Auswertungen und Überprüfungen qualitativ erarbeiteter Hypothesen ist in den letzten Jahren immer wieder diskutiert worden. Sie orientiert sich aktuell an den sog. *Mixed-Methods*-Ansätzen der Sozialwissenschaften, die für eine dezidiert forschungspraktisch ausgerichtete Kombination zur Verfügung stehender, insbesondere

Klinische Differenzialdiagnostik und linguistische Analyse 209

computerbasierter, Bearbeitungs- und Analysemethoden plädieren. In der hier geplanten Weiterführung der skizzierten Forschungsprojekte werden nun erstmals systematisch auch die inzwischen zur Verfügung stehenden Möglichkeiten der elektronischen Datenbearbeitung und semiautomatischen Analyse sprachlicher Daten genutzt und für die speziellen Bedürfnisse der gesprächsanalytischen Differenzialdiagnose weiterentwickelt.

Dabei stellt sich für die Gesprächslinguistik als Voraussetzung einer Quantifizierbarkeit vor allem die Aufgabe der Systematisierung und Parametrisierung der von ihr traditionell verwendeten Untersuchungs- und Beschreibungskategorien. Das bedeutet, dass sie in weit stärkerem Maße, als dies bisher der Fall war, zu abstrakten Kategorien der konkreten sprachlichen Phänomene und der gefundenen konversationellen Verfahren gelangen muss, deren detaillierte und präzise Beschreibung dennoch nicht vernachlässigt werden darf. Damit verbunden ist eine Reflexion der methodischen Prinzipien und Aussagemöglichkeiten qualitativer im Vergleich zu quantitativen Analysen, die in der Gesprächsforschung immer noch umstritten sind. Die frühe Konversationsanalyse stand der Erhebung einfacher Statistiken zum Vorkommen sprachlicher Formen kritisch gegenüber (v. a. aus methodologischen Gründen, da dabei die sequenziellen Kontexte der Formen nicht berücksichtig wurden), wenngleich sie eine quantitative Überprüfung qualitativ gewonnener Hypothesen nicht grundsätzlich ablehnte (tenHave 1986, Schegloff 1993, Heritage 1995, 402–406):

> „[I]n examining large amounts of data, we are studying multiples or aggregates of single instances. Quantitative analysis is, in this sense, not an alternative to single case analysis, but rather is built on its back." (Schegloff 1993, 102)

Nachdem die Diskussionen in jüngster Zeit in Zusammenhang mit den *Mixed Method*-Ansätzen der Sozialwissenschaften in verschiedenen Disziplinen wieder aufgegriffen wurden (Hollstein 2010, Westerman & Yanchar 2011), erscheint heute die reflektierte Kombination qualitativer mit quantitativen Methoden möglich. Computerbasierte Verfahren der Bearbeitung umfangreicher Gesprächskorpora, die u. a. ein händisches Annotieren als Ergebnis sequentieller Dateninterpretation und in der Folge auch die statistische Auswertung der annotierten Daten erlauben, werden heute z. B. in der Korpuslinguistik bereits vielfach praktiziert. Dies macht sich auch die aktuelle Forschung zur klinischen Gesprächsanalyse zunutze.

So steht ihr aus den Entwicklungen der Texttechnologie ein umfangreiches Analyseinstrumentarium zur Verfügung, das z. B. das automatische Annotieren syntaktischer Funktionen (*Part-of-Speech-Tagging*) oder auch automatische semantische Analysen erlaubt (etwa mit Hilfe von *Topic Models*). Genutzt werden diese Verfahren inzwischen nicht mehr nur für die synchrone und diachrone

Analyse umfangreicher Textkorpora, sondern auch für die Bearbeitung von dialogischen Daten aus authentischen Interaktionssituationen mit allen typisch spontansprachlichen Merkmalen. Wichtige Vorarbeiten dazu liefern Mehler et al. (2011, 2012).

Im Bereich der Sprachtechnologie werden seit einiger Zeit die Verfahren der quantitativen Analyse gesprochener Sprache auch im Zusammenhang mit pragmatischen und konversationsanalytischen Fragestellungen genutzt, so z. B. bei der automatischen Erkennung und Analyse von Sprecheranteilen in Gesprächen, der Verteilung von Sprechpausen oder der Erkennung wiederkehrender intonatorischer Konturen, (Schlangen & Skantze 2011; Kousidis, Schlangen, Skopeteas 2013; Kennington & Schlangen 2014).

Alle genannten computerlinguistischen Forschungsrichtungen sind bislang hauptsächlich auf die automatische quantitative Analyse von Sprachdaten ausgerichtet. Aktuell wird in Bielefeld und Frankfurt in einer Kooperation von Gesprächslinguistik, Computerlinguistik und Informatik daran gearbeitet, die computerlinguistischen Verfahren auf Basis qualitativer konversationsanalytischer und gesprächslinguistischer Beschreibungen und Interpretationen zu optimieren, indem qualitative und quantitative Methoden in Kombination auf natürliche Gesprächsdaten angewendet werden. Hierfür wurde ein Pilotkorpus von 24 Gesprächen sicher diagnostizierter Anfallspatienten für die text- und sprachtechnologische Analyse aufbereitet. Die Gesprächsaufnahmen wurden mit Hilfe der Software EXMaRALDA zeitaligniert transkribiert und die in der qualitativen Analyse als differenzialdiagnostisch relevant identifizierten Merkmale in verschiedenen Annotationszeilen parallel zur Transkription markiert, so dass sie für die automatische quantitative Auswertung zur Verfügung stehen.

Erste automatische quantitative Analysen über alle Gespräche des Korpus sind erfolgt und liefern Hinweise darauf, welche der qualitativ identifizierten Parameter sich am besten für die weitere computerlinguistische Verarbeitung eignen (Mehler, Uslu, Hemati 2016).

Die Kombination qualitativ identifizierter Merkmalskategorien mit der automatischen Analyse ihres Vorkommens und ihrer Verteilung in Arzt-Patient-Gesprächen lässt sich schließlich kombinieren mit einer bildlich-symbolischen Visualisierung der Analyseergebnisse (Mehler, Uslu, Hemati 2016), so dass auch linguistischen Laien eine schnelle und zuverlässige Ergebnisauswertung möglich ist.

6. Zusammenfassung und Fazit

Die zentrale Frage des Ausgangsprojekts, ob sich nämlich bei Anfallserkrankungen erkrankungstypische konversationelle Verfahrensweisen beschreiben lassen, ist durch die vorliegenden Untersuchungen bestätigt worden. Das gilt nicht nur für den deutschen, sondern auch für den englischen und den italienischen Sprachraum und nicht nur für erwachsene Patienten, sondern ebenso für Kinder und Jugendliche.

Unser Verständnis der den verschiedenen konversationellen Mustern zugrunde liegenden mentalen Prozesse steckt noch in den Anfängen. So etwa bei den spezifisch bei Epilepsie-Patienten gefundenen Indikatoren der Schwerbeschreibbarkeit ihrer Anfallserfahrungen, die auf sich förmlich ihnen immer wieder entziehende, zwischen Vergegenwärtigung und Nicht-Fassbarkeit oszillierende Sensationen verweisen. Dagegen steht die eher karge Formulierungsarbeit, die dissoziative Patienten auf das ihnen im Anfall subjektiv Zustoßende verwenden; hier scheinen sich eher ausblendende Verarbeitungsmodi zu zeigen.

Die bis heute erfolgten Erweiterungen des konversationsanalytischen Ansatzes auf weitere Erkrankungsformen im Differenzierungsbereich organischer versus psychogener Erkrankungen erlauben zumindest als Hypothese auch hier die Annahme eines krankheitsspezifischen Einsatzes sprachlicher Mittel und konversationeller Verfahren. Ihre Analyse kann nicht nur wichtige differentialdiagnostische Hinweise liefern für Erkrankungsgebiete, die gleichzeitig weit verbreitet und mit den traditionell in der Medizin verwendeten diagnostischen Methoden nur schwer oder sogar unzureichend differenziert werden können. Sie kann auch – wie am Beispiel der Angstdifferenzierung gezeigt wurde – wichtige Hinweise für eine differenzialtherapeutische Nutzung der Ausdrucks- und Interaktionsverfahren liefern.

Für die Sprachwissenschaft ergibt sich aus diesen Forschungen ebenfalls eine wesentliche Erkenntnis: Während in Sprachtheorie und -philosophie die Rede von der sprachlichen Relativität gut etabliert ist, die ein Einwirken des jeweiligen Sprachsystems auf die Konzeptualisierung unserer Wahrnehmungen postuliert (Levinson 1994, Levinson & Haviland 1994), beleuchten die Ergebnisse unserer Forschungen sozusagen die andere Seite dieser Medaille, nämlich die Fähigkeit von Sprache, individuelle innere Zustände, körperliche Wahrnehmungen, Erfahrungen und das Erleben von Krankheitszuständen in jeweils sprachspezifischen Techniken und Verfahren wiederzugeben und damit nicht nur anderen Sprechern mitteilbar sondern auch gemeinsam bearbeitbar zu machen.

7. Literatur

Argelander H (1991). *Der Text und seine Verknüpfungen*. Heidelberg: Springer.

Bergmann J R (2002). Paradoxien der Angstkommunikation – Über Veralten und Modernität der Angst. In: Ardjomandi M E, Berghaus A, Knauss W (Hrsg.),

Der Andere in der Gruppe – Angst und Neugier. Jahrbuch für Gruppenanalyse und ihre Anwendungen 8, 1–13.

Blackburn D J, Wakefield S, Shanks M F, Harkness K, Reuber M, Venneri A (2014). Memory difficulties are not always a sign of incipient dementia: A review of the possible causes of loss of memory efficiency. In: *British Medical Bulletin* 112(1), 71–81.

Capps L, Ochs E (1995). *Constructing Panic: The Discourse of Agoraphobia*. Cambridge/MA, London: Harvard University Press.

Cornaggia C M, Gugliotta SC, Magaudda A R, Beghi M, Polita M (2012). Conversation analysis in the differential diagnosis of italian patients with epilptic or psychogenic non-epileptic seizures: a blind prospective study". In: *Epilepsy & Behavior* 25(4), 598–604.

Egbert M, Bergmann J R (2004). Angst – Von der Phänomenologie zur Interaktion. In: *Psychotherapie und Sozialwissenschaft* 6/4, 227–242

Elsey C, Drew P, Jones D, Blackburn D, Wakefield S, Harkness K, Venneri A, Reuber M (2015). Towards diagnostic conversational profiles of patients presenting with dementia or functional memory disorders to memory clinics. In: *Patient Education and Counseling* 98(9), 1071–1077.

v. Fabeck F (2012). *Zur Dynamik narrativer (Re-)Konstruktionen im Behandlungsverlauf dissoziativer Patienten*. Bielefeld: Universitätsbibliothek Bielefeld, Hochschulschriften (online-Ressource) http://pub.uni-bielefeld.de/publication/2540577

Fiehler R (1990). *Kommunikation und Emotion. Theoretische und empirische Untersuchungen zur Rolle von Emotionen in der verbalen Interaktion*. Berlin: de Gruyter.

Fiehler R (2001): Emotionalität im Gespräch. In: Brinker K, Antos G, Heinemann W, Sager S F (Hrsg), *Text- und Gesprächslinguistik. Ein internationales Handbuch zeitgenössischer Forschung*, vol. 2, 1425–1438. Berlin: de Gruyter.

Frank-Job B, Knerich H, Schaller B, Opp J (2016, accepted). Klinische Gesprächsanalyse. In: Müller, Horst M. (Hrsg.), *Angewandte Linguistik: Forschungsfragen und Methoden*. Tübingen: Stauffenburg.

Furchner, I (2002). Keine absence gleicht der anderen. Die Darstellung von Bewusstseinslücken in Anfallsbeschreibungen. In: Brünner G, Gülich, E (Hrsg), *Krankheit verstehen. Interdisziplinäre Beiträge zur Sprache in Krankheitsdarstellungen*. Bielefeld: Aisthesis, 121–159.

Goodwin M H, Goodwin C (2000). Emotion within situated activity. In: Duranti A (Hg.), *Linguistic anthropology. A Reader*. Malden/MA: Blackwell, 239–257.

Gülich E (2005). Unbeschreibbarkeit: Rhetorischer Topos – Gattungsmerkmal – Formulierungsressource. In: *Gesprächsforschung – online, Zeitschrift zur verbalen Interaktion*. Ausgabe 6, 222–244 (www.gespraechsforschung-ozs.de)

Gülich E (2007). „Volle Palette in Flammen". Zur Orientierung an vorgeformten Strukturen beim Reden über Angst. In: *Psychotherapie & Sozialwissenschaft* 9,1, 59–87.

Gülich E (2012). Conversation analysis as a new approach to the differential diagnosis of epileptic and non-epileptic seizure disorders. In: Egbert M, Deppermann, A (Hrsg.), *Hearing Aids communication. Integrating social interaction, audiology and user centered design to improve communication with hearing loss and hearing technologies*. Mannheim: Verlag für Gesprächsforschung, 146–158.

Gülich, E (2016, im Druck). Analyser la parole pour établir un diagnostic: Perspectives du travail pluridisciplinaire entre médecins et linguistes. In : Ploog K et al. (Hrsg), *Emmêler et démêler la parole*. Besançon, Presses Univ. de Franche-Comté.

Gülich E, Couper-Kuhlen E (2007). Zur Entwicklung einer Differenzierung von Angstformen im Interaktionsverlauf: Verfahren der szenischen Darstellung. In: Schmitt R (Hg), *Koordination. Analysen zur multimodalen Interaktion*. Tübingen: Narr, 293–337.

Gülich E, Furchner I (2002). Die Beschreibung von Unbeschreibbarem. Eine konversationsanalytische Annäherung an Gespräche mit Anfallskranken. In: Keim I, Schütte W (Hrsg), *Soziale Welten und kommunikative Stile. Festschrift für Werner Kallmeyer zum 60. Geburtstag*. Tübingen: Narr, 161–186.

Gülich E, Krafft U (2015). Ko-konstruktion von Anfallsschilderungen in Arzt-Patient-Gesprächen. In: Dausendschön-Gay U, Gülich E, Krafft U (Hrsg.), *Ko-konstruktionen in der Interaktion. Die gemeinsame Arbeit an Äußerungen und anderen sozialen Ereignissen*. Bielefeld: transkript-Verlag, 373–400.

Gülich E, Lindemann K (2010). Communicating emotion in doctor-patient interaction. A multi-modal description. In: Barth-Weingarten D, Reber E, Selting M (Hrsg.), *Prosody in interaction*. Amsterdam / Philadelphia: Benjamins, 269–294

Gülich E, Lindemann K, Schöndienst M (2010). Interaktive Formulierung von Angsterlebnissen im Arzt-Patient-Gespräch. Eine Einzelfallstudie. In: Dausendschön-Gay U, Domke C, Ohlhus S (Hrsg.): *Wissen in (Inter)Aktion. Verfahren der Wissensgenerierung in unterschiedlichen Praxisfeldern*. Berlin: de Gruyter, 135–160.

Gülich E, Schöndienst M (1999). Das ist unheimlich schwer zu beschreiben. Formulierungsmuster in Krankheitsbeschreibungen anfallskranker Patienten: Differentialdiagnostische und therapeutische Aspekte. In: *Psychotherapie und Sozialwissenschaft* 1, 199–227.

Günthner S (2006). Rhetorische Verfahren bei der Vermittlung von Panikattacken. Zur Kommunikation von Angst in informellen Gesprächskontexten. In: *Gesprächsforschung – online. Zeitschrift zur verbalen Interaktion.* Ausgabe 7, 124–151 (www.gespraechsforschung-ozs.de)

Haugh M, Ruhi Ş, Schmidt T, Wörner K (2014). *Best Practices for Speech Corpora in Linguistic Research.* Cambridge: Scholars Publishing, 1–19.

Heritage J (1995). Conversation Analysis: Methodological Aspects. In: Quasthoff UM, *Aspects of Communication*, Berlin, New York: De Gruyter, 391–416.

Hollstein B (2010). Qualitative Methoden und Mixed-Method-Designs. In: Stegbauer C, Häußling R (Hrsg), *Handbuch Netzwerkforschung.* Wiesbaden: Springer VS Verlag, 459–470.

Janz D (1998[1969]). *Die Epilepsien. Spezielle Pathologie und Therapie.* Stuttgart: Thieme.

Jenkins L, Reuber M (2014). A conversation analytic intervention to help neurologists identify diagnostically relevant linguistic features in seizure patients' talk. In: *Research on Language and Social Interaction* 47(3), 266–279.

Jones D, Drew P, Elsey C, Blackburn D, Wakefield S, Harkness K, Reuber M (2015). Conversational assessment in memory clinic encounters: Interactional for differentiating dementia from functional memory disorders. In: *Aging profiling and Mental Health* 20(5), 1–10.

Kennington C, Schlangen D (2014). Situated Incremental Natural Language Understanding Using Markov Logic Networks. In: *Computer Speech and Language*, 28(1), 240–255.

Kousidis S, Schlangen D, Skopeteas S (2013). A cross-linguistic study on turn-taking and temporal alignment in verbal interaction. In: *Proceedings of Interspeech* 2013 [http://pub.uni-bielefeld.de/download/2580929/2604092].

Knerich H (2013). *Vorgeformte Strukturen als Formulierungsressource beim Sprechen über Angst und Anfälle.* Berlin: Logos-Verlag.

Lakoff G, Johnson M (1980). *Metaphors we live by.* Chicago: University of Chicago Press.

Levinson SC (1996). Relativity in spatial conception and description. In: Gumperz JJ, Levinson SC (Hrsg.), *Rethinking linguistic relativity.* Cambridge: University Press, 177–202.

Levinson SC, Haviland JB (1994). Introduction: Spatial conceptualization in Mayan languages. In: *Linguistics* 32(4/5), 613–622.

Lindemann K (2012). *Angst im Gespräch. Eine gesprächsanalytische Studie zur kommunikativen Darstellung von Angst.* Göttingen: V&R unipress.

Mehler A, Blanchard P, Frank-Job B (2008). Sprachliche Netzwerke. In: Stegbauer C (Hg): *Netzwerkforschung*: Vol. 1: *Netzwerkanalyse und Netzwerktheorie. Ein neues Paradigma in den Sozialwissenschaften*, Wiesbaden: VS, 413–427.

Mehler A, Lücking A, Menke P (2012). Assessing Cognitive Alignment in Different Types of Dialog by Means of a Network Model. In: *Neural Networks*, vol. 32, 159–164.

Mehler A, Lücking A, Menke P (2011). From Neural Activation to Symbolic Alignment: A Network-Based Approach to the Formation of Dialogue Lexica. In: *Proceedings of the International Joint Conference on Neural Networks* (IJCNN 2011), San Jose, California, July 31 — August 5.

Mehler A, Lücking A, Weiss P (2010). A Network Model of Interpersonal Alignment. In: *Entropy* 12/6, 1440–1483.

Mehler A, Uslu T., Hemati W (2016, accepted). An Image-driven Approach to Differential Diagnosis. In: *Proceedings of the 5th Workshop on Vision and Language* (VL'16) hosted by the 54th Annual Meeting of the Association for Computational Linguistics (ACL), Berlin.

Opp J, Frank-Job B, Knerich H (2015). Linguistische Analyse von Anfallsschilderungen zur Unterscheidung epileptischer und dissoziativer Anfälle.In: *Neuropädiatrie in Klinik und Praxis*, 14(1), 2–10.

Plug L, Reuber M (2009). Making the diagnosis in patients with blackouts. It's all in the history. In: *Practical Neurology* 9, 4–15.

Plug L, Sharrack B, Reuber M (2009). Conversation analysis can help to distinguish between epilepsy and non-epileptic seizure disorders: A case comparison. In: *Seizure* 18, 43–50.

Reuber M, Monzoni C, Sharrack B, Plug L (2009). Using interactional and linguistic analysis to distinguish between epileptic and psychogenic nonepileptic seizures: A prospective, blinded multirater study. In: *Epilepsy and Behavior* 16 (1), 139–144.

Schegloff EA (1993). Reflections on Quantification in the Study of Conversation. In: *Research on Language and Social Interaction* 26:1, 99–128.

Schlangen D, Skantze G (2011). A general, abstract model of incremental dialogue processing. In: *Dialogue and Discourse* 2 (1): 83–111.

Schmidt T, Wörner K (2014). EXMARaLDA. In: Gut U, Durand J, Kristoffersen G (Hrsg), *Handbook on Corpus Phonology*. Oxford: University Press, 402–419.

Schneider B (2009). *Kognitive Dysphasie und Angst. Linguistische Untersuchungen bei Patienten mit Epilepsie und Angsterkrankung*. Saarbrücken: Südwestdeutscher Verlag für Hochschulschriften.

Schöndienst M (2000). Konversationsanalytische Zugänge zu Gesprächen über Anfälle. In: Jacobi R-M-E, Claussen PC, Wolf P (Hrsg), *Die Wahrheit der Be-*

gegnung. Anthropologische Perspektiven der Neurologie. Festschrift für Dieter Janz, Würzburg: Königshausen + Neumann, 73–84.

Schöndienst M (2002). Von einer sprachtheoretischen Idee zu einer klinischen Methode. In: Gülich E, Schöndienst M, Surmann V (Hrsg), Wie Anfälle zur Sprache kommen. In: *Psychotherapie und Sozialwissenschaft* 4/4, 253–269.

Schöndienst M, Lindemann K (2012). Panic, ictal fear and hyperventilation. In: Reuber M, Schachter S (Hrsg), *Borderland of Epilepsy Revisited.* Oxford: University Press, 63–73.

Schwabe, M (2006). *Kinder und Jugendliche als Patienten. Eine gesprächsanalytische Studie zum subjektiven Krankheitserleben junger Anfallspatienten in pädiatrischen Sprechstunden.* Göttingen: V & R unipress.

Schwabe M, Howell S, Reuber M (2007). Differential diagnosis of seizure disorders: a conversation analytic approach. In: *Social Science and Medicine* 65, 712–724.

Schwabe M, Reuber M, Schöndienst M, Gülich E (2008). Listening to people with seizures: How can Conversation Analysis help in the differential diagnosis of seizure disorders. In: *Communication & Medicine* 5, 59–72.

Schwabe M, Howell S, Reuber M (2007). Differential diagnosis of seizure disorders: a conversation analytic approach. In: *Social Science and Medicine* 65, 712–724.

Streeck, J (2011). Interaction order and anxiety disorder. A "Batesonian" heuristic of speaking patterns during psychotherapy. In: *Communication & Medicine* 8/3, 261–272.

Surmann, Volker (2005). *Anfallsbilder. Metaphorische Konzepte im Sprechen anfallskranker Menschen.* Würzburg: Königshausen & Neumann.

Ten Have P (1986). Methodological Issues in Conversation Analysis. In: *Bulletin de Méthodologie Sociologique* Nr. 27 (June), 23–51 (elektronische Version: http://www.paultenhave.nl/mica.htm, letzter Zugriff 18.05.2016).

Ten Have P (1999). *Doing conversation analysis. A practical guide.* London: Sage.

Westerman MA, Yanchar SC (2011). Special Issue: Is there really a boundary between quantitative and qualitative research approaches? Examples of quantitative research in an interpretive vein. In: *Theory & Psychology* 21 (2). URL: http://tap.sagepub.com/content/21/2.toc, letzter Zugriff: 18.05.2016.

Wolf P, Schöndienst M, Gülich E (2000). Experiential auras. In: Lüders HO, Noachtar S (Hrsg), *Epileptic Seizures: Pathophysiology and Clinical Semiology.* New York, Edinburgh, London, Philadelphia: Churchill Livingstone, 336–348.

Acknowledgment

Die obigen Forschungsarbeiten wurden zunächst unterstützt aus Forschungsmitteln der Universität Bielefeld und 1999–2001 von der DFG gefördert. Wir möchten ebenfalls dem ZiF (Zentrum für interdisziplinäre Forschung) der Universität Bielefeld für die vielfältige Unterstützung danken.

Gerrit Merkel, Carl E. Scheidt, Michael Schecker (Freiburg i.Br.)

Bindung und Kongruenz

0. Zusammenfassung / Summary

Keywords: Mental attachment representations in adults can be analysed with the Adult Attachment Interview (attachment theory, Bowlby). We wanted to know whether the AAI classifications match the linguistic design of the attachment narratives of subjects.

Ausgehend von der von Bowlby entwickelten Bindungstheorie können mithilfe des so genannten Adult Attachment Interviews (AAI) bei Erwachsenen mentale Bindungsrepräsentationen anhand eines speziellen Ratingsystems analysiert und klassifiziert werden. Ziel der Studie war die Beantwortung der Frage, ob sich die Ergebnisse des Auswertungsverfahrens, insbesondere die daraus abgeleiteten Klassifikationen in „sichere", „unsicher vermeidende" und "unsicher verwickelt gebundene" Probanden auch in der sprachlichen Gestaltung der von den Probanden gelieferten Bindungsnarrative wieder finden lassen. Dazu wurden 18 transkribierte AAIs nach linguistischen Parametern, bspw. der semantischen Kongruenz, analysiert. Vor allem hier zeigten sich signifikante Unterschiede zwischen den verschiedenen Bindungstypen. Unter Einbezug der Anzahl der Wörter / Äußerungseinheiten ergaben sich Zuordnungen, die in 77,8 % mit den AAI-Klassifikationen übereinstimmten.
Mental attachment representations in adults can be analysed and classified with a rating system on the basis of the attachment theory developed by Bowlby, with the help of the so-called Adult Attachment Interview (AAI). Within the scope of an explorative study we wanted to find out whether the scoring results of the classification system, and in particular the resulting classifications into secure-attached subjects as against insecure-preoccupied and insecure–dismissing attached subjects, can also be found in the type of speech in the attachment narratives obtained from the subjects.

1. Einführung

Die von Bowlby (1969, 1973, 1980) entwickelte Bindungstheorie geht davon aus, dass frühkindliche Bindungserfahrungen mit bedeutsamen Bezugspersonen zu mentalen Bindungsmustern führen, deren Auswirkungen sich bis in die Ausgestaltung späterer sozialer Beziehungen im Erwachsenenalter nachweisen lassen. Solche Bindungsmuster prägen darüber hinaus u. a. unsere Wahrnehmung, unsere Aufmerksamkeit und die Strukturierung des Gedächtnisses (Main 1991, Bretherton 1991, Bretherton 2001). Bowlby spricht auch von einem inneren Arbeitsmodell der Bindung, dem „*inner working model*" (Bolby 1973).

Im Erwachsenenalter können solche Bindungsrepräsentationen mit dem Adult Attachment Interview (AAI, George et al. 1985) analysiert und klassifiziert werden. Anhand eines AAI kann ein Proband in drei Bindungstypen[1] eingeordnet werden (zu den Charakteristika der einzelnen Bindungstypen siehe weiter unten): *Sicher-autonom* („secure", Typ „F"), *unsicher-vermeidend* oder *-distanziert* („dismissing", „Ds") und *unsicher-verwickelt* („preoccupied", „E"). Eine Zusatzklassifikation stellt im Kindesalter das desorganisierte Bindungsverhalten bzw. im Erwachsenenalter die ungelöste Bindungsrepräsentation dar.

Das AAI ist ein semistrukturiertes klinisches Interview, das auf die Beschreibung und Evaluation früher Bindungserfahrungen mit den primären Bezugspersonen während der Kindheit und Jugendzeit fokussiert. Entwickelt wurde das AAI Anfang der achtziger Jahre von Mary Main (1991), um Eltern, deren Kinder in der Fremdensituation (*Strange Situation*) (Ainsworth & Witting 1969) untersucht wurden, nach den Bindungserfahrungen ihrer eigenen Kindheit zu befragen und die transgenerationale Weitergabe von Bindungsrepräsentationen abzuklären.

Bei der Auswertung der im AAI erhobenen Bindungsnarrative steht eine Erfassung des aktuellen mentalen Zustandes in Bezug auf die Repräsentation von Bindung („state of mind with respect to attachment", Hesse 1999) im Mittelpunkt. Wichtiger als der konkrete Inhalt eines Bindungsnarrativs ist die Art und Weise, in der ein Proband auf frühe Bindungserfahrungen Bezug nimmt; dies erlaubt u. a., über die Beurteilung der Kohärenz der Schilderung Rückschlüsse auf das Ausmaß der Bindungssicherheit oder ggf. auf den Grad der Verarbeitung von Traumata zu schließen. Es existieren zwei verschiedene Auswertungsverfahren. Eines basiert auf Skalen (Main & Goldwyn 1985–2004), ein anderes auf dem sog. „Q-Sort-Verfahren" (Kobak 1993). Beide Auswertungsverfahren sind stark interpretativ und bisher nicht publiziert. Die in dieser Arbeit untersuchten Interviews wurden mittels des „Q-Sort-Verfahrens" von Kobak (1993) klassifiziert. In beiden Verfahren werden folgende Kriteriencluster zur Beurteilung des Narrativs herangezogen: Die Qualität der Beziehungserfahrungen mit den primären Bindungspersonen, die Kohärenz des Transkriptes, Tendenzen der Idealisierung der Bindungspersonen, das Unvermögen, sich an episodische Beziehungserfahrungen mit den Bindungspersonen zu erinnern, die Tendenz, die Bedeutung von Bindunserfahrungen für die eigene Entwicklung abschätzig zu bewerten, die Fähigkeit zur aktuellen Reflexion während der Narrativierung im Interview (metacognition).

---

1 Die in den hier untersuchten Interviews vorgenommene Klassifizierung nach Kobak (1993) schließt einen vierten Typ *desorganisiert/desorientiert* („disorganized", „Dv") aus. Dieser Typ stellt lediglich eine Zusatzklassifikation zu einem der drei anderen Typen dar (vergl. Main & Goldwyn 1984).

Für die drei Haupt-Bindungstypen sind die folgenden Merkmale charakteristisch:

Sicher-autonom („secure", Typ „F"):

Hier eingestufte Probanden können offen und konsistent positive wie negative Erinnerungen zu Fragen über ihre Kindheit aufrufen und belegen. Ihre Darstellung spricht für eine gewisse Distanz zum Erzählten und lässt auf eine emotionale Verarbeitung schließen.

Unsicher-vermeidend oder -distanziert („dismissing", „Ds"):

Entsprechende Probanden negieren negative Erfahrungen mit den Bindungspersonen, können positive Erfahrungen jedoch nicht belegen bzw. widersprechen sich hier.

Unsicher-verwickelt („preoccupied", „E"):

Die betreffenden Probanden scheinen in die von ihnen erzählten Geschichten stark involviert zu sein. Auch lange zurückliegende schmerzhafte Erfahrungen werden hoch emotional erzählt. Dabei können sich extrem positive wie negative Bewertungen einander ohne Übergang ablösen. In ihrer Schilderung verzetteln sich die Probanden häufig in Nebensächlichkeiten.

Ein AAI umfasst 13 Fragenkomplexe (George et al. 2001). Innerhalb eines Fragenkomplexes sind Nachfragen und Vertiefungen von Seiten des Interviewers erlaubt. Im Rahmen dieser Studie wurden die Fragen 1 (‚allgemeiner biographischer Überblick über die Kindheit'), 3 (‚fünf Adjektive, die die Beziehung zur Mutter charakterisieren sollen') und 6 (‚Was hat ein Proband gemacht, wenn er sich als Kind nicht wohl gefühlt hat oder krank war?') untersucht.

2. Methode

In der linguistischen Analyse der Bindungsnarrative wurden kohäsive Ausdrucksmittel, (semantische) Kongruenz, Satzabbrüche, Modalpartikel und die Anzahl an Wörtern ausgewertet.

2.1. Kongruenz

Wir sprechen von semantischer Kongruenz (im Unterschied zu morphologischer Kongruenz), wenn ein Wort, eine Aussage in Relation zu einem zuvor aufgerufenen Kontext sinnhaft ist, wenn also eine zweite Aussage Erwartungen entspricht, die über eine erste Aussage bzw. über Aussagen zuvor aufgerufen wurden. Als Ansatz, das Ausmaß an Kongruenz für ganze Texte oder Diskurse zu bestimmen, wurde folgende Methode gewählt: Lässt sich aus ersten Aussagen eine Frage ableiten, auf die eine zweite Aussage eine Antwort darstellt, so ist die zweite Aussage kongruent (Hellwig 1984). Siehe auch Tress & Pfaffenberger (1991), wo allerdings von – lokaler – Kohärenz gesprochen wird.

Beispiele für kongruente Aussagen sind:
Aussage 1: Heute Morgen bin ich zu spät zur Arbeit gekommen.
Aussage 2: Mein Chef war ziemlich wütend.
Aus der Aussage 1 lassen sich als Erwartung die Fragen ableiten „*Was hatte dies zur Folge?*" / „*Wozu erzählt er mir das?*", und solche Fragen werden mit der Aussage 2 – „*Mein Chef war ziemlich wütend*" – beantwortet.

Anders das folgende Beispiel:
Aussage 1: Heute Morgen bin ich zu spät zur Arbeit gekommen.
Aussage 2: Der Rhein ist ein Fluss durch Deutschland.
Hier lässt sich nicht ohne weiteres aus Aussage 1 eine Frage ableiten, auf die Aussage 2 eine Antwort darstellen würde.

Anders würde das aussehen, wenn die Aussage 2 lauten würde:
Aussage 2': Wegen des Hochwassers war die Neusser Brücke gesperrt.
Hier lässt sich als Scenario unterlegen, dass der Sprecher auf dem Weg zur Arbeit üblicherweise den Rhein auf der Neusser Brücke überquert; und da diese gesperrt war, musste er einen großen Umweg in Kauf nehmen und ist zu spät zur Arbeit gekommen.

Zur Ermittlung eines entsprechenden Maßes an Kongruenz (vergl. Tress & Pfaffenberger 1991) wurde die Anzahl derjenigen Aussagen, zu denen sich zum Vortext passende Fragen ableiten lassen, zur Gesamtanzahl der Aussagen (formal: Sätze) eines Textes insgesamt in Beziehung gesetzt. – In besonderen Fällen nähert sich das Ausmaß an Kongruenz dem maximal erreichbaren Wert von 100 %.

In der Literatur wird statt von Kongruenz (bzw. Inkongruenz) auch von Kohärenz gesprochen (vergl. Hellwig 1984). Doch ist der Ausdruck ‚Kohärenz' missverständlich, denn eigentlich sind damit übergreifende Zusammenhänge (‚Kohärenz' = ‚globale Kohärenz') gemeint; wir sprechen hier auch vom ‚roten Faden'. Kohärent ist somit ein Gedankengang, ist eine Argumentation als Ganzes. Entsprechend müssen wir als eine von mehreren Möglichkeiten Texte in Rechnung stellen, die zwar (lokal) kongruent sind, bei denen wir aber insgesamt Kohärenz vermissen.

2.2. Kohäsion

‚Kohäsive Ausdrucksmittel' meint Wortgruppen und Wörter, die explizit einen Zusammenhang einer zweiten Aussage mit vorangegangenen ersten Aussagen markieren. Vgl. Beispiele wie
Aussage 1: Morgen will Peter den Flur streichen.
Aussage 2: Dabei soll ihm Anna helfen.
Sog. anaphorische Ausdrücke wie die definiten Proformen „dabei" und „ihm" sind prototypische Kohäsionsmittel. Weitere mögliche kohäsive Ausdrucksmittel sind Wiederholung (Rekurrenz) oder Paraphrasen. Der Parameter Kohäsion wurde in Relation zur Anzahl der Wörter berechnet.

Kohäsion und Kongruenz sind nicht dasselbe. Im folgenden Beispiel ist der zweite Satz kongruent, ohne dass hier ein kohäsives Ausdrucksmittel auftritt:
Aussage 1: Das Fest bei Meyers war rauschend.
Aussage 2: Thomas schlief in der Badewanne ein.
Dabei haben entsprechend befragte Versuchspersonen in der Regel unterstellt, dass „Thomas" so viel getrunken hatte, so müde war, dass er sich im Badezimmer der „Meyers" in deren Badewanne legte und dort einschlief.

2.3. Modalpartikel, Satzabbrüche

„Modalpartikel" fasst hier Modal- und Abtönungspartikel, Modaladverbien, sog. ‚Heckenausdrücke', Modalverben und sog. ‚Positionsausdrücke' zusammen (Weydt 1969, Hentschel 1986, Schwitalla 1996). Das sind Ausdrucksmittel, die Rückschlüsse auf die Art und Weise zulassen, in der etwas erzählt wird. Beispielsweise werden so Einstellungen und besondere emotionale Besetzungen – etwa Tabus – deutlich (vgl. etwa zur Partikelfrequenz in emotionalen Erzählungen Wodak 1982, 1983).

Als Satzabbrüche wurden sämtliche in einer Gesprächsphase beobachtbaren Abbrüche einer Konstruktion, aber auch Reformulierungen gezählt. Grundlage ist die Hypothese, dass auf Grund durchbrechender Emotionen v. a. beim Bindungstyp ‚unsicher-verwickelt' vermehrt Satzabbrüche beobachtet werden können.

Grundlage der Auszählungen waren somit einmal Wörter insgesamt (Parameter „Modalpartikel" und „Kohäsion") sowie die Gesamtzahl an Aussagen (Parameter „Satzabbrüche" und „Kohärenz"), wobei jede Subjekt-Prädikat-Konstruktion als Aussage gezählt wurde.

Anhand der evaluierten Parameter (Variablen) wurde versucht, je zu den demographischen Daten, dem Krankheitsstatus und dem Bindungstyp statistische Aussagen zu treffen. Als statistische Tests dienten t-Test nach Student, χ^2-Test sowie Diskriminanzanalysen und Korrelationsanalysen (Spearman Correlation Coeffcients). – Die statistische Auswertung der Daten erfolgte mit SPSS Version 14 bzw. SAS.

2.4. Probanden

Die für diese Studie verwendeten transkribierten Interviews stammen aus zwei an der Klinik für Psychosomatik und Psychotherapie der Albert-Ludwigs-Universität Freiburg im Breisgau durchgeführten Studien. Die eine Studie befasste sich mit Patienten mit somatoformen Störungen, die andere mit Patienten mit spasmodischem Schiefhals (Torticollis spasmodicus). Die Patientengruppen wurden jeweils mit einer Gruppe unauffälliger Kontrollen kontrastiert.

Aus den insgesamt über 70 Interviews wurden 18 Bindungsnarrative mit den folgenden Vorgaben ausgewählt:

- Jeweils sechs Bindungsnarrative sollten sicher-autonome, unsicher-verwickelte und unsicher-vermeidende Probanden spiegeln.
- Von jeder Bindungsklassifikation waren je zwei Probanden
  o Patienten mit somatoformen Störungen.
  o Patienten mit spasmodischem Schiefhals.
  o Probanden aus der gesunden Kontrollgruppe.

Geschlecht, Alter und Bildungsstatus fungierten als Kontrollvariablen. Von den 18 Probanden waren 7 männlich und 11 weiblich. Das Alter betrug im Durchschnitt 44,2 Jahre (zwischen 31 und 61 Jahre). Von den 18 Probanden hatten 11 einen Hauptschul-, 2 einen Realschulabschluss und 5 das Reifezeugnis. Alle Probanden waren deutsche Muttersprachler.

Die linguistische Analyse wurde verblindet vorgenommen. Das heißt, dass zum Zeitpunkt der linguistischen Analyse nicht bekannt war, in welche Bindungstypen die Narrative eingeordnet waren.

3. Ergebnisse

Tabelle 1 Mean und SD über alle Fragen

	sicher=F		verwickelt=E		vermeidend=Ds		Min/Max	
	Mean	SD	Mean	SD	Mean	SD	Min	Max
Äußerungen	294.5	93.48	390.16	158.61	229.33	87.16	131.00	633.00
Wörter	2151.50	806.95	2617.16	1210.28	1534.33	611.03	677.00	4476.00
Kohäsion	160.33	15.37	153.16	15.48	146.00	8.76	129.00	186.00

Bindung und Kongruenz 225

	sicher=F		verwickelt=E		vermeidend=Ds		Min/Max	
	Mean	SD	Mean	SD	Mean	SD	Min	Max
Kongruenz	73.16	10.41	58.66	11.43	60.50	6.92	47.00	85.00
Partikel	15.16	4.95	15.66	3.01	14.00	3.09	10.00	24.00
Abbrüche	8.83	6.17	13.00	7.42	11.50	6.28	2.00	24.00

Der untersuchte Korpus bestand aus 18 Interviews. Von jedem Interview wurden 3 Fragen (Frage 1, 3 und 6) anhand der erwähnten linguistischen Parameter untersucht. Somit wurden 54 Fragen mit insgesamt 5484 Äußerungseinheiten (1352 bei Frage 1, 2199 bei Frage 3 und 1933 bei Frage 6) und insgesamt 37819 Wörtern (8822 bei Frage 1, 15327 bei Frage 3 und 13670 bei Frage 6) bearbeitet. Eine Äußerung bestand aus durchschnittlich 6,9 Wörtern. Das Minimum an Äußerungseinheiten betrug 9 (Frage 2, mit 66 Wörtern), das Maximum 278 (bei Frage 6, mit 1825 Wörtern) Äußerungen.

3.1. Bindungstyp und linguistische Parameter mit t-Test nach Student

3.1.1. Wörter und Äußerungseinheiten

Es ließen sich hohe positive Korrelation zwischen Wörtern und Äußerungseinheiten (>0.9 nach Spearman) bei sämtlichen Probanden beobachten. Aus diesem Grund werden nur die Ergebnisse Anzahl Wörter präsentiert. Es ergeben sich signifikante Unterschiede (t-Test nach Student) in der Anzahl Wörter bei den Bindungstypen. Analog zur Studie von Buchheim und Mergenthaler (2000) produzierte auch in dieser Studie der Bindungstyp *unsicher-verwickelt* die meisten Wörter und der Typ unsicher-vermeidend die wenigsten (bspw. Frage 1: $t(10)=-2.315$, $p<0.05$). Der Bindungstyp *sicher* liegt zwischen den beiden, unterscheidet sich jedoch nicht signifikant von den beiden unsicheren Typen (bspw. ,sicher' vs. ,*unsicher-vermeidende* für Frage 1: $t(10)=1.836$, $p=0.096$).

3.1.2. Kongruenz und Kohäsion

Während es beim Parameter „Kohäsion" keine statistisch bedeutsamen Unterschiede zwischen den Bindungstypen gibt, unterscheiden sich die Bindungstypen beim Parameter „Kongruenz" signifikant. Fasst man die beiden unsicheren Bindungstypen zusammen, so unterscheiden sie sich vom sicheren Typ bei Frage 1 ($t(16)=2,803$, $p<0.05$) und bei Frage 3 ($t(16)=2,116$, $p<0.05$) signifikant, jedoch nicht bei Frage 6 (($t(16)=1,856$, $p=0.076$). Vergleicht man die drei Bindungstypen getrennt (s. Tabelle 2), so unterscheidet sich der sichere Bindungstyp signifikant bei Frage 1 von unsicher-verwickelt: t(10)= 3.419, p< 0.01, und bei Frage 3 von unsicher-vermeidend t(10)= 2.413, p<0.05. Auch in den nicht-signifikanten Fällen kann von einer Tendenz gesprochen werden (s. Tabelle 2). Die beiden unsicheren Typen unterscheiden sich hinsichtlich der Kongruenz nicht (bspw. Frage 1 t(10)=1.745, p=0.112).

Tabelle 2 Mean und SD bei Kongruenz

	Bindungstyp			
	sicher=F	verwickelt=E	vermeidend=Ds	t-test
Frage1	Mean 74.50	Mean 53.83	Mean 63.83	F-E t(10)=3.419, **p=0.007****
	SD 11.95	SD 8.75	SD 10.98	F-Ds t(10)=1.610, p=0.138
				Ds-E t(10)=1.745, p=0.112
Frage3	Mean 71.50	Mean 61.00	Mean 56.00	F-E t(10)=1.277, p=0.231
	SD 13.61	SD 14.86	SD 7.89	F-Ds t(10)=2.413, **p=0.036***
				Ds-E t(10)=-0.728, p=0.483
Frage6	Mean 73.50	Mean 60.67	Mean 61.83	F-E t(10)=1.709, p=0.118
	SD 9.93	SD 15.47	SD 13.97	F-Ds t(10)=1.666, p=0.127
				Ds-E t(10)=0.137, p=0.89

3.1.3. Satzabbrüche

Zwar produziert der sichere Bindungstyp wie erwartet die wenigsten Satzabbrüche und der unsicher-verwickelte die meisten; die Ergebnisse hatten jedoch abgesehen von Frage 1 (a trend towards significance zwischen dem Bindungstyp sicher und unsicher-verwickelt: t(10)= -2.190, p=0.053) keine statistische Bedeutung.

3.1.4. Partikel

Die Analyse ergab keine statistische bedeutsamen Ergebnisse.

3.1.5. Krankheitsstatus und Linguistische Parameter

Zwischen den Gruppen des Krankheitsstatus ließen sich keine signifikanten Unterschiede in Bezug auf die abhängigen Variablen feststellen.

3.2. Diskriminanzanalyse

Die Diskriminanzanalyse wird zur Analyse von Gruppenunterschieden bei mehr als einer abhängigen Variablen herangezogen. In der vorliegenden Analyse wurde der Bindungstyp als Gruppierungsvariable verwendet. Die über alle Fragen zusammengefassten Parameter gingen als Merkmalsvariablen in die Analyse ein. Alle drei von SPSS vorgeschlagenen Variablen (Anzahl der Äußerungen, Anzahl der Wörter und Kongruenz) tragen signifikant zur Trennung der drei Bindungstypen bei; mit diesen drei Variablen konnten 77,8 % der Fälle richtig klassifiziert werden.

4. Diskussion

Hinsichtlich der Anzahl der Wörter und der Äußerungseinheiten konnte das von Buchheim und Mergenthaler (2000) gefundene Ergebnis repliziert werden; das betrifft die unsicheren Bindungstypen bzw. einerseits die eher defensive Strategie des vermeidenden Typs, andererseits das eher ausschweifende Erzählen des verwickelten Typs.

Was den Parameter der (semantischen) Kongruenz angeht, so lassen sich hier für die Fragen 1 und 3, nicht aber für die Frage 6, signifikante Unterschiede zwischen sicher gebundenen und unsicher gebundenen Probanden feststellen. Unseres Erachtens hängt das mit den Frageformulierungen zusammen: Sowohl in Frage 1 wie in Frage 3 wird direkt nach zentralen Bezugspersonen der frühen Kindheit gefragt; in Frage 1 soll über die frühe Kindheit berichtet werden; in Frage 3 wird nach der Beziehung zur Mutter gefragt. Ganz anders in Frage 6, die thematisiert, wie sich der Proband früher u. a. bei Krankheiten gefühlt hat.

Natürlich zielt auch Frage 6 auf relevante Bezugspersonen der frühen Kindheit ab, die bei Krankheit z. B. getröstet und versorgt haben. Doch erlaubt unseres Erachtens die Frageformulierung einem Erwachsenen, auf allgemeines Weltwissen (also nicht unbedingt persönliche, biographische Erlebnisse) auszuweichen. Diese Antwortstrategie ist bei Frage 3 schwerer zu realisieren, wenn fünf Adjektive, die die Beziehung zur Mutter beschreiben, mit konkreten Beispielen belegt werden sollen. Hier wird es für die Probanden schwieriger, auf stereotype Antwortstrategien zurückzugreifen, da konkrete erlebte Erfahrungen nicht mit der ‚Rolle Mutter', wie es in Frage 6 möglich ist, sondern mit der ‚realen Mutter' abgerufen werden müssen. Und genau hier liegen die Probleme bspw. beim *unsicher-vermeidenen* Bindungstyp, wenn frühkindliche Erfahrungen belegt werden müssen und dabei nicht auf in der Erinnerung verfügbare episodische Erfahrungen zurückgegriffen werden kann.

Bei der genaueren Analyse der Daten stellt sich die Frage, warum sich bei Frage 1 ein signifikanter Kongruenz-Unterschied nur zwischen *sicher gebundenen* und *unsicher-verwickelten* Probanden bzw. warum sich bei Frage 3 ein signifikanter Kongruenz-Unterschied nur zwischen *sicher gebundenen* und *unsicher-vermeidenden* Probanden ergibt. Die Frageformulierung 1 eröffnet viele Freiheiten, belastenden Erinnerungen auszuweichen; dies könnten *unsichervermeidende* Probanden in ihren Antworten nutzen. Nicht erklärbar ist auf diese Weise allerdings, warum sich für Frage 3 nicht auch ein signifikantes Kongruenz-Defizit für *unsicher-verwickelte* Probanden belegen lässt.

Die jedoch insgesamt belegten Kongruenz-Defizite der unsicher gebundenen Probanden passen zu Beobachtungen aus dem AAI, nach denen diese in der einen oder anderen Weise in ihren Antworten inkonsistent sind (das betrifft so etwas wie die globale Kohärenz). Dabei geht es um einen konsistenten Gesamtzusammenhang einer Erzählung und somit auch um konversationsanalytische Kriterien, bspw. um den in AAIs für die Auswertung oft entscheidenden Punkt, ob gewisse Aussagen (*Meine Kindheit war immer glücklich*) auch belegt werden können. Die Auswertung orientiert sich dabei an den von Grice (1975) konzipierten Konversationsmaximen. Offensichtlich spiegeln die in dieser Arbeit gefundenen lokalen Kongruenz-Defizite solche Formen der globalen Inkonsistenz.

Dass die statistischen Daten für die Kohäsion keine relevanten Ergebnisse erbringen, entspricht der Tatsache, dass die Probanden unabhängig von ihrer bindungsspezifischen Klassifikation kompetente Sprecher des Deutschen sind. Auch bei der weiter oben erwähnten Studie von Tress & Pfaffenberger 1991 traten bei schizophrenen Probanden geringere Werte bei der Kongruenz zusammen mit unauffälligen Werten bei der Kohäsion auf. Die Kongruenzdefizite der schizophrenen Probanden werden dabei auf die Unfähigkeit zurückgeführt, eine konsistente inhaltliche Struktur halten zu können, verursacht u. a. durch überschiessende Assoziationen. Die Schlussfolgerung ist, dass Kongruenzdefizite nicht auf mögliche sprachliche Kompetenzdefizite zurückzuführen sind.

Bei den Satzabbrüchen gibt es zwar keine statistisch bedeutenden Ergebnisse, aber die Resultate bestätigen tendenziell die Arbeitshypothese. Hier wäre eventuell eine genauere Analyse der Satzabbrüche hinsichtlich verschiedener Abbruch-Gründe möglich. Etwa ob ein Satzabbruch aus Ungewissheit passiert (*ja weggezogen sind wir wann war das das war ja vielleicht neunzehnhun oder nein fünfzig...*) oder aus emotionalen Gründen (*ja das war ganz also meine mutter hat immer also noch heute ist das für mich...*).

Ähnliches gilt für das nicht erwartete Ergebnis beim Parameter Modalpartikel. Auch hier wäre eine feinere Analyse eventuell fruchtbar. Eine Unterscheidung in verschiedene Partikel-Strategien, die eher Vagheit oder Emotionalität etc. ausdrücken, wäre denkbar.

Für alle untersuchten Parameter gilt, dass eine höhere Probandenzahl noch aussagekräftigere Ergebnisse bringen könnte, was jedoch im Rahmen dieser explorativen Studie nicht möglich war.

5. Schluss

In dieser Studie konnte das vorgestellte Verfahren der semantischen Kongruenz-Messung die Einschätzungen einer globalen Konsistenz aufgrund des Q-Sort-Verfahrens nach Kobak bestätigen. Vor allem in Hinsicht auf einen entscheidenden Punkt bei der Klassifizierung eines AAI, ob ein Proband seine Aussagen belegen kann, zeigen die hier gefundenen Ergebnisse, dass derartige globale Einschätzungen sich in lokaler Inkongruenz widerspiegeln. Zusammen mit den Parametern Wörter und Äußerungseinheiten konnten 77,8 % der Probanden den jeweiligen Bindungstypen zugeordnet werden.

6. Literatur

Ainsworth MDS, Witting B (1969). Attachment and the exploratory behavior of one-year-olds in a strange situation. In: Foss BM (ed), *Determinants of infant behavior*. London: Methuen, 113–136.

Bretherton I (1991). The roots and growing points of attachment theory. In: Parkes CM, Stevenson-Hinde J, Marris P (eds), *Attachment across the life cycle*. London, New York: Tavistock/Routledge, 9–32.

Bretherton I (2001). Zur Konzeption innerer Arbeitsmodelle in der Bindungstheorie. In: Gloger-Tippelt G (ed), *Bindung im Erwachsenenalter: Ein Handbuch für Forschung und Praxis*. Bern: Huber, 52–74.

Bowlby J (1969). *Attachment and loss.* Vol. 1: *Attachment.* (2nd ed.), New York: Basic Books.

Bowlby J (1973). *Attachment and loss.* Vol. 2: *Seperation. Anxiety and anger.* New York: Basic Books.

Bowlby J (1980). *Attachment and loss.* Vol. 3: *Loss, sadness and depression* (Vol. III ed.). New York: Basic Books.

Buchheim A, Mergenthaler E (2000). The relationship among attachment representation, emotion-abstraction patterns, and narrative style: a computer-based text analysis of the adult attachment interview. In: *Psychotherapy Research* 10(4), 390–407.

George C, Kaplan N, Main M (1985). *An adult attachment interview: Interview Protocol.* Unpublished manuscript. University of California, Berkley, Department of Psychology.

George C, Kaplan N, Main M (2001). Adult Attachment Interview. In: Gloger-Tippelt G. (ed), *Bindung im Erwachsenenalter: Ein Handbuch für Forschung und Praxis.* Bern: Huber, 364–387.

Grice P (1975). Logic and Conversation. In: Cole P, Morgan J (Hgs), *Syntax and Semantics,* Bd. 3 New York: Academic Press, 41–58.

Hellwig P (1984). Grundzüge einer Theorie des Textzusammenhangs. In: Rorhkegel A, Sandig B (eds), *Text – Textsorten – Semantik.* Hamburg: Buske.

Hentschel E (1986). *Funktion und Geschichte deutscher Partikel. Ja doch halt und eben.* Tübingen: Niemeyer.

Hesse E (1999). The adult attachment interview: Historical and current perspectives. In: Cassidy J, Shaver P (eds), *Handbook of attachment: Theory, research and clinical application.* New York: Guildford Press, 395–334.

Kobak RR (1993). *The adult attachment interview Q-sort.* Unpublished manuscript. University of Delaware.

Main M (1991). Metacognitive knowledge, metacognitive monitoring and singular (coherent) vs. multiple models (incoherent) of attachment. In: Parkes CM, Stevenson-Hinde J, Marris P (eds), *Attachment across the life cycle.* London, New York: Tavistock/Routledge, 127–159.

Main M, Goldwyn R (1984). Predicting rejections of her infants from mother's representation of her own experience: implications for the abused-abusing intergenerational cycle. In: *International Journal of Child Abuse and Negelct* 8, 203–217.

Main M, Goldwyn R (1985–2004). *Adult attachment scoring and classification systems.* Unpublished manuscript, University of California, Berkley, Department of Psychology.

Schwitalla J (2006). *Gesprochenes Deutsch. Eine Einführung.* Berlin: Erich Schmitt Verlag.

Tress W, Pfaffenberger J (1991). Die sprachliche Verwendung des Begriffs „schizophren" – eine sprachphilosophische und linguistische Untersuchung. In: Krauss A, Mundt C (Hgs): *Schizophrenie und Sprache.* Stuttgart: Georg Thieme Verlag, 38–52.

Weydt H (1969). *Abtönungspartikel. Die deutschen Modalwörter und ihre französische Entsprechung.* Bad Homburg: Gehlen.

Wodak R (1982). Die Beziehung zwischen Mutter und Tochter: Eine sozio- und psycholinguistische Studie zur Variation auf der Textebene. In: *Folia Linguistica* XV, 1–2.

Wodak R (1983). Eigentlich habe ich meine Mutter sehr gerne. Sozio- und psycholinguistische Überlegungen zur Partikelverwendung. In: Weydt H (Hg).: *Partikel und Interaktion.* Tübingen: Niemeyer, 203–212.

Teil IV

Tanja Rinker (Konstanz)

Elektrophysiologische Korrelate der phonologischen Verarbeitung bei bilingualen Kindern: Mismatch Negativity (MMN) und T-Complex

0. Zusammenfassung / Summary

Keywords: This chapter introduces electrophysiological correlates of phonological processing in mono-and bilingual children with a focus on the MMN and the T-Complex. Two studies with Turkish-German children (MMN-study) and Turkish-German versus Spanish-English children will provide further insight.

Dieses Kapitel gibt einen Einblick in die elektrophysiologischen Korrelate phonologischer Verarbeitung bei mono- und bilingualen Kindern. Besonderes Augenmerk wird hierbei auf zwei Komponenten des Ereignis-korrelierten Potentials (EKPs) gelegt: Die Mismatch Negativity (MMN) und der T-Complex. Neben einem Überblick über Studien in diesem Bereich werden zwei Studien vertieft dargestellt: Zum einen eine Untersuchung von türkisch-deutschen Vorschulkindern anhand der MMN, zum anderen ein Vergleich türkisch-deutscher und spanisch-englischer Kinder anhand des T-Complexes.

1. Einleitung

Zwei- und Mehrsprachigkeit sind heutzutage in Deutschland Normalität; bis zu 50 % aller Kinder eines Jahrgangs wachsen mit mehreren Sprachen auf. Dies gilt auch jenseits städtischer Ballungsräume wie Hamburg oder Berlin: An Grund- und Sonderschulen in Freiburg im Breisgau gaben beispielsweise 39,5 % aller Kinder an, zu Hause eine weitere Sprache außer Deutsch zu sprechen (Decker-Ernst & Schnitzer, 2013). Das globale Phänomen Mehrsprachigkeit ist daher regional anzutreffen und aufgrund jeweiliger Sprach-, Sprachkombinations- und Kontextspezifika nicht nur ein Thema von lokaler Relevanz, sondern es erlebt auch im internationalen Forschungsdiskurs einen sprunghaften Anstieg neurowissenschaftlicher Studien.

Sehr häufig bilden sprachliche Kompetenzen den im- und expliziten Referenzpunkt vieler Studien. Dabei können die Kenntnisse in den zwei oder mehreren Sprachen höchst unterschiedlich sein – von minimalen produktiven Leistungen in einer Sprache bis hin zu muttersprachlicher Kompetenz (Montrul, 2016). Diese spezifischen Fähigkeiten hängen von vielen Faktoren ab: Erwerbsalter der einzelnen Sprachen, Erwerbsbedingungen, Quantität und Qualität des Inputs (De Houwer, 2009). Von Bedeutung ist auch, welche sprachliche Ebene betrachtet wird – sei es der Erwerb der Morphosyntax, des Lexikons oder der Phonologie, da diese unterschiedlich von diesen Faktoren beeinflusst werden.

Im Folgenden möchte ich mich auf die unterschiedlichen Einflussfaktoren auf phonologische Fähigkeiten bei bilingualem Spracherwerb beschränken. Eine geeignete Methode, um die Sprachwahrnehmung bei Kindern und Erwachsenen in Bezug auf den Erwerb von ein oder mehreren Sprachen zu untersuchen, sind Ereignis-korrelierte Potentiale (EKPs). Hier sind gerade EKPs besonders geeignet, die keine aktive Reaktion des Probanden erfordern (MMN und T-Complex[1]), um Aussagen über frühe aufmerksamkeitsunabhängige Verarbeitungsprozesse zu generieren.

Die Mismatch Negativity (MMN, Näätänen et al., 1978; Näätänen et al., 2007), welche in einem Zeitbereich zwischen 80 und 250 ms zu beobachten ist, wird in der Regel durch akustische Stimuli bzw. die Verletzung einer Abfolge von Stimuli evoziert. Dies können Phoneme, Silben oder auch Töne sein. Beispielsweise wird in der Präsentationsreihe aus Standards /ba/, /ba/, /ba/, /da/, /ba/, /ba/ das abweichende /da/ (Deviant) als Veränderung wahrgenommen. Die Differenz dieser Abweichung zwischen Standard /ba/ und Deviant /da/ wird als Mismatch Negativity (MMN) bezeichnet, da diese Differenz in der Regel eine negative Spannungsänderung bedeutet. Im Bereich der Sprachforschung eignet sich diese Komponente besonders, da sie z. B. sensitiv auf spracheigene und sprachfremde Phoneme reagiert. Zahlreiche Studien haben die MMN zur Untersuchung der sprachlichen Fähigkeiten bei jüngeren und älteren Sprachlernern eingesetzt, wie im nächsten Kapitel überblicksartig zusammengefasst wird.

Der T-Complex (genannt Ta und Tb) wurde hingegen wesentlich seltener untersucht. Er wird an temporalen Elektroden (T7 und T8) auf einzelne auditorische Stimuli abgeleitet und ist z. T. zeitlich noch etwas früher verortet als die MMN. Der T-Complex wurde erstmals von Wolpaw & Penry (1975) bei gesunden Erwachsenen auf eine Serie von Klicks abgeleitet. Ta und Tb unterscheiden sich von N1 und P2 an der zentralen Elektrode (Cz) und repräsentieren daher spezifische frühe akustisch-phonologische Prozesse. Zusätzlich zu Ta und Tb wird normalerweise eine frühere negative Komponente – Na – evoziert (ab 30–60 ms

---

1 Da bislang nach meiner Erkenntnis der T-Complex in der deutschsprachigen Literatur noch nicht diskutiert wurde, lehne ich mich hier an die englischsprachige Schreibweise an („T-Complex" statt „T-Komplex").

nach Stimulusonset). Eine aktuelle Studie von Shafer et al. (2015) konnte zeigen, dass nur Na bei Kindern unter vier Jahren konsistent vorhanden ist und Ta dann zwischen vier und acht Jahren erscheint. Die Ta–Amplitude steigt bis zum ungefähr elften Lebensjahr an und fällt dann ab (Mahajan & Mc Arthur, 2013). Tb kann bei jüngeren Kindern kaum identifiziert werden, sondern eher bei Erwachsenen. Einige wenige Studien konnten anhand des T-Complexes Unterschiede zwischen klinischen und nicht-klinischen Gruppen belegen (Spezifische Sprachentwicklungsstörung [SSES]: Bishop et al. 2012; Shafer et al. 2011; Down-Syndrom: Groen et al. 2008).

In den nächsten beiden Kapiteln werden Befunde aus dem Erst und Zweitspracherwerb herangezogen und Aspekte der akustisch-phonologischen Verarbeitung diskutiert. Zwei eigene Studien (Rinker et al. 2010 und Rinker et al. under rev.) zum Vergleich zwischen dem türkisch-deutschen und dem deutschen Erwerb einerseits und dem spanisch-englischen andererseits werden hier ausführlich unter Berücksichtigung der folgenden Fragestellungen dargestellt: Wie entwickelt sich die phonologische Verarbeitung bei ein-und zweisprachigen Kindern? Und welchen Einfluss haben Erwerbsbedingungen auf die Verarbeitung?

Diese spezifischen Foki stehen in Verbindung mit den beiden großen Diskussionssträngen, die sich erstens um den Unterschied zwischen bilingualen und nicht-bilingualen Gehirnen entwickelt haben, und zweitens um die Zumessung höchsten Könnens, der ‚muttersprachlichen' Kompetenz (im Englischen „nativelike"). Kann sie überhaupt jemals erreicht werden, wenn alle externen Faktoren gleich sind? Kann das Aufwachsen mit einer oder zwei / mehreren Sprachen überhaupt jemals sinnvoll verglichen werden? Welche Rolle spielt dabei das Alter? Gemäß Hyltenstam & Abrahamson (2000) ist das Erreichen einer muttersprachlichen Kompetenz im Zweitspracherwerb praktisch unmöglich, dennoch werden monolinguale Vergleichsgruppen in der internationalen Forschung standardmäßig herangezogen bzw. gar von Reviewern eingefordert.

2. Erwerb phonologischer und prosodischer Fähigkeiten

2.1. Erwerb phonologischer und prosodischer Fähigkeiten in einer Sprache

Die Lautwahrnehmung im Mutterleib beginnt früh. Bereits in der 19. Woche reagieren Föten auf 500 Hz Töne, wie anhand von mit Ultraschall erfassten Bewegungen untersucht wurde. Zunächst erwerben Föten die Fähigkeit, niedrigfrequente Töne (wie 100 und 250 Hz) zu erkennen und später die höheren Töne (wie 1000 und 3000 Hz). Mit 33 bis 35 Wochen ist die Reaktion auf die höheren

Töne aber bereits stabil (Hepper & Shahidullah, 1994). Interessant ist ebenfalls, dass die Föten Töne nicht nur erkennen, sondern auch unterscheiden können. In einer elektrophysiologischen Studie wurde Föten, die im Schnitt 37 Wochen alt waren, im Mutterleib Standardtöne von 500 Hz versus abweichende Töne von 750 Hz präsentiert. Hierzu wurde den Müttern ein Magnetenzephalogramm-Gerät (MEG)[2] in der Position des fetalen Kopfes angebracht. 12 von 17 Föten konnten diese zwei Töne unterscheiden, wie die signifikant unterschiedlichen MMN-Reaktionen auf die Töne zeigten (Huotilainen et al. 2005). Das bedeutet, dass höhere auditive Leistungen bereits im Mutterleib möglich sind.

Schon ein bis drei Tage nach der Geburt sind Babys in der Lage, nicht nur Tonhöhen, sondern auch Tondauer- und Lautstärkenunterschiede zu erkennen, wie anhand der MMN gemessen wurde (Ruusuvirta et al. 2004). Diese Fähigkeit ist bedeutsam, da die Muttersprache über Tonhöhen und Rhythmus Hinweise zur Segmentierung des Lautstroms liefert. Das heißt, die korrekte Wahrnehmung dieser Qualitäten ist eine entscheidende Voraussetzung für den Spracherwerb. Eine aktuelle Studie zeigt, dass Föten, die pränatal mit Vokalidentität oder -frequenz während der Schwangerschaft stimuliert wurden, die Vokalfrequenz offensichtlich gelernt hatten. Zusätzlich wurden diese Fähigkeiten auf ungelernte Vokalqualitäten übertragen. Einige Tage nach Geburt abgeleitete MMNs zeigten hier Effekte im Vergleich zu einer Kontrollgruppe, die nicht vorgeburtlich stimuliert wurde (Partanen et al. 2013). Dies unterstreicht zusätzlich, dass sich das auditive System schon sehr früh auf das Lernen und Wahrnehmen spezifischer sprachlicher Elemente einstellt. Diese frühen Fähigkeiten haben sogar Auswirkungen auf spätere sprachliche Leistungen im Kleinkindalter: Guttorm et al. (2005) und Tsao et al. (2004) untersuchten die primäre Verarbeitung von Konsonant-Vokalsilben bzw. die Unterscheidung von Vokalen kurz nach der Geburt. Beide Studien konnten Zusammenhänge zu späteren sprachlichen Leistungen aufzeigen: Bei Guttorm et al. (ebd.) konnten Sprachleistungen im Alter von zwei Jahren aus den neurophysiologischen Reaktionen von Säuglingen vorhergesagt werden.

Ebenfalls ist es möglich, anhand von EKPs zu zeigen, dass bereits Babys in der ersten Lebenswoche Unterschiede zwischen zwei Silben zu erfassen vermögen: /pa/ und /ta/ von vier Frauenstimmen wurden von ihnen unterschieden (Dehaene-Lambertz & Peña 2001). Eine jeweils andere Reaktion auf die Stimme der Mutter und andere Frauenstimmen wurde bereits mit einem Alter von rund 21 Stunden beobachtet (Beauchemin et al. 2011)

---

2   Wie das EEG ist auch das MEG nicht-invasiv und misst die elektromagnetische Aktivität des Gehirns.

Mit zwei Monaten können auch unterschiedlich lange Silben vom Gehirn als andersartig wahrgenommen werden. In einer Studie von Friederici, Friedrich, Weber (2002) wurde Babys kurze /ba/- und lange /ba:/-Silben präsentiert. Offensichtlich ist es zudem leichter, eine lange im Vergleich zu einer kurzen Silbe zu unterscheiden. Weber et al. (2004) konnten zeigen, dass sich deutsche Babies schon früh auf den deutschen Sprachrhythmus einstellen. Zwischen dem Alter von vier und fünf Monaten scheint hier eine Veränderung zu geschehen: Mit vier Monaten waren Babies noch nicht in der Lage, den für das Deutsche typischen trochäischen Rhythmus (Máma) von dem eher untypisch jambischen (*Mamá) zu unterscheiden, mit fünf Monaten schon.

Dies sind Hinweise darauf, dass sich das Gehirn in der zweiten Hälfte des ersten Lebensjahres auf die Sprache der Umgebung spezialisiert. Kuhl nennt dies "neuronal commitment": Nach rund sechs Monaten zeigen monolingual aufwachsende Kinder eine Fokussierung auf die Umgebungssprache, was sich in der mangelnden Wahrnehmung von anderssprachigen Kontrasten äußert (Kuhl et al. 1992, 2008). Sechs Monaten alten finnischen Babies wurden beispielsweise estnische und finnische Laute präsentiert. In diesem Alter konnten sie estnische und finnische Vokalkontraste noch gleich gut unterscheiden. Im Alter von 12 Monaten konnten das nur noch die zusätzlich getesteten estnischen Babies, aber nicht die finnischen (Cheour et al., 1998). Bei gesunden Frühgeborenen, die rund 10 Wochen vor den Neugeborenen der Kontrollgruppe auf die Welt gekommen waren, war aber kein Vorteil in Bezug auf das Erkennen nicht-muttersprachlicher Elemente trotz längeren Kontakts mit der Muttersprache zu beobachten (Peña, Werker & Dehaene-Lambertz 2012).

Die Fähigkeit, feine phonetische Unterscheidungen in der Muttersprache wahrnehmen zu können, ist, wie auch Kuhl und Kollegen zeigen konnten, für den Spracherwerb unabdingbar. In ihrer Studie wurden Kindern sowohl Phoneme, die es in ihrer Muttersprache gab, als auch solche, die es in ihrer Muttersprache nicht gab, präsentiert. Die Kinder, die nicht-muttersprachliche Phoneme *besser* unterschieden, zeigten im Alter von zweieinhalb Jahren schlechtere sprachliche Leistungen, als diejenigen, die die muttersprachlichen Phoneme besser diskriminieren konnten (Kuhl & Rivera-Gaxiola 2008). Die Autoren führen das auf eine Kontinuität zwischen frühen und späten sprachlichen Fähigkeiten zurück. Gerade bei Kindern mit Störungen des Spracherwerbs sind die Zusammenhänge bereits in der frühen Kindheit identifizierbar.

Zusammenfassend kann festgehalten werden, dass die Fähigkeit, sprachlich relevante Elemente wahrzunehmen, früh erworben wird. Bereits im Mutterleib kann das Ungeborene Töne unterschiedlicher Frequenzen und sogar Silben unterscheiden und bringt diese Fähigkeit bis nach der Geburt mit. Studien zeigen, dass das Niveau der frühen Ton- und Lautwahrnehmung, wie es im EEG gemessen werden kann, bereits Aussagekraft im Hinblick auf spätere sprachliche Leistungen hat und somit als Beginn der Sprachentwicklung angesehen werden kann.

2.2. Erwerb phonologischer Fähigkeiten in zwei Sprachen

Hierbei wird in Studien generell unterschieden zwischen Lernern einer zweiten Sprache, die diese entweder bei der Geburt („simultaner Erwerb von zwei Sprachen") oder um einige Jahre versetzt gelernt haben („sukzessiver Zweitspracherwerb"). Wird eine zweite Sprache nach der Pubertät erworben, hat dies einen besonders großen Effekt auf die Produktion und Wahrnehmung der L2. Im Bereich des Akzents wird argumentiert, dass Zweitsprachlerner mit einem Erwerbsalter vor sieben Jahren hier im Vorteil seien (Schulz & Grimm 2012).

Einige aktuelle Studien zeigen hingegen, dass diese Altersgrenze möglicherweise nach unten korrigiert werden muss, insbesondere im Bereich der Perzeption: Sogar bei frühen L2-Lernern konnten Unterschiede in der Verarbeitung von zwei Sprachen beobachtet werden. Sebastián-Gallés et al. (2006) fanden, dass spanisch-katalanische Bilinguale, die zuerst Spanisch und dann mit ca. drei Jahren Katalanisch gelernt hatten, eine schwächere MMN auf einen katalanischen Vokalkontrast zeigten, wohingegen Bilinguale, die zuerst Katalanisch und dann Spanisch gelernt hatten, eine stärkere MMN auf den katalanischen Kontrast zeigten.

Die besondere Rolle der Sprachdominanz bei bilingualen Kindern in der Verarbeitung und Diskrimination von Phonemen in der L1 / L2 belegen zwei aktuelle Studien aus Finnland. Tamminen et al. (2013) untersuchten Bilinguale, die mit Finnisch und Schwedisch gleichermaßen von Geburt an aufgewachsen waren. MMNs auf individuell bestimmte Vokalkontraste /y/ versus /u/ (die im Finnischen phonemisch sind) zeigten im Vergleich zu monolingualen Finnen eine verspätete Latenz und reduzierte Amplitude. Allerdings wurde kein Kontrast untersucht, der im Finnischen und im Schwedischen phonemisch ist. Hier liegt die Frage nahe, ob der Kontakt mit beiden Sprachen ggf. diese Unterschiede wieder ausgleichen würde. Eine zweite Studie von Peltola et al. (2012) untersuchte noch eine weitere Gruppe; zusätzlich zu den balancierten schwedisch-finnischen Bilingualen wurde noch eine dominant finnische Gruppe, die Schwedisch erst später erworben hatte, hinzugenommen. Diese zeigte eine stärkere neuronale Reaktion auf den finnischen Kontrast als die Gruppe der balancierten Bilingualen.

Spanisch-englische Bilinguale zeigten in einer anderen Studie eine kleinere MMN auf einen englischen Vokalkontrast als erwachsene monolingual englische Sprecher (Hisagi et al. 2015). Dieses Muster war zu finden, egal ob Englisch vor dem Alter von 5 Jahren oder nach dem Alter von 16 Jahren erworben wurde. Die frühen L2-Lerner zeigten allerdings auf der behavioralen Ebene das Niveau muttersprachlicher Wahrnehmung, wohingegen die späten Bilingualen Unterschiede zeigten.

Nachdem bei sehr jungen Bilingualen MMN-Unterschiede auf vielfältige Erfahrungen mit zwei Sprachen während dieser ersten Jahre zurückgeführt werden können, sind Untersuchungen gerade in den jungen Jahren wichtig, um mehr über die Einflüsse der beiden Sprachen zu erfahren. Bilinguale Kinder, die eine zweite Sprache nach der ersten erwerben (nach zwei oder drei Jahren) und die keine Verzögerung im Erwerb der L1 zeigen, haben also bereits den Erwerb einer Sprache erfolgreich gemeistert. Wenn nun – auch bei optimalen Inputbedingungen – Unterschiede in der phonologischen Verarbeitung gefunden werden, muss dies auf die Umgebungsfaktoren zurückgeführt werden.

Wie oben beschrieben wurde, spezialisiert sich das kindliche Gehirn im Alter von 6–9 Monaten auf die Umgebungssprache. Dieser Prozess ist durchaus reversibel: Unter entsprechenden Lernumgebungen wie beispielsweise in einer gut gestalteten bilingualen Schule oder Kindertagesstätte (Immersion) oder durch den Umzug in das andere Land kann die Fähigkeit, nicht-muttersprachliche Phoneme zu diskriminieren, wiedererlangt werden (Cheour et al. 2002; Peltola et al. 2005, Winkler et al. 1999). Entscheidend sind hier aber die Qualität und die Quantität des Inputs. Finnische Immersionsprogramme für das Französische führten bereits nach zwei Monaten zu muttersprachlicher Unterscheidung von französischen Vokalkontrasten (Cheour et al. 2002). Reine „Klassenzimmer-Lerner" erreichen nach dem aktuellen Forschungsstand hingegen diese Fähigkeit nicht (Peltola et al. 2003, 2005), was offensichtlich Rückschlüsse auf die Auswirkungen geringerer Kontaktdauer mit der Sprache zulässt. Zudem wird die Sprache noch dazu häufig von Nicht-Muttersprachlern im fremdsprachlichen Unterricht verwendet.

Peltola et al. (2003) untersuchten beispielsweise Finnen mit geringen Englischkenntnissen, Finnen, die Englisch an der Universität studierten (und somit ein hohes Niveau haben sollten, wobei kein sprachliches Maß eingesetzt wurde) und englische Muttersprachler im Hinblick auf die MMN auf Vokalkontraste, die im Englischen oder im Finnischen phonemisch sind. Bei den Muttersprachlern trat jeweils die größte MMN auf muttersprachliche Kontraste hervor. Hingegen zeigten die fortgeschrittenen Studierenden nicht nur eine reduzierte MMN auf den englischen Vokalkontrast sondern auch auf den finnischen. Peltola et al. (2003) führen dieses Ergebnis auf „unfertige" Sprachlernprozesse bei den L2-Lernern zurück. Weniger defizitär gesehen könnte es aber auch für kortikale Reorganisationsprozesse bei bilingualen Lernern sprechen. Peltola et al. (2007) untersuchten

Schüler, die im schulischen Kontext Englisch lernten. Bei ihnen konnte ebenfalls keine Verbesserung oder muttersprachliche Verarbeitung nach einigen Jahren Englischunterricht festgestellt werden.

Es scheint also insbesondere die Methode der Sprachvermittlung eine Rolle zu spielen. Zu diesem Ergebnis kamen bereits Kuhl und Kollegen (Kuhl et al 2003, 2004). In ihrer Studie untersuchten sie neun Monate alte US-amerikanische Säuglinge, die 12 Wochen lang 25 Minuten pro Woche sprachlichen Input von einer chinesischen Mandarin-Sprecherin bekamen, mit der sie auch direkt in Interaktion traten. Zwei Kontrollgruppen, die dieselbe Sprecherin mit demselben Material nur per Video sahen und hörten oder per CD hörten, lernten in dieser Zeit keine Unterscheidungen zwischen chinesischen Lauten, die im Englischen nicht vorkamen. In einer darauf folgenden EEG-Studie (berichtet in Kuhl & Rivera-Gaxiola 2008) konnte anhand der MMN gezeigt werden, dass die US-amerikanischen Kinder mit dem direkten Kontakt mit der Muttersprachlerin nicht von zehn Monate alten Kindern in Taiwan zu unterscheiden waren, die seit ihrer Geburt mit der Sprache direkt in Kontakt waren (und eben möglicherweise noch früher). Besonders deutlich wird an dieser Studie der Zusammenhang zwischen der direkten Interaktion mit einem Gesprächspartner und der Entwicklung von phonologischen Fähigkeiten.

Zusammenfassung: Beim Erwerb einer Sprache muss das Kind aus dem Lautstrom relevante akustische und phonetische Information extrahieren. Beim Erwerb von zwei Sprachen sind diese Prozesse deutlich komplexer: Das Kind muss aus dem Lautstrom von zwei Sprachen akustisch-phonetische Informationen extrahieren, und hier können das Erwerbsalter (d. h. wann diese zweite Sprache erworben wurde) und die Art des Erwerbs (z. B. gesteuert oder ungesteuert) eine wesentliche Rolle spielen.

3. Verarbeitung von Phonemen bei türkisch-deutschen Kindern: Eine MMN-Studie *(veröffentlicht von Rinker, Alku, Brosch, & Kiefer in Brain & Language, 2010)*

Nach den Zahlen des Mikrozensus (2014) bilden Familien türkischer Herkunft nach wie vor die größte Migrantengruppe in Deutschland. In der Regel wachsen Kinder türkischer Herkunft mit Mutter und Vater auf, die ebenfalls türkischer Herkunft sind (Statistisches Bundesamt, 2013). Diese Konstellation bedeutet, dass die Kinder meist in einer überwiegend türkischsprachigen Umgebung aufwachsen, bis sie eine außerhäusliche Betreuung besuchen. Damit korrespondieren einschlägige Belege für deutlich bessere türkische als deutsche Wortschatzkenntnisse bei türkisch-deutschen Kinder mit fünf Jahren (Rinker et al., 2011). Die

Einschulung bringt häufig Änderungen mit sich: Manche Studien berichten eine Stagnation des türkischen Wortschatzes bei Schuleintritt zugunsten des deutschen Wortschatzes (Sırım 2008). Die Studie von Rinker et al. (submitted) mit türkisch-deutschen Erwachsenen belegt den in Kindheit und Jugend beständig gewachsenen Anteil des Deutschen im Alltag. Abb. 1 zeigt deutlich, wie die hier untersuchten Studierenden einer deutschen Universität im Rückblick ihren Gebrauch des Türkischen und des Deutschen einschätzen. Der Anteil des Türkischen zu Hause nimmt nach dem Schuleintritt stetig ab, während der Schuleintritt gerade den Anstieg des Deutschen fördert.

Die hier untersuchte Gruppe von Vorschulkindern wurde in Ulm, einer Stadt mittlerer Größe (120 000 Einwohner) in Süddeutschland, rekrutiert. Beide Eltern sind türkischer Herkunft und die dominante Sprache ist üblicherweise bis zum Kita- oder Schuleintritt Türkisch. Im Kita-Alltag wird in der Regel nur Deutsch benutzt, da in Ulm keine bilingualen Einrichtungen existieren.

Abb. 1. Verteilung: 1= nur Türkisch; 7 = nur Deutsch, n=23 türkisch-deutsche Studierende an einer deutschen Universität. (Rinker et al., submitted).

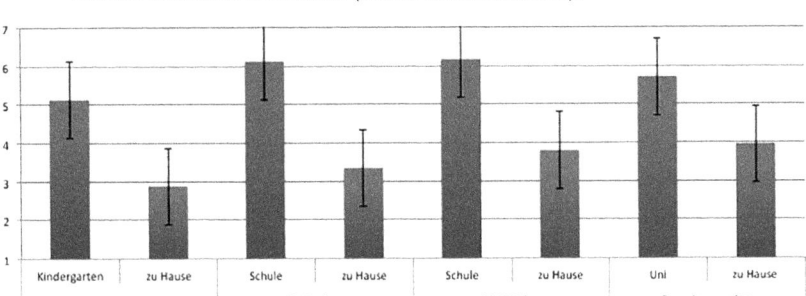

3.1. Hintergrund der MMN-Studie

In der Studie „Auditive Verarbeitung bei türkisch-deutschen Kindern mit und ohne Spezifische Sprachentwicklungsstörung (SSES)" (durchgeführt am Transferzentrum für Neurowissenschaften und Lernen (ZNL), Ulm, und an der Abteilung für Phoniatrie und Pädaudiologie der HNO-Universitätsklinik Ulm) war das Ziel, die sprachspezifische und sprachunspezifische Sprachverarbeitung bei insgesamt vier Gruppen von Kindern zu untersuchen (türkisch-deutsche und deutsche Kinder mit und ohne SSES). In dem hier beschriebenen Teil der Studie wurde die Ausprägung der MMN in Bezug auf die Phonemdiskrimination eines deutschen (/ɛ/ vs. /e/) und eines türkischen und deutschen (/i/ versus /y/) Phonemkontrastes bei türkisch-deutschen und deutschen Kindern untersucht. Auf der Basis der Studien von Cheour et al (2002) und Peltola et al. (2005,2007) wurde angenommen, dass wenn die Immersionssituation in einem deutschen Kindergarten für die Etablierung des deutschen Phoneminventars ausreichend gewesen sein würde, türkisch-deutsche und deutsche Kinder vergleichbare MMN-Amplituden für diese beiden Vokalkontraste zeigen würden. Eine spezifische Reduktion der MMN auf den deutschen Vokalkontrast (aber nicht den türkisch-deutschen) wäre hingegen ein Zeichen für einen (noch) nicht muttersprachlichen Erwerb des Deutschen.

Eingeschlossen wurden 12 türkisch-deutsche Kinder (Alter 5;3 Jahre, 7 Jungen) und 16 monolingual deutsche Kinder (Alter: 5;4 Jahre, 9 Jungen). Alle Kinder hatten einen normalen IQ über 85 und normales Gehör. Die Gruppen zeigten keine Unterschiede in Alter und IQ. Allerdings unterschieden sich die Gruppen in den produktiven und rezeptiven deutschen Sprachkenntnissen (gemessen anhand des Heidelberger Sprachentwicklungstests HSET, Grimm und Schöler 1991). In einem passiven Wortschatztest für das Türkische (CITO, Arnheim, NL) erzielten die türkisch-deutschen Kinder 39 von 60 Punkten[3].

3.2. Ergebnisse

Die türkisch-deutschen Kinder zeigen eine signifikant reduzierte MMN an den Elektroden der Mittellinie auf den deutschen Phonemkontrast und eine mit den deutschen Muttersprachlern vergleichbare MMN an den lateralen Elektroden. Auf Vokalkontrast, der im Türkischen und Deutschen existiert, wurde kein Gruppenunterschied gefunden. Die Ergebnisse reflektieren eine geringere Diskrimination des Phonemkontrasts im Vergleich zur monolingualen Gruppe trotz einer Immersionssituation in einer deutschen Kita.

---

3   Die Nutzung von Sprachtests, die für monolingual deutsche Kinder normiert wurden, ist sicherlich kritisch zu sehen sowie der am Computer durchführbare CITO für das Türkische. Dieser hat beispielsweise im Deutschen und im Türkischen dieselben Items. Allerdings hat der CITO-Test in späteren Studien (Rinker, Budde, Kaya, 2013) eine gute Übereinstimmung mit einem Wortschatzinstrument für monolingual türkische Kinder aus der Türkei (TIFALDI, Kazak Berument & Güven 2010) gezeigt.

Abb. 2. *Standard und Deviant sowie die Differenzkurve an Fz auf (/ɛ/ vs. /e/) bei deutschen und türkisch- deutschen Kindern (Shafer, Rinker, Kiefer, Vidal, Hestvik, Datta, Yu 2014)*

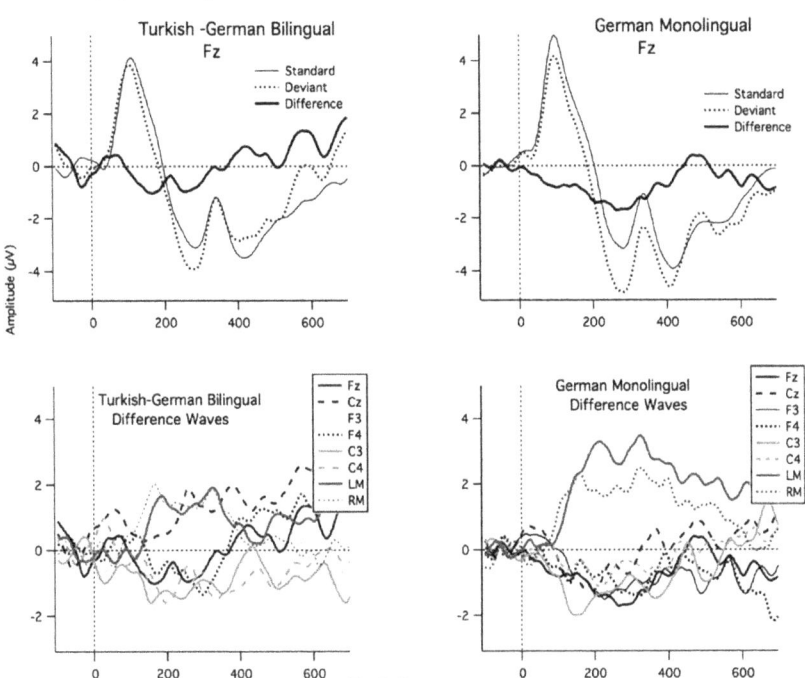

3.3. Zusammenfassung

Insgesamt fügen sich die Ergebnisse in die bisherigen Erkenntnisse ein: Sukzessiv bilinguale Kinder zeigen in der sukzessiv zweiten Sprache eine geringere Ausprägung der MMN (siehe Sebastián-Gallés et al. 2006; Hisagi et al. 2015). In einem Kontrast, der auch in der Erstsprache existiert, ist hingegen die MMN mit der MMN monolingual Gleichaltriger vergleichbar. Das bedeutet aber auch, dass die „Immersionssituation" (falls diese überhaupt als solche interpretiert werden kann) in einem deutschen Kindergarten nicht den qualitativ und quantitativ ausreichenden Input bietet, der zur Etablierung muttersprachlicher Kategorien notwendig wäre.

In der Studie von Tamminen et al. (2013) wurde die Beobachtung gemacht, dass balanciert bilingual finnisch-schwedische Probanden eine reduzierte MMN auf einen finnischen Kontrast zeigten. Nicht-veröffentlichte Daten unserer Studie gehen in dieselbe Richtung. Die MMN auf einen türkischen Kontrast /u/ vs. /u̇/ war (im Vergleich zum deutsch-türkischen Kontrast) verspätet bei 400–600 ms. Das heißt, man könnte aus Tamminen et al. (2013) und unseren Daten die These ableiten, dass Phoneme, die in beiden Sprachen vorkommen, stärkere neuronale Repräsentationen zeigen als die Phoneme der beiden einzelnen, die jeweils nicht in der anderen Sprache vorhanden sind. Warum es allerdings zahlreiche Studien gibt, in denen eine „native-like" MMN abgeleitet wurde, bleibt an dieser Stelle unbeantwortet. Systematische Untersuchungen von unterschiedlichen Erwerbsbedingungen und sprachimmanenten und sprachübergreifenden Phänomenen stehen derzeit noch aus.

4. T-Complex & Na-Studie *(under revision von Rinker, Shafer, Yu, Vidal, Kiefer bei PLOS One)*

Wie eingangs aufgeführt, ist der T-Complex ähnlich der MMN als Indikator der akustisch-phonologischen Verarbeitung bei Kindern und Erwachsenen einsetzbar. Noch nicht bekannt ist der Einfluss der sprachspezifischen Umgebung auf den T-Complex. Lediglich eine Studie hat bislang den T-Complex bei bilingualen im Vergleich zu monolingualen Erwachsenen untersucht (Wagner et al., 2013): Polnisch-englischen bilingualen und englisch monolingualen Probanden wurden polnische Konsonantencluster präsentiert. Im Polnischen kann der Cluster /pt/ am Wortonset und -offset erscheinen, im Englischen hingegen nicht am Onset. Der P1-N1-P2 Complex wurde nicht von der sprachlichen Erfahrung beeinflusst. Allerdings wurde eine Negativierung an temporalen Elektroden beobachtet: Diese erhöhte Negativierung wurde zwischen 40 bis 246 ms für die polnischen Onset-Features nur bei den polnisch-englischen Bilingualen beobachtet und wurde als erstmaliger Beweis dafür interpretiert, dass der T-Complex auf sprachspezifische Charakteristiken sensitiv reagiert.

Ziel der Studie war es zu untersuchen, ob sprachspezifische neuronale Reaktionen an den temporalen Elektroden (T-Complex + Na) auch sprachübergreifend und bei Kindern zu beobachten sind. Hierfür wurden monolingual deutsche und englische Kinder und bilingual türkisch-deutsche und spanisch-englische Kinder aus Deutschland (Ulm) bzw. den USA (New York City) verglichen. (Die türkisch-deutschen Kinder waren dieselben Kinder wie in der vorher beschriebenen Studie.)

4.1. Spanisch-englische vs. türkisch-deutsche Kinder

Bilingual spanisch-englische Kinder aus NYC leben häufig in Gemeinschaften, die von der lateinamerikanischen Kultur dominiert werden. Die Herkunftsländer sind meist die Dominikanische Republik, Mexiko, Kolumbien und Ecuador. Diese Kinder wachsen zu Hause in einer spanisch-sprachigen Umgebung auf, sind aber ab dem Schul- und Kindergarteneintritt hauptsächlich mit dem Englischen in Kontakt. Manche Kinder nehmen am spanisch-englischen Unterricht teil, der zu jeweils 50 % auf Spanisch und Englisch abgehalten wird. Mit zunehmendem Alter nimmt die Menge des Englischgebrauchs im Vergleich zum Spanischen zu, auch bei Kindern in bilingualen Programmen. Somit verlagert sich die Sprachdominanz bei vielen Kindern vom Spanischen zum Englischen beim Schuleintritt (in der Regel mit vier bis fünf Jahren.)

Indem türkisch-deutsche und spanisch-englische Gruppen mit zwei unterschiedlichen Sprachhintergründen untersucht wurden, allesamt ein Jahr vor Schuleintritt, war es möglich, Unterschiede und Gemeinsamkeiten zwischen den Gruppen zu analysieren. Da der Schuleintritt in Deutschland ein Jahr später als in den USA stattfindet, wurde im deutschen Studienteil eine ältere Probandengruppe untersucht. In beiden Studien wurden neuronale Reaktionen auf das Phonem /ɛ/ analysiert, das im Deutschen und im Englischen existiert. Türkische und spanische Hörer haben Schwierigkeiten, /e/ und /ɛ/ als unterschiedliche Phoneme wahrzunehmen. Das [ɛ] Phon, das in diesen Studien verwendet wird, ist ein weniger zentraler Vertreter der /e/ Phonemkategorie im Spanischen oder im Türkischen, da die F1 und F2 Formantenfrequenzen zwischen /e/ und /a/ (höherer F1 als /e/ und niedriger als /a/ und F2 niedriger /e/ und höher als /a/) liegen. Eine frühe Zweitspracherfahrung (vor dem Alter von fünf Jahren) ermöglicht eine gute Kategorisierung der englischen Phoneme, wie bei erwachsenen spanisch-englischen Bilingualen gezeigt werden konnte (Hisagi et al. 2015).

4.2. Zugrundeliegende Annahme

Die Hypothese war, dass die sprachliche Erfahrung einen Einfluss auf die Verarbeitung von /ɛ/ (als von /e/ unterschiedliches Phonem) Effekte auf den T-Complex haben würde, die insbesondere in einer weniger positiven Ta-Amplitude resultieren würde. Diese Annahme wurde auf der Basis der Daten der sprachentwicklungsgestörten Kinder gebildet (Shafer et al. 2011). Es schien möglich, dass Kinder mit SSES weniger vom sprachlichen Input profitieren und daher schwächere sprachspezifische phonologische Information verarbeiten könnten. L2-Lerner würden bei Annahmen dieses Models wie L1-Lerner aussehen, wenn sie genügend sprachliche Erfahrung gewonnen hätten und dürften z. B. einen reduzierten T-Complex (ähnlich SSES-Kindern) zeigen, wenn die sprachliche Erfahrung noch nicht ausreichend war.

Abb. 3: Gruppendaten an den Elektroden T7 und T8, monolinguale Kinder im Vergleich zu bilingualen (die deutschen Daten sind im oberen, die englischen Daten im unteren Abschnitt abgebildet).

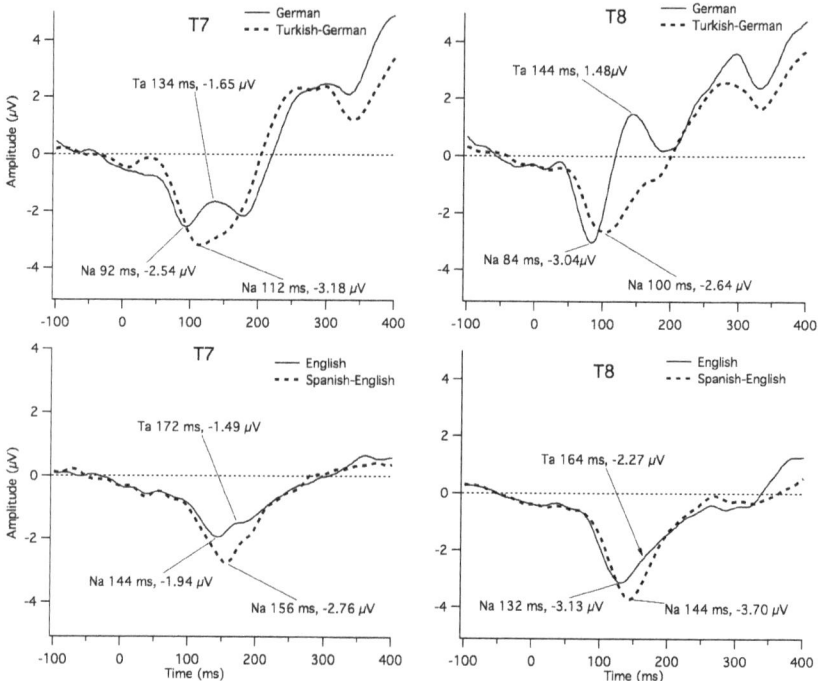

4.3. Ergebnisse

Bei den monolingualen Probanden waren alle drei Komponenten, Na, Ta und Tb leichter als bei den bilingualen Probanden zu identifizieren und die neuronalen Reaktionen waren bei den monolingualen Gruppen vergleichbar. Allerdings waren Ta and Tb bei einer größeren Anzahl monolingual deutscher Kinder zu finden als bei den US-amerikanischen Kindern. Na war bei den meisten Kindern in allen vier Gruppen zu finden, war aber bei den bilingualen im Vergleich zu den monolingualen Kindern verspätet (zwischen 10–30 ms). Interessanterweise war die Latenz bei den türkisch-deutschen Kindern linkshemisphärisch und bei den spanisch-englischen Kindern rechtshemisphärisch verspätet. Ta war bei der deutschen monolingualen Gruppe rechts am ausgeprägtesten, während in der englischen monolingualen Gruppe Ta links am ausgeprägtesten war. Tb war in der deutschen Gruppe links und rechts klar defininiert, in der monolingual englischen Gruppe nur links.

ANOVAS mit den Faktoren Gruppe x Zeit zeigten, dass die Amplituden der Gruppen sich über die Zeit hinweg signifikant unterschieden. Diese Unterschiede waren der generell reduzierten Ta-Amplitude geschuldet und der ansteigenden Amplitude im Tb-Zeitfenster. Außerdem wurden zahlreiche Korrelationen zwischen den Amplituden der Ta-Tb und dem sprachlichen Input gefunden. Insbesondere im Zeitbereich der Ta hatten z. B. der Sprachbeginn, die Sprache der Eltern und die Sprachdominanz Auswirkungen auf die Ausprägung: Je stärker der Einfluss des Englischen (gemessen am englischen Input der Mutter) war, desto positiver ist Ta an der rechten Elektrode T8, je stärker der Einfluss des Spanischen durch die Mutter, desto negativer ist Ta rechts.

Auch wenn die monolinguale englische Gruppe eine etwas ausgeprägtere Ta links zeigt, ist der Abb. 2 zu entnehmen, dass diese Gruppe insgesamt dennoch wesentlich weniger klare Peaks zeigt als die monolingual deutsche Gruppe. Dieser Unterschied ist aller Voraussicht nach dem Alter geschuldet. Ältere Kinder (zwischen 7 ½ und 9 ½ Jahren), die im Labor von Valerie Shafer im Rahmen unterschiedlicher Studien untersucht wurden, zeigten durchgängig eine prominente Ta auf der rechten Seite (Shafer et al. 2011). Insofern kann die Rechts-Orientierung der Ta bei der bilingualen Gruppe, insbesondere in Kombination mit dem Einfluss der Sprachdominanz, durchaus als Entwicklung in diese Richtung interpretiert werden.

Die türkisch-deutsche Gruppe ließ sich aufgrund der geringeren Gruppengröße nicht weiter aufteilen. Allerdings ist hier von einer homogeneren Verteilung der sprachlichen Kompetenzen auszugehen, da alle Kinder bis zu ihrem dritten Lebensjahr nur Türkisch sprachen und in türkischen Familien aufwuchsen. Doch auch bei den türkisch-deutschen Kindern war eine – wenn auch noch etwas schwächere – Reaktion im Zeitbereich der Ta auf der rechten Seite zu beobachten. Gute deutsche Sprachkenntnisse korrelierten allerdings mit einer positiven Amplitude im Zeitbereich der Ta.

4.4. Zusammenfassung

Diese erste Studie, die den T-Complex (und Na) zur Untersuchung bilingualer Kinder eingesetzt hat, zeigt einen klaren Einfluss der sprachlichen Erfahrung und Effekte unterschiedlicher Sprachdominanz bei bilingualen Kindern. Bereits im frühen Zeitfenster von unter 100 ms sind hier Unterschiede zwischen Gruppen und Subgruppen zu finden. Insgesamt bedeutet dies, dass der T-Complex ähnlich wie die MMN auf die Stabilität und Entwicklung phonologischer Verarbeitungsmuster und nicht nur auf akustische Reize reagiert. Weitere Studien sind hier in jedem Fall notwendig, um jenseits von korrelativen Analysen Subgruppen mit unterschiedlichen Einflussfaktoren zu erheben.

Als *Hinweis* für diejenigen, die MMN-Daten erhoben haben: Der T-Complex beinhaltet lediglich die Auswertung des Standards an den temporalen Elektroden T7 und T8! Es bleibt also zu hoffen, dass die Re-Analyse bereits vorhandener Daten in Zukunft mehr Wissen über den T-Complex generiert.

5. Diskussion und Ausblick

Die bisher in zahlreicher Form vorliegenden MMN-Studien zur Phonemdiskrimination und zwei Studien zum T-Complex nehmen als Ausdruck hoher oder höchster Kompetenz von bilingualen Gruppen eine vergleichbare MMN zwischen monolingualen und bilingualen Probanden an. Tatsächlich scheinen die Ergebnisse günstige oder weniger günstige Methoden des Zweitspracherwerbs zu reflektieren (Leben im Land seit vielen Jahren → muttersprachlich, Immersion → muttersprachlich, Klassenzimmer → nicht-muttersprachlich, deutscher Kindergarten → nicht-muttersprachlich). Weiterhin muss aber berücksichtigt werden, dass selbst bei komplett von Geburt an bilingualem Aufwachsen nicht notwendigerweise „muttersprachliche" Verarbeitungsmuster von phonologischen Einheiten erwartet werden können. Von besonderer Bedeutung ist auch immer der Einbezug der behavioralen sprachlichen Leistungen und auch die angemessene Erfassung dieser Leistungen (idealerweise mit Verfahren, welche sämtliche Sprachen der Probanden erfassen, welche den unterschiedlichen kulturellen Hintergründen Rechnung tragen).

Die Frage ist auch, ob und wann muttersprachlich, „native-like", überhaupt erreicht werden kann bzw. ob bilinguale und monolinguale Gehirne überhaupt in dieser Art verglichen werden sollten. Wir wissen nicht erst seit Grosjean (1989), dass „ein Bilingualer niemals zwei Monolinguale in einer Person ist", sondern es ist auch zunehmend zu hinterfragen, wer im Rahmen einer breiteren Definition von Mehrsprachigkeit überhaupt noch als „monolingual" gelten kann. Diese Definition schließt beispielsweise Dialekte oder Ethnolekte, Jugendsprache, unterschiedliche Register und natürlich die verschiedenen Stadien des Zweit- und Fremdspracherwerbs ein (Tracy 2011).

Nicht selten werden im Alltag, im Bildungswesen und in den Medien gerade Leistungsunterschiede zwischen ein- und mehrsprachigen Gruppen betont und verstärkt. Daher ist die wissenschaftliche Erarbeitung von Charakteristika und

Szenarien der Mehrsprachigkeit von Bedeutung – auch ohne Rückgriff auf den Vergleich mit einer monolingualen Vergleichsgruppe. Wünschenswert wären für die Zukunft Forschungsdesigns, die Sprachen und Sprachkombinationen systematisch variieren und auch die Erwerbsbedingungen noch deutlicher in den Fokus nehmen. Die Verschränkung von detaillierten quantitativen und qualitativen Erhebungen des Inputs in zwei oder mehr Sprachen bei Probanden unterschiedlicher Sprachhintergründe, in unterschiedlichen Erwerbskontexten, und die Messung der Verarbeitung spezifischer sprach-interner und sprachübergreifender Strukturen auf neuronaler und behavioraler Ebene scheint hierbei vielversprechend und zielführend.

6. Literatur

Beauchemin M, Gonzalez-Frankenberger B, Tremblay, J, Vannasing, P, Martinez-Montes E et al. (2011). Mother and Stranger: An Electrophysiological Study of Voice Processing in Newborns. In: *Cerebral Cortex* 21, 1705–1711

Bishop DVM, Hardiman MJ, Barry JG (2012). Auditory deficit as a consequence rather than endophenotype of specific language impairment: electrophysiological evidence. In: *PLoS One* 7(5), e35851.

Cheour M, Čeponienė R, Lehtokoski A, Luuk A, Allik J, Alho K et al. (1998). Development of language-specific phoneme representations in the infant brain. In: *Nature Neuroscience* 1(5), 351–353.

Cheour M, Shestakova A, Alku P, Čeponienė R, Näätänen R (2002). Mismatch negativity shows that 3–6-year-old children can learn to discriminate non-native speech sounds within two months. In: *Neuroscience Letters* 325(3), 187–90.

Friederici AD, Friedrich M, Weber C (2002). Neural manifestation of cognitive and precognitive mismatch detection in early infancy. In: *Neuroreport* 13(10), 1251–1254.

Decker-Ernst Y, Schnitzer K (2013). Frei Sprachen: Sprachen an Freiburger Grund-und Sonderschulen. Lokale Bestandsaufnahme als Basis für Bildungsentscheidungen. In: Oomen-Welke I, Dirim I (Eds.): *Mehrsprachigkeit in der Klasse; wahrnehmen – aufgreifen – fördern.* Stuttgart: Klett, 25–42.

Dehaene-Lambertz G, Peña M (2001). Electrophysiological evidence for automatic phonetic processing in neonates. In: *Neuroreport* 12(3).155–158.

De Houwer A. (2009). *Bilingual first language acquisition.* Bristol: Multilingual Matters.

Groen MA, Alku P, Bishop, DV (2008). Lateralisation of auditory processing in Down syndrome: a study of T-complex peaks Ta and Tb. In: *Biological Psychology* 79(2),148–57.

Guttorm TK, Leppänen PH, Poikkeus AM, Eklund KM, Lyytinen P, Lyytinen H (2005). Brain event-related potentials (ERPs) measured at birth predict later language development in children with and without familial risk for dyslexia. In: *Cortex* 41(3), 291–303.

Hepper PG, Shahidullah BS (1994). Development of fetal hearing. In: *Archives of Disease in Childhood – Fetal and Neonatal Edition* 71(2), F81-F87.

Huotilainen M, Kujala A, Hotakainen M, Parkkonen L, Taulu S, Simola J et al. (2005). Short-term memory functions of the human fetus recorded with magnetoencephalography. In: *NeuroReport* 16(1), 81–84.

Hisagi M, Garrido-Nag K, Datta H, Shafer VL (2015). ERP indices of vowel processing in Spanish-English bilinguals. In: *Bilingualism: Language and Cognition* 18(2), 1–19.

Hyltenstam K, Abrahamsson N (2000). Who can bevome native-like in a second language? All, some, or none? In: *Studia Linguistica* 54, 150–166.

Kazak-Berument S, Güven AG. (2010). Türkçe Alıcı ve İfade edici dil testi (TIFALDI). Istanbul.

Kuhl PK, Williams KA, Lacerda F, Stevens KN, Lindblom B (1992). Linguistic experience alters phonetic perception in infants by 6 months of age. In: *Science* 255, 606–608.

Kuhl PK, Conboy B, Coffey-Corina S, Padden D, Rivera-Gaxiola M et al. (2008). Phonetic learning as a pathway to language: new data and native language magnet theory expanded (NLM-e). In. *Philosophical Transactions of the Royal Society B: Biological Sciences* 363, 979–1000.

Kuhl P, Rivera-Gaxiola M (2008). Neural substrates of language acquisition. In: *Annual Reviews of Neuroscience* 31, 511–34.

Mahajan Y, McArthur G (2013). Maturation of the auditory t-complex brain response across adolescence. In: *International Journal of Developmental Neuroscience* 31(1),1–10.

Montrul S. (2016). *The Acquisition of Heritage Languages*. Cambridge/UK: Cambridge University Press.

Näätänen R, Gaillard AWK, Mäntysalo S (1978). Early selective-attention effect on evoked potential reinterpreted. In: *Acta Psychologica* 42, 313–329.

Näätänen R, Paavilainen P, Rinne T, Alho K (2007). The mismatch negativity (MMN) in basic research of central auditory processing: A review. In: *Clinical Neurophysiology* 118, 2544–2590.

Partanen E, Kujala T, Näätänen R, Liitola A, Sambeth A, Huotilainen M (2013). Learning-induced neural plasticity of speech processing before birth. In: *Proc Natl Acad Sci U S A*. 110(37), 15145–1550.

Peltola MS, Kujala T, Tuomainen J, Ek M, Aaltonen O, Näätänen R (2003). Native and foreign vowel discrimination as indexed by the mismatch negativity (MMN) response. In: *Neuorscience Letters* 352, 25–28.

Peltola MS, Kuntola M, Tamminen H, Hämäläinen H, Aaltonen O (2005). Early exposure to non-native language alters preattentive perception. In: *Neuroscience Letters* 388, 121–125.

Peltola M, Tuomainen O, Koskinen M, Aaltonen O (2007). The effect of language immersion education on the preattentive perception of native and non-native vowel contrasts. In: *Journal of Psycholinguistic Research* 36(1), 15–23.

Peltola M, Tamminen H, Toivonen H, Kujala T, Näätänen R (2012). Different kinds of bilinguals – different kinds of brains: the neural organisation of two languages in one brain. In: *Brain and Language* 121(3), 261–6.

Peña M, Werker JF, Dehaene-Lambertz G (2012). Earlier Speech Exposure Does Not Accelerate Speech Acquisition. In: *Journal of Neurosience* 32, 11.159–11.163.

Rinker T, Alku P, Brosch S, Kiefer M (2010). Discrimination of native and non-native vowel contrasts in bilingual Turkish-German and monolingual German children: Insight from the Mismatch Negativity ERP component. In: *Brain and Language* 113, 90–95.

Ruusuvirta T, Huotilainen M, Fellman V, Näätänen R (2004). Newborn human brain identifies repeated auditory feature conjunctions of low sequential probability. In: *European Journal of Neuroscience* 20, 2819–2821.

Shafer VL, Martin B, Schwartz RG (2011). Evidence of deficient central speech processing in children with specific language impairment: the T-complex. In: *Clinical Neurophysiology* 122(6), 1137–55.

Shafer VL, Yu Y, Datta H (2011). The Development of English Vowel Perception in Monolingual and Bilingual Infants: Neurophysiological Correlates. In: *Journal of Phonetics (Special Issue of Cross-linguistic Speech Perception)* 39, 527–541.

Shafer VL, Yu YH, Wagner M (2015). Maturation of cortical auditory evoked potentials (CAEPs) to speech recorded from frontocentral and temporal sites: three months to eight years of age. In: *International Journal of Psychophysioly* 95(2), 77–93.

Sebastián-Galles N, Rodriguez-Fornells A, De Diego-Balaguer R, Diaz B (2006). First- and Second-language Phonological Representations in the Mental Lexicon. In: *Journal of Cognitive Neuroscience* 18(8), 1277–1291.

Sırım E (2008). Türkisch. In: Ehlich K, Bredel U, Reich HH (eds.), *Referenzrahmen zur alterspezifischen Sprachaneignung – Forschungsgrundlagen*. Bildungsforschung Band 29/II. Bonn / Berlin: BMBF. 227–253.

Tamminen H, Peltola MS, Toivonen H, Kujala T, Näätänen R (2013). Phonological processing differences in bilinguals and monolinguals. In: *International Journal of Psychophysiology* 87(1), 8–12.

Tsao F-M, Liu H-M, Kuhl PK (2004). Speech perception in infancy predicts language development in the second year of life: A longitudinal study. In: *Child Development* 75, 1067–1.084.

Wolpaw JR, Penry JK (1975). A temporal component of the auditory evoked response. In: *Electroen Clin Neuro* 39: 609–620.

Wagner M, Shafer VL, Martin B, Steinschneider M (2014). The effect of native-language experience on the sensory-obligatory components, the P1-N1-P2 and the T-complex. In: *Brain Res* 1522, 31–37.

Winkler I, Kujala T, Tiitinen H, Sivonen P, Alku P, Lehtokoski A et al. (1999). Brain responses reveal learning of foreign phonemes. In: *Psychophysiology* 36, 638–642

Carsten Kochler (Berlin & Freiburg i.Br.)

Cognitive slowing (and desynchronisation) in healthy aging, MCI and early stages of AD

0. Summary

Keywords: The speed of cognitive processing decreases in various diseases and with age. We ask about the specifics of cognitive slowing in 'mild cognitive impairment' (MCI) and – primarily – in Alzheimer's disease (AD). And we ask about the effects especially in speech processing.

1. Introduction

The speed of cognitive processing decreases (= cognitive slowing, CS) with age – this is a much-discussed notion in aging research. But CS is relevant not only for age, but also for many other areas – whereby it affects a multitude of functional contexts, including the coding of sensory information, motor processes, and working memory (whose capacity is above all temporal in nature), e.g. naming latency (especially for low-frequency objects), and selective attention. – The influence of CS increases with cognitive complexity.

We also find CS in chronic fatigue syndrome, HIV-1 infection, Parkinson's disease, major depression, as well as in Alzheimer's Dementia (Koss et al. 1984, Fisher et al. 1990, Nebes & Brady 1992, Spieler et al. 1996, Schecker 1999, Bondi et al. 2002, Amieva et al. 2004, Schecker & Hentrich-Hesse 2005, Schecker et al. 2013). – In our observations, we are particularly interested in CS phenomena in Alzheimer's dementia; what differences in cognitive processing discriminate healthy aging and the development of dementia in the elderly?

How CS is tested? In reaction-time tasks, the speed of motor response is important. How can we neutralize this influence? We examined cognitive slowing, using the stroop-test with increased cognitive demands in the visual modality for identical motor responses. In addition we used on-line ERP measurements of central auditory processing speed (oddball-paradigm, MMN1-P3-MMN2). The P3 in particular reflects the allocation of selective attention in central sensory processing – well researched mainly for central auditory processes; the MMN2 or late mismatch negativity means an activation at about 400 ms after stimulus onset.

Finally, we compared the speed data with the results from tests on language processing (according to the idea that language processing has higher degrees of cognitive complexity). These tests were not restricted in time; here we counted errors. The presentation reports on a variety of results and their interpretation.

2. Participants

First, an overview of the subjects tested to date (table 1). There were three groups that differ only in the MMSE significantly. – I focus on the differences between controls and Alzheimer-patients (early stages). – The speed of cognitive processing and especially the errors (more on this later) have shown, that our MCI subjects did not simply represent a transitional stage between healthy aging and Alzheimer's dementia.

Table 1: Sample characteristics [Mean (SD)]

	controls (N=36)	MCI (N=18)	AD-early stages (N=26)	significance
gender: female/male	24 / 12	6 / 12	20 / 6	$\chi^2(2,N=40)$ = 5.71, n.s.
age in years: M (SD)	70,8 (5,62)	73,6 (6.4)	73,6 (6,26)	F(2,37) =1.04, n.s.
education in years: M (SD)	12,2 (2,12)	12,8 (3,6)	11,6 (3,12)	F(2,37) =2.63; n.s.
MMSE: M (SD)	28,8 (0,92)	25,9 (1,5)	22,8 (2,78)	(F2,37) =66.0 p≤.0005

3. Methods A

3.1. Testdesign I

We have worked with very different tests. Here are the results from the "Jeton", the Stroop-Colour-Word-Test (see Stroop 1935, Fisher et al. 1990, Spieler et al. 1996, Bondi et al. 2002) in a modified, computer-based version (Rigling no year):

Table 2: Stroop performance A [Mean (SD)]

RT (in ms)	sample		
	controls (N=36)	MCI (N=18)	AD (N=26)
stroop 1	833 (126)	1145 (249)	1435 (459)
stroop 2	868 (99)	1107 (187)	1517 (398)
stroop 3 (with interference)	938 (140)	1865 (483)	2359 (712)
difference: 3 – 1	105 (89)	720 (406)	924 (660)

Stroop 1: colour > colour (e.g. ☐ > ☐)
Stroop 2: meaning > colour (e.g. "white" > ☐)
Stroop 3: colour of the letters > colour (e.g. „ white" > ■)

In the third condition – stroop 3 – the subject must assign a color adjective – for example, a blue-written "red", but according to the color of the letters and not according to its meaning.

It is generally accepted, that especially the third condition measures higher cognitive functions, more precisely, executive performance. – Fig. 1 (see below) illustrates the cognitive processing time; however, a number of statistical evaluations are also noted. – When measuring the time, we considered only the correct responses.

3.2. Results I

The following is an overview of the statistical analysis:

Table 3: Interaction and main effects

MANOVA (with measurement repetition)		
interaction of group and condition		$F(6,72) = 4.61$, $p \leq .0005$, $\eta^2 = .28$
main effects	condition group	$F(3,35) = 33.42$, $p \leq .0005$, $\eta^2 = .74$
	group	$F(2,37) = 33.9$, $p \leq .0005$, $\eta^2 = .65$

Table 4: Comparison between stroop-conditions (see also fig. 1)

Pair-wise comparison between stroop-conditions (Bonferoni)	sample		
	controls	MCI	AD
stroop 1 – stroop 2	p ≤ .643	p ≤ 1.00	p ≤1.00
stroop 1 – stroop 3	**p ≤ .002**	**p ≤ .004**	**p ≤ .001**
stroop 2 – stroop 3	p ≤ .058	**p ≤ .005**	**p ≤ .001**

Table 5: Comparison between groups (see also fig. 1)

ANOVA, post hoc multiple comparison, according to Scheffé	sample		
	controls vs. MCI	MCI vs. AD	controls vs. AD
stroop 1	p≤ .073	p≤ .106	**p≤ .000**
stroop 2	p≤ .114	p≤ .114	**p≤ .0005**
stroop 3 (with interference)	**p≤ .0005**	p≤ .077	**p≤ .0005**

Alzheimer's patients (early stages) need significantly more time than the controls, and this slowdown is already present in the simple condition. In the MCI group, a significant slowdown could be shown only in the complex condition (see table 5 and fig. 1 and 2).

Sure, the cognitive processing speed (particularly in complex tasks) slows down with the age; but the deceleration in Alzheimer's patients increases dramatically, and not only in the middle and late stages, but already in the very early stages (see fig. 1 and fig. 2).

Cognitive slowing in healthy aging, MCI and early stages of AD   259

Fig. 1: Stroop performance B

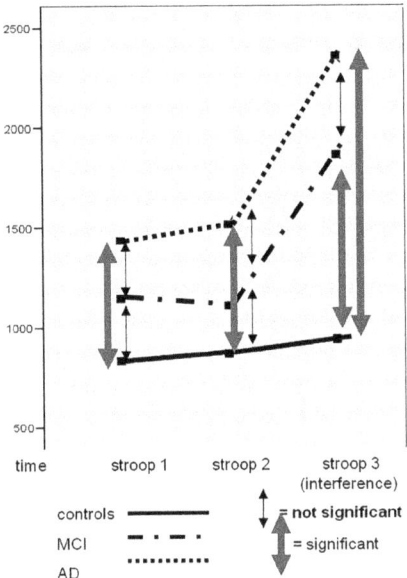

Fig. 2: Stroop performance C

stroop-conditions	MCI - controls	AD - controls
stroop 1	1.37	1.73
stroop 2	1.28	1.75
stroop 3 (interference)	**1.99**	**2.51**
Quotient of the mean-values of AD-/MCI-group		

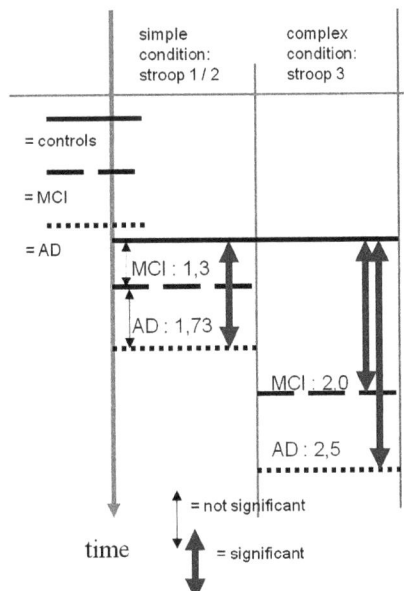

Does our MCI patients represent a transitional phase between controls and AD patients? For complex conditions such as in stroop 3 this may be true; for simple conditions like stroop 1 and stroop 2 this does not apply.

3.3. Testdesign II

We tested our subjects also with standard instruments for speech processing and communication skills. We have been guided by the idea that language processing is among the most complex cognitive abilities of humans and is sensitive for cognitive deficits even in very early stages. – Here are the results of three tests for communication skills (see table 6, first part). – The three tests belong to the PMA (predictive monitoring), a test package developed at the Neurolinguistic Laboratory in Freiburg). In the idiom-test, different paraphrases of an idiom (or proverb) were presented, and the subjects must choose the correct paraphrase. In the homonym-test, the subjects have to choose the context-appropriate meaning for an ambiguous word. – In the pronoun-test, a definite pronoun refers to a reference object that was mentioned in the sentences before. We ask for this reference object. – In all three tests there were no time limits. We have counted only the errors.

3.4. Results II

The following is an overview of the statistical analysis (6). – The data were not normally distributed (the shapiro wilk test was significant to all subtests); therefore, for the comparison 'group across all groups' we have used a non-parametric test (Kruskal-Wallis-H for k-independent samples).

Table 6: PMA performance A and comparison 'group across all groups'

PMA® – tests	Mean/SD			Kruskal-Wallis*		
(errors per 10 items)	controls (N=36)	MCI (N=18)	AD-earlystages (N=26)	chi-Quadrat	df	asympt. sig.
idioms	.25 / .45	.67 / 1.32	2.60 / 1.81	6.790	2	.034
homonyms	.19 / .40	.78 / 1.09	1.60 / 2.56	20.700	2	.0005
pronouns	.06 / .25	1.22 / .97	1.31 / 1.25	15.710	2	.0005

*The data were not normally distributed (Shapiro Wilk-Test für alle Untertests signifikant). Therefore, for the comparison group across all groups using a nonparametric test (Kruskal-Wallis-H for k-independent samples).

Cognitive slowing in healthy aging, MCI and early stages of AD   261

Pair-wise comparison for all groups demonstrate that Alzheimer's and controls – and only these two groups – differ significantly in all three tests.

Table 7: Comparison between groups

Mann-Whitney-U-test for two independent samples, asymptotic significance, two-sided (sign. values)	Controls-MCI		MCI-AD		controls-AD	
	Z	asympt sig. (two-sided)	Z	asympt sig. (two-sided)	Z	asympt sig. (two-sided)
idioms			-2.90	.004	-4.31	.0005
homonyms					-2.59	.024
pronouns	-3.64	.002			-3.53	.0005

The order of the three tests reflects the complexity of cognitive demands – see Fig. 3:

Fig. 3: Complexity of tests and distribution of errors

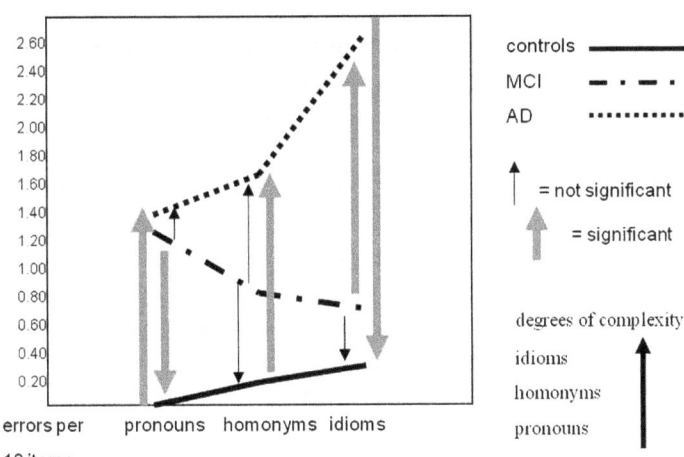

There are three interesting results. (1) The more complex the task, the more errors make the controls and Alzheimer's patients. (2) Alzheimer's patients have significantly more errors, and the most complex task, the idiom test, leads to an extremely high number of errors in Alzheimer's patients. (3) In the error-distribution, the MCI patients differ from Alzheimer patients.

If we focus for example on Alzheimer's patients and look at their time consumption in the Stroop and their error rate in the PMA, the question arises whether there is a connection between time and errors. We found some interesting correlations:

Table 8: Correlations between errors and time

Spearman correlations (one-sided):	pronouns		homonyms		idioms
stroop 1	MCI-group $r_s= .61^*$, $p \leq .042$				
stroop 2	MCI-group $r_s= .69^*$, $p \leq .021$				
stroop 3	MCI-group: $r_s= .65^*$, $p \leq .018$	AD-group: $r_s = .58^*$ $p \leq .018$	Controls: $r_s = -.43^*$, $p \leq .046$	Controls: $r_s = -.53^*$, $p \leq .017$ AD-group: $r_s = -.59^*$ $p \leq .010$	MCI-group: $r_s = -.60^*$, $p \leq .045$ across all groups: $r_s = .53^*$ $p \leq .046$

Why are errors and response times of the MCI group correlated only in the simple stroop conditions and only for pronouns? That's a question, we haven't found an answer yet. However, it is an interesting fact that there are significant differences between the MCI-group and the controls only in the pronoun test.

We found also negative correlations between errors and processing time between stroop 3 times and homonym- and idiom-errors: The more time the subjects spent, the less mistakes they made. Perhaps they control their processing steps, perhaps they process the tasks consciously. This takes time (because of serial processing), but may result in fewer mistakes.

There was also a positive correlation between idiom-errors and stroop 3 times across all groups. A possible explanation could be that high cognitive complexity leads to a conscious processing of tasks. But consciously controlled processing require so many cognitive resources that here will be errors. – Such an explanation is coherent, but not convincing; furthermore, it contradicts the statement before. – Why such an explanation is not convincing?

4. Methods B
4.1. Testdesign III

There are many EEG studies – especially ERP-studies – of cognitive slowing. An important component is the P3 (P3a and P3b), which reflects in part or in whole higher cognitive processing.

Näätänen (1992) interprets the P3 as an automatic attention switch. The theoretical background is a classic oddball paradigm, in which the conscious attention is distracted. For example, subjects should focus on a silent movie. In parallel, auditory stimuli are presented, which are processed unconsciously. – More specifically, the auditory stimuli belong to two classes – a frequently occurring standard and a rarely occurring deviant. If the deviant is sufficiently distinct from the standard, then the deviant produces a P3, a shift of attention.

The following fig. 4 shows the results of Ally et al. 2006 for Fz. The P3 of the Alzheimer's has a significant smaller amplitude, and additionally, it occurs much later:

Fig. 4: Ally et al. 2006, 182: ERP waveforms for the AD and an older control group at Fz

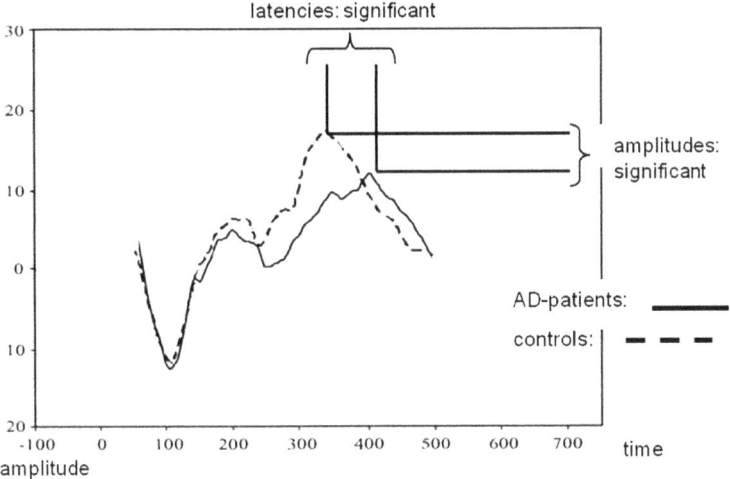

We have conducted a similar study (see fig. 5). – If we used pseudowords with minimal phonetic differences, for example the standard "fappo" and the deviant "fappe" or "fappo-mappo", then there was a 'mismatch negativity' or MMN1 and a 'mismatch negativity 2' or 'late mismatch negativity', but no P3. If we took a real word as deviant, for example "mappe", then there was also a P3, for example for the pair "fappe-mappe".

We recall that the mismatch negativity 1 is a sensory evoked component elicited by a change in sensory stimulation, regardless of subject's focused attention. The auditory MMN to tones peaks around 100 and 250 ms after the onset of a deviant stimulus. Normally it is displayed as a difference wave between a standard and a deviant stimulus.

In a number of studies a second negativity was observed, following the mismatch negativity 1. This mismatch negativity 2 peaks around 400 and 500 ms (not to be confused with a N400). Korpilahti et al. (2001) assume that the late MMN reflects the processing of complex stimuli such as speech. Zachau et al. (2006) assume that the MMN2 reflects a comparison process probably between deviant and entries in the long-term memory.

Fig. 5: Auditory oddball-paradigm (automatic processes, that normally are not accessible to consciousness)

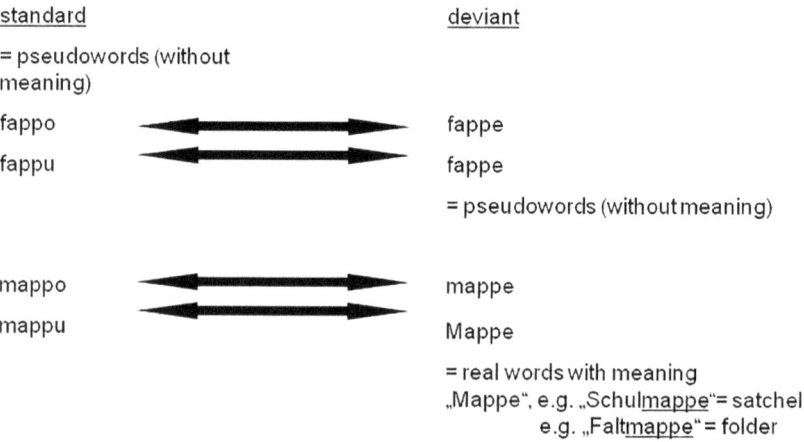

4.2. Results III

Also in our case, the peak latency of the Alzheimer's is increased significantly, the P3 occurs much later. But there is no significant difference in amplitudes (fig. 6).

And – more important: There were no abnormalities in the MMN1 and in the MMN2. It was only the P3, which was affected. We are dealing with a rather selective slowing:

Fig. 6: *ERP waveforms (mmn1 – p3 – mmn2) for real words as opposed to pseudowords as deviants (comparison of AD patients and controls) at Fz*

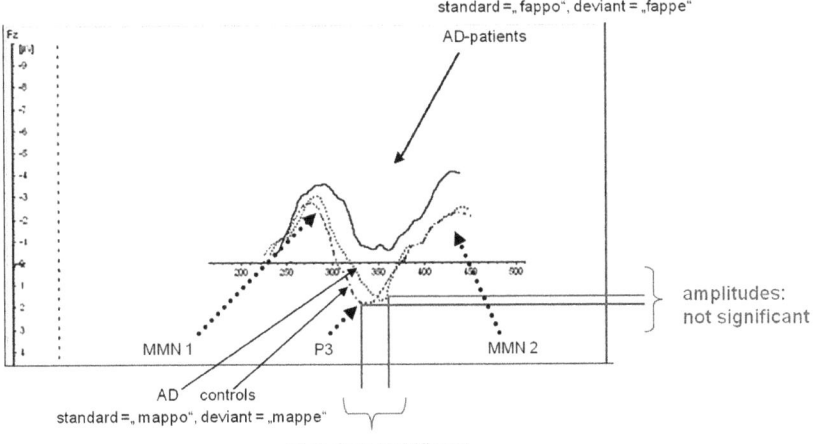

5. Discussion

If the increased processing times have nothing to do with consciously controlled processing, then a consciously controlled processing can not be the third factor which causes both increased processing times and errors.

Complex cognitive processes require the precise synchronization of the involved sub-processes. We believe that selective slowing of individual sub-processes leads to desynchronizations and to errors in the processing of a task. But these effects occur only if the slowdown reaches a certain limit; there must be already an important slowdown of cognitive processing. And it commences only in the case of cognitive very complex requirements, for example in the processing of idioms, especially in the case, that there is also possible a literal understanding. It is well known, that first the literal meaning is processed; and if there is no interrelation with the mental representation of the real context, then the subject has to search or construct other contexts, which could explain the meaning of the idiom.

Our explanation is supported by observations that the significant cognitive slowing in Alzheimer's disease can be detected long before errors occur. The idea of desynchronisations is further supported by MEG-observations where significant disruptions of gamma oszillations were detected already in early stages of the Alzheimer's disease.

But how does it come to a selective slowdown of cognitive speed in Alzheimer's disease? We currently have no satisfactory answer.

6. Bibliography

Ally BA, Jones GE, Cole JA, Budson AE (2006). The P300 component in patients with Alzheimer's disease and their biological children. In: Biological Psychology 72, 180–187.

Amieva H, Rouch-Leroyer I, Letenneur L, Dartigues JF, Fabrigoule C (2004). Cognitive slowing and learning of target detection skills in pre-demented subjects. In: *Brain and Cognition* 54, 212–214.

Bondi MW, Serody AB, Chan AS, Eberson-Shumate SC, Delis DC, Hansen LA, Salmon DP (2002). Cognitive and neuropathologic correlates of Stroop Color-Word Test performance in Alzheimer's disease. In: *Neuropsychology* 16, 335–343.

Fisher LM, Freed DM, Corkin S (1990). Stroop Color-Word Test performance in patients with Alzheimer's disease. In: *Journal of Clinical and Experimental Neuropsychology* 12, 745–758.

Giffard B, Desgranges B, Nore-Mary F, Lalevee C, Beaunieux H, de lS, V, Pasquier F, Eustache F (2002) The dynamic time course of semantic memory impairment in Alzheimer's disease: clues from hyperpriming and hypopriming effects. Brain 125:2044–2057.

Jeton" – ‚Neuropsycholocigal Therapies Petra Rigling: Reha-Service®'

Korpilahti P, Krause CM, Holopainen I, Lang AH (2001). Early and late mismatch negativity elicited by words and speech-like stimuli in children. In: *Brain and Language* 76, 332–339.

Koss E, Ober BA, Delis DC, Friedland RP (1984). The Stroop color-word test: Indicator of dementia severity. In: *International Journal of Neuroscience* 24, 53–61.

Näätänen R (1992). *Attention and brain function.* Hillsdale/NJ: Lawrence Erlbaum.

Nebes RD, Brady CB (1992). Generalized cognitive slowing and severity of dementia in Alzheimer's disease: implications for the interpretation of response-time data. In: *Journal of Clinical and Experimental Neuropsychology* 14, 317-326.

Nebes RD, Madden DJ (1988). Different patterns of cognitive slowing produced by Alzheimer's disease and normal aging.In: *Psychology and Aging* 3, 102-104.

Polich J (1996). Meta-analysis of P300 normative aging studies. In: *Psychophysiology* 33, 334-353.

Schecker M (1999). Wortfindung und verbale Flüssigkeit in frühen Stadien der Alzheimer-Krankheit. In: Kleiber G, Kochendörfer G, Riegel M, Schecker M (Eds.), *Kognitive Linguistik und Neurowissenschaften*. Tübingen: Narr-Verlag, 128-50.

Schecker M (2000). Sprachverarbeitung und Kommunikationsverhalten bei früher Alzheimer-Krankheit. In: Hock C, Hüll M, Schecker M. (Eds.), *Die Alzheimer-Krankheit*. Tübingen: Narr, 43-66.

Schecker M (2011). Cognitive Slowing (CS) and Desynchronisation in Healthy Aging, MCI and Early Stages of AD. In: Falkenstein M. & Wild-Wall N. (Hgs.), *International Conference „Aging and Cognition"*, Journal of Psychophysiology 01, 25(Suppl. 1), 1-46 [Abstract].

Schecker M, Hentrich-Hesse T (2005). Proformen: (Kon-)Textorganisation und Rezeptionssteuerung bei Alzheimer-Demenz. In: Marillier JF, Dalmas M, Behr I (Eds.), *Text und Sinn*. Tübingen: Stauffenburg Verlag, 79-93.

Schecker M, Pirnay-Dummer P, Schmidtke K, Hentrich-Hesse Th, Borchardt D (2013). Cognitive Interventions in Mild Alzheimer's Disease: A Therapy-Evaluation Study on the Interaction of Medication and Cognitive Treatment. In: *Dementia and Geriatric Cognitive Disorders Extra* 3; 301-311.

Schecker M, Kochler C, Schmidtke K, Rauh R (2014). Cognitive slowing and language deficits in AD. In: *Dementia and Geriatric Cognitive Disorders Extra* 4, 442-449.

Spieler DH, Balota DA, Faust ME (1996). Stroop performance in healthy younger and older adults and in individuals with dementia of the Alzheimer's type. In: *Journal of Experimental Psychology: Human Perception and Performance* 22, 461-479.

Zachau S, Rinker T, Körner B, Schecker M (2006). Extracting rules: Early and late mismatch negativity to tone patterns. In: *Neuroreport* 16(18), 2015-2019

Beiträgerinnen und Beiträger

Martine Dalmas (Paris),
Prof. Dr. phil., Directrice de l'UFR d'études germaniques, Ecole Doctorale V « Concepts et Langages », Université Paris-Sorbonne
martine.dalmas@paris-sorbonne.fr

Barbara Frank-Job (Bielefeld),
Prof. Dr. phil., Fakultät für Linguistik und Literaturwissenschaft, Universität Bielefeld
barbara.job@uni-bielefeld.de

Elisabeth Gülich (Bielefeld),
Prof. Dr. phil., Leiterin des interdisziplinären Forschungsprojektes "Linguistische Differentialtypologie epileptischer und anderer anfallsartiger Störungen: Diagnostische und therapeutische Aspekte", Fakultät für Linguistik und Literaturwissenschaft, Universität Bielefeld
elisabeth.guelich@uni-bielefeld.de

Klaus Hennighausen† (Freiburg i.Br.),
Dr. med., Leitender Oberarzt der Klinik für Psychiatrie, Psychotherapie und Psychosomatik im Kindes- und Jugendalter, Zentrum für Psychische Erkrankungen der Universitätkliniken Freiburg i.Br.

Thomas Hentrich-Hesse (Freiburg i.Br.),
Dr. phil., Neurolinguistisches Labor, Universität Freiburg i.Br.
thomas.hentrich-hesse@uranus.uni-freiburg.de

Heike Knerich (Bielefeld),
Dr. phil., Fakultät für Linguistik und Literaturwissenschaft, Universität Bielefeld
heike.knerich@uni-bielefeld.de

Carsten Kochler (Berlin & Freiburg i.Br.),
Wissenschaftlicher Mitarbeiter, Neurolinguistisches Labor, Universität Freiburg i.Br.
carsten.kochler@neurolabor.de

Raija Kuckuk (Freiburg i.Br.),
Dr. phil., Neurolinguistisches Labor, Universität Freiburg i.Br.
raija@raija.de

Sung Eun Lee (Seoul, Südkorea),
Prof. Dr. phil., Dept. of German Language and Literature, Seoul National University, Südkorea
cristlo5@snu.ac.kr

Nils Lürmann (Elzach bei Freiburg i.Br.),
Ltd. Sprachtherapeut der BDH-Rehabilitationsklinik Elzach
nils.luermann@bdh-klinik-elzach.de

Claus Magnussen (Helsinki & Freiburg i.Br.),
Wissenschaftlicher Mitarbeiter, Neurolinguistisches Labor, Universität Freiburg i.Br.
magnussenclaus@gmail.com

Gerrit Merkel (Freiburg i.Br.),
Wissenschaftlicher Mitarbeiter, Klinik für Psychosomatische Medizin und Psychotherapie, Zentrum für Psychische Erkrankungen der Universitätskliniken Freiburg i.Br.
gerrit.merkel@pluto.uni-freiburg.de

Reinhold Rauh (Freiburg i.Br.),
Dr. phil., Leiter der Arbeitsgruppe "Kognitive Entwicklungspsychiatrie", Klinik für Psychiatrie, Psychotherapie und Psychosomatik im Kindes- und Jugendalter, Zentrum für Psychische Erkrankungen der Universitätkliniken Freiburg i.Br.
reinhold.rauh@uniklinik-freiburg.de

Tanja Rinker (Konstanz),
Dr. phil., Zentrum für Mehrsprachigkeit, FB Sprachwissenschaft / Zukunftskolleg, Universität Konstanz
tanja.rinker@uni-konstanz.de

Michael Schecker (Freiburg i.Br.),
Prof. Dr. phil, Neurolinguistisches Labor und Klinik für Psychiatrie, Psychotherapie und Psychosomatik im Kindes- und Jugendalter, Zentrum für Psychische Erkrankungen der Universitätkliniken Freiburg i.Br.
michael.schecker@zfn-brain.uni-freiburg.de

Carl Eduard Scheidt (Freiburg i.Br.),
Prof. Dr. med., stellvertretender ärztlicher Direktor der Klinik für Psychosomatische Medizin und Psychotherapie, Zentrum für Psychische Erkrankungen der Universitätkliniken Freiburg i.Br.
carl.eduard.scheidt@uniklinik-freiburg.de

Klaus Schmidtke (Klausenbach bei Offenburg),
Prof. Dr. med., Ärztlicher Direktor der Rehaklinik Klausenbach (Offenburg – Gengenbach)
klaus.schmidtke@og.ortenau-klinikum.de

Martin Schöndienst (Bethel bei Bielefeld),
Dr. med., Epilepsie-Zentrum Bethel
martin.schoendienst@gmail.com

Eberhard Schulz (Freiburg i.Br.),
Prof. Dr. med., Ärztlicher Direktor der Klinik für Psychiatrie, Psychotherapie und Psychosomatik im Kindes- und Jugendalter, Zentrum für Psychische Erkrankungen der Universitätkliniken Freiburg i.Br.
eberhard.schulz@uniklinik-freiburg.de

Elke Schumann (Freiburg i.Br.),
Dr. phil., Romanisches Seminar der Universität Freiburg i.Br.
schumanne@gmx.net

Christiane Weigand (Freiburg i.Br.),
Wissenschaftliche Mitarbeiterin, Neurolinguistisches Labor, Universität Freiburg i.Br.
neurolab@neurolabor.de

Britta Wendelstein (Heidelberg),
Dr. phil., Institut für Gerontologie, Universitätskliniken Heidelberg
britta.wendelstein@gero.uni-heidelberg.de

Cognitio

Kognitions- und neurowissenschaftliche Beiträge zur natürlichen Sprachverarbeitung

Herausgegeben von Michael Schecker

Die Bände 1–13 sind bei anderen Verlagen erschienen.

Band 14 Günter Kochendörfer (Hrsg.): Sprache – interdisziplinär. Beiträge zur kognitiven Linguistik, Neurolinguistik und Neuropsychologie. 2007.

Band 15 Anna Jaremkiewicz: Aufmerksamkeit und Sprache. Kindliche Entwicklungsstörungen und ihr wechselseitiger Bedingungszusammenhang. 2007.

Band 16 Sung Eun Lee: Bedeutungsbezüge im Rahmen der zentral-auditiven Verarbeitung. Eine EKP-Studie zu Entwicklungsschritten und -störungen bei 6- bis 10-jährigen Kindern. 2010.

Band 17 Séverine Adam (Hrsg.): ‚Informationsstrukturen' im gesteuerten Spracherwerb. Französisch – Deutsch kontrastiv. 2013.

Band 18 Séverine Adam / Daniel Jacob / Michael Schecker (Hrsg.): Informationsstrukturen in Kontrast. Strukturen, Kompositionen und Strategien. 2015.

Band 19 Carsten Kochler / Tanja Rinker / Eberhard Schulz (Hrsg.): Neurolinguistik, Klinische Linguistik, Sprachpathologie. 2017.

www.peterlang.com

www.ingramcontent.com/pod-product-compliance
Ingram Content Group UK Ltd.
Pitfield, Milton Keynes, MK11 3LW, UK
UKHW020230220426
5322IPUK00017B/251